无托槽隐形矫治技术拔牙病例精粹

ADVANCED CLEAR ALIGNER TECHNIQUE IN EXTRACTION CASES

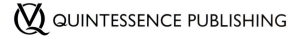
QUINTESSENCE PUBLISHING

Berlin | Chicago | Tokyo
Barcelona | London | Milan | Mexico City | Moscow | Paris | Prague | Seoul | Warsaw
Beijing | Istanbul | Sao Paulo | Zagreb

无托槽隐形矫治技术
拔牙病例精粹

ADVANCED CLEAR ALIGNER
TECHNIQUE IN
EXTRACTION CASES

主　编　金作林

副主编　赖文莉

　　　　房　兵

　　　　舒　广

北方联合出版传媒（集团）股份有限公司

辽宁科学技术出版社

沈　阳

图文编辑

杨　洋　曹　勇　刘玉卿　张　浩

图书在版编目（CIP）数据

无托槽隐形矫治技术拔牙病例精粹 / 金作林主编. — 沈阳：辽宁科学技术出版社，2021.11（2022.4重印）
　ISBN 978-7-5591-2205-6

　Ⅰ．①无…　Ⅱ．①金…　Ⅲ．①拔牙—病案　Ⅳ．①R782.11

　中国版本图书馆CIP数据核字（2021）第170372号

出版发行：辽宁科学技术出版社
　　　　　（地址：沈阳市和平区十一纬路25号　邮编：110003）
印　刷　者：凸版艺彩（东莞）印刷有限公司
经　销　者：各地新华书店
幅面尺寸：210mm×285mm
印　　张：24.25
插　　页：4
字　　数：500千字
出版时间：2021年11月第1版
印刷时间：2022年4月第2次印刷
策划编辑：陈　刚
责任编辑：殷　欣　苏　阳　金　烁
封面设计：张　珩
版式设计：张　珩
责任校对：李　霞

书　　号：ISBN 978-7-5591-2205-6
定　　价：399.00元

投稿热线：024-23280336
邮购热线：024-23280336
E-mail:cyclonechen@126.com
http://www.lnkj.com.cn

主编简介

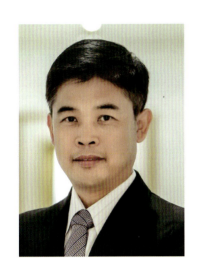

金作林，博士，教授，主任医师，博士生导师，空军军医大学（第四军医大学）口腔医学院正畸教研室主任，空军军医大学（第四军医大学）第三附属医院正畸科主任。1992年本科毕业于第四军医大学口腔专业。1999年获第四军医大学口腔正畸专业硕士学位，2002年获第四军医大学口腔正畸专业博士学位，2002—2004年获四川大学口腔正畸专业博士后。现任中华口腔医学会正畸专业委员会主任委员，《中华口腔正畸学杂志》副主编，国际牙医师学院（ICD）院士，英国皇家爱丁堡牙外科学院正畸院（MorthRCS）考官，世界正畸医师联盟（WFO）会员，美国正畸医师协会（AAO）会员，美国哥伦比亚大学访问学者。擅长骨性错殆畸形的早期矫治及成人正畸。主要从事牙囊细胞组织工程重建牙周组织和颅颌面错殆畸形与生长发育研究。兼任陕西省科学技术评委会专家，国家自然科学基金项目评审专家。负责国家自然科学基金面上项目4项，陕西省基金项目9项，获得军队及陕西省科技成果二等奖2项、发明专利2项。发表论文80余篇，SCI收录22篇。主编、主译著作4部。

编委会名单

LIST OF THE EDITORS

主　编

金作林　空军军医大学（第四军医大学）第三附属医院

副主编

赖文莉　四川大学华西口腔医院

房　兵　上海交通大学医学院附属第九人民医院

舒　广　北京大学口腔医院

指导委员会（按姓氏拼音排序）

曹　阳　中山大学光华口腔医学院附属口腔医院　　　赖文莉　四川大学华西口腔医院

崔淑霞　河南省口腔医院　　　　　　　　　　　　　李巍然　北京大学口腔医院

房　兵　上海交通大学医学院附属第九人民医院　　　李志华　南昌大学附属口腔医院

贺　红　武汉大学口腔医院　　　　　　　　　　　　宋锦璘　重庆医科大学附属口腔医院

侯玉霞　西安交通大学口腔医院　　　　　　　　　　王　林　江苏省口腔医院

金作林　空军军医大学（第四军医大学）第三　　　　赵志河　四川大学华西口腔医院

　　　　附属医院　　　　　　　　　　　　　　　　周彦恒　北京大学口腔医院

秘 书（按姓氏拼音排序）

高 洁 空军军医大学（第四军医大学）第三附属医院
徐悦蓉 空军军医大学（第四军医大学）第三附属医院

编 者（按姓氏拼音排序）

艾 虹 中山大学附属第三医院

曹 阳 中山大学光华口腔医学院附属口腔医院

陈奕嘉 中山大学光华口腔医学院附属口腔医院

高 洁 空军军医大学（第四军医大学）第三附属医院

关 心 赛德阳光口腔

郭 泾 宁波口腔医院集团

李国培 Conrad Dental Care Centre

李志华 南昌大学附属口腔医院

刘 倩 空军军医大学（第四军医大学）第三附属医院

刘 洋 重庆医科大学附属口腔医院

卢燕勤 中南大学湘雅口腔医院

罗惠文 爱齐科技

骆 英 杭州众意口腔门诊部

麦理想 广州海斯口腔

潘晓岗 上海交通大学医学院附属第九人民医院

宋锦璘 重庆医科大学附属口腔医院

谢 晖 爱齐科技

熊国平 深圳市人民医院

杨敏志 北京时代星联口腔诊所

张箭球 台北市信义瑞比牙医诊所

序一
FOREWORD

随着人们对口腔健康美学的追求，无托槽隐形矫治器以其轻便、透明、舒适的特点获得越来越多错𬌗畸形患者的青睐；也因其能够借助于计算机软件对目标牙齿位置进行精准设计等特点受到了正畸医生的认可。材料学、数字化技术的发展让无托槽隐形矫治的适应证不断得到扩展，伴随着采用无托槽隐形矫治器患者数量的增加，正畸医生对这一矫治器的认识也不断深化，矫治的错𬌗类型也越来越复杂，对于拔牙矫治的探索，也从早期只敢拔除下颌切牙转变为尝试拔除前磨牙这种更高难度的矫治方案，这无疑是向全面的正畸治疗又迈进了一大步。

对于正畸医生来说，无托槽隐形矫治器只是一个新的工具，如何更好地利用这个新的工具，让它发挥出最大的价值，需要正畸界共同努力。去年爱齐科技公司通过与各大院校正畸专家的合作，"产学研"结合，出版了《无托槽隐形矫治技术拔牙病例解析》，其中收录的临床病例受到了广大正畸医生与学生的欢迎。今年金作林教授主编的这本《无托槽隐形矫治技术拔牙病例精粹》，内容更加深入。除了收录了更多具有特色的临床拔牙病例，为高难度病例提供解决方案；还新增了"简要综述"的内容，围绕医生各自的病例选题展开讨论。这让读者除了能受到临床诊疗知识的启发，还能进行以循证医学为基础的思考，希望给广大正畸工作者带来更多的收获和沉淀。

"不积跬步，无以至千里；不积小流，无以成江海"。让我们一起携手，把最新的科技成果和临床技术带给正畸医生，以便更好地服务错𬌗畸形的患者，并助力中国隐形矫治在国际大舞台上绽放光彩。

许天民

2021年6月18日

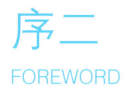

序二
FOREWORD

　　"明眸皓齿"是每个人梦寐以求的五官状态，洁白整齐的牙齿可以大大提升个人精神面貌，但由于先天或者后天因素常导致各种各样错𬌗畸形的形成。随着经济的发展，人们对于口腔健康的关注也越来越多。20年前，无托槽隐形矫治开始出现，并迅速发展。无托槽隐形矫治技术没有传统矫治中的钢丝与托槽，它将数字化治疗方案设计与大规模定制相结合，采用基于生物力学原理的成形工程，掀起了正畸产业的革命。通过大量正畸医生共同的深入学习与实践，从发展之初只适用于较简单病例，到如今在更多复杂病例中的运用，我们看到了中国乃至整个世界正畸界的飞速发展。

　　当下，隐形正畸技术逐渐普遍化，无托槽隐形矫治技术联合拔牙术在一些复杂病例中得到了运用。这本《无托槽隐形矫治技术拔牙病例精粹》精选收录的18例拔牙正畸病例，详细记载了医生的治疗过程与心得，在图文结合的基础上，还提供了电子视频以供读者参考。"读一书，增一智"，希望它对广大口腔正畸专业人士在理论学习和临床实践过程中带来更多临床启发。

　　中国正畸领域正步入黄金时代，无托槽隐形矫治拔牙病例的临床应用仍需要我们不断探索，相信在各大院校和广大医生的共同努力下，在创新型企业的支持和助力下，中国口腔正畸水平将走在世界前沿，在推动中国隐形正畸医疗技术发展的同时，也为患者提供更优质的医疗服务。

赵志河

2021年6月18日

前言
PREFACE

无托槽隐形矫治技术之拔牙病例

无托槽隐形矫治技术由来已久，近年来，无托槽隐形矫治器以美观、舒适、可摘等特点得到了广大患者的青睐，全球无托槽隐形矫治病例数不断增多，无托槽隐形矫治技术、软件功能以及材料性能也迅速发展。在发展之初，无托槽隐形矫治只适用于较简单的病例，如轻度的牙列拥挤与牙列间隙、个别牙齿的错位或轻度扭转、固定矫治治疗后复发的病例等，随着G3、G4、G5等的出现，隐适美（Invisalign）逐渐对开殆、深覆殆病例有了解决方案，同时，SmartTrack材料的应运而生，使得更为复杂的牙齿移动也成为可能。近年来，随着G6、G6e等的出现，G8以"力学驱动"的施力方式更精准、高效地对牙齿施力和控制牙齿移动，结合SmartForce激活矫治功能使得前牙深覆殆治疗效率进一步提高，原来无托槽隐形矫治的短板即牙齿转矩控制能力较差和前牙咬合打开、前牙压低不足导致的前牙早接触问题也得到有效改善。目前在很多的研究中，前牙的转矩控制基本可以较好地表达，这也使部分拔牙矫治成为可能，尽管仍有一些需要对牙齿控制较强的病例无法使用无托槽隐形矫治来治疗，但随着未来更多的无托槽隐形矫治理论的研究和临床实践的成功，必将逐步丰富和完善无托槽隐形矫治的设计，以解决更多复杂的病例。

拔牙病例的适应证选择及病例可预测性评估

无托槽隐形矫治器由于其材料本身的特性，在拔牙矫治病例中，需要更为精确的设计以有效控制牙齿三维方向的精准移动，目前无托槽隐形矫治拔牙病例适用于：①后牙咬合关系较好，上颌拥挤度尚可，拔除1颗下颌切牙的病例；②严重拥挤的安氏I类错殆畸形，拔除4颗第一前磨牙的病例；③上下颌轻度前突，拥挤度尚可的安氏I类错殆畸形，拔除4颗第一前磨牙的病例；④上颌拥挤或上前牙前突，下颌拥挤度不大，Bolton比正常的安氏II类1分类错殆畸形，拔除2颗上颌第一前磨牙的病例；⑤上前牙唇倾伴有前牙Bolton比偏大的II类1分类错殆畸形，拔除2颗上颌第一前磨牙和1颗下颌切牙的病例；⑥严重拥挤或者上下颌突度较大的安氏II类错殆畸形，拔除4颗第一前磨牙的病例；⑦拥挤度较大，且支抗设计为中等或弱支抗的错殆畸形，拔除4颗第二前磨牙的病例；⑧拔牙原则同固定矫治，即病牙优先，拔除前磨牙，尽量不影响美观与功能。

中华口腔医学会新发布的《口腔正畸无托槽隐形矫治技术指南》团体标准中，已明确指出，合理地选择适应证是决定矫治成败的关键。医生应根据自身掌握无托槽隐形矫治技术的情况，开展不同难度的拔牙病例治疗。在《口腔正畸无托槽隐形矫治技术指南》中，根据病例的难易程度，将可预测度划分为高度可预测病例、中度可预测病例及低度可预测病例。拔牙病例中，下颌切牙拔除的矫治以及牙量骨量不调超过8mm的重度拥挤安氏I类拔牙病例被认为高度可预测，能够较精确实现模拟的矫治目标；需进行颌间牵引治疗的病例被归类在中度可预测病例；对于双颌前突需拔牙内收的深覆殆病例、前磨牙拔牙病例需要前移后牙超过2mm的病例等被归入低度可预测病例，需要由丰富的隐形矫治及固定矫治经验的医生进行治疗，方能精确实现模拟的矫治目标。总而言之，初始临床冠高度、前牙初始的唇倾度和覆殆、尖牙与后牙轴倾度、牙列拥挤度、磨牙的近移量、拔牙牙位、软组织面型、对支抗的需求和转矩的控制要求、牙性错殆或骨性错殆、Spee曲线的深度等综合因素将影响拔牙病例的难易程度和临床可预测性。

无托槽隐形矫治拔牙病例的设计内容

在无托槽隐形矫治各类病例中，特别是拔牙病例的方案设计，医生把控的主要是终末位置（含过矫治的量，从3个维度考虑）、优化附件/传统附件的选择、辅助装置使用（颌间牵引、辅助种植支抗钉、Power Arm、片段弓等）、邻面去釉（IPR，比如下颌切牙拔除时协调Bolton比）、Staging分步（整体内收：前后牙同时移动；分步内收：前牙先动，后牙不动）等。根据病例的支抗需求、病例难易程度选择对应设计。

无托槽隐形矫治不同拔牙牙位的设计要点

（1）拔除4颗第一前磨牙的设计：如果设计为强支抗的第一前磨牙拔除病例，也就是后牙近中移动不超过拔牙间隙的1/3，通常理解为2mm以内，可以设计隐适美G6强支抗。当磨牙前移量小于2mm时，软件可激发G6功能。G6的特点是包括尖牙上的优化内收附件、后牙上的优化支抗附件、矫治器前牙预支抗等设计，并优化牙齿移动步骤，使牙齿移动更高效。但有时单纯使用G6功能并不能完全达到理想的牙齿移动，常可配合使用种植支抗钉、片段弓等技术来辅助。需留意强支抗拔牙病例，后牙尽量不设计缩弓。Power Ridge的使用对前牙转矩控制有较好的效果，搭配前牙垂直向压低，可有效防止前牙内收过程中"钟摆"效应导致的覆𬌗加深。

如果设计磨牙前移量超过2mm的第一前磨牙拔除病例时，可采用隐适美G6e设计，中度支抗设计时一定要避免前牙和后牙一起移动，可以采用分步移动，先使前牙内收到位后再开始磨牙的近中移动。同理，在磨牙近中移动量较大时，为避免磨牙前倾，可配合种植支抗钉。

（2）拔除第二前磨牙的设计：一般采用中等支抗或者弱支抗时，有时会拔除第二前磨牙，在设计拔除第二前磨牙的病例中，可尝试激活尖牙的优化附件或者设计传统固位附件，在磨牙上设计垂直矩形附件，同时设计牙齿分步移动，即前牙内收2/3与后牙近中移动1/3交替或同步进行，来优化牙齿移动步骤。由于戴上矫治器后，矫治器本身就对牙弓产生了一定的中度支抗，而在移动个别牙时矫治器又产生了交互支抗，正因为交互支抗的存在，在关闭间隙中，后牙会发生倾斜或移动。因此，此类病例更容易出现磨牙的前移和前牙转矩的丢失。复诊监控更为重要，及时发现问题并采取相应的措施，是治疗成功的关键。

（3）拔除1颗下颌切牙的设计：由于后牙的咬合关系不会发生较大的变化，因此此类病例较前几种容易控制，但在设计时应注意拔牙两侧牙齿轴倾度的控制，可在拔牙间隙两侧设计垂直矩形附件，并增加虚拟人字形曲，设计小桥体增加矫治器的包裹，使牙齿尽量实现整体移动。

拔牙矫治中的"过山车"效应与过矫治设计

在无托槽隐形矫治拔牙病例中，要警惕"过山车"效应的出现，其表现为前牙内收过程中出现前牙伸长、覆𬌗加深、后牙近中倾斜、中段开𬌗等转矩失控和支抗丢失的现象。国内外学者发现，可适当增加上前牙转矩的过矫治，以提高上前牙转矩的调控效率，根据前牙唇倾度以及拥挤度的情况适当增加过矫治。另外，如未设计足够的支抗，在内收前牙的过程中，会出现前磨牙和磨牙区的近中倾斜和压低，这也是我们不想看到的。因此，可在设计时对后牙区增加备抗，以使有足够的支抗抵抗牙齿出现的不良移动。

对于过矫治设计的病例，要特别做好临床复诊监控，避免出现临床中真的表达过矫治设计的情况。此外，过矫治设计的量不宜过多，量增多意味着消耗更多后牙支抗，甚至可能出现矫治器后期不贴合的情况。

加强复诊监控

复诊监控是无托槽隐形矫治拔牙病例是否成功的重要环节，正畸医生需要监控：①矫治器的贴合程度以及附件有无脱落；②前牙转矩以及覆𬌗；③尖牙轴倾度的变化；④后牙轴倾度的变化；⑤有无"过山车"效应；⑥支抗的设计是否足够等问题，及时发现问题并予以解决，可以使矫治事半功倍；⑦患者的佩戴依从性和口腔卫生；⑧个体生物学差异反映的矫治器临床表达情况。

临床复诊监控的频率原则上先密后疏，同时应对关键的移动节点有针对性地进行复诊监控，而非单纯地按照时间段来预约复诊频率。

在复诊监控过程中，如出现"过山车"效应、脱轨脱套等问题，应先停下治疗，分析出现该问题的原因。比如前牙覆𬌗的加深，是由于转矩丢失、前牙"钟摆"效应导致的，还是因为前牙压低未实现，导致咬合未打开。在前牙压低未实现的部分，也应分析其原因是冠方无足够空间导致的邻接阻力，还是下方牙根之间相互碰撞；是根骨关系没调整好导致牙根抵到骨皮质上；是尖牙上的固位不足，导致矫治器无法对前牙施加足够的压低力。这些都需仔细考虑后，才进行"对症下药"的重启，而非盲目地反复重启。

结语

无托槽隐形矫治拔牙病例仍然存在一些难以解决的问题：在目前的临床运用过程中，发现仍有一些复杂的病例难以更好地控制，比如拔除磨牙的病例或者需要后牙前移量较多的病例等，矫治器本身对牙齿的把控力较弱，加之患者的配合度有差异，导致治疗效果不尽如人意。另外，在拔牙矫治的病例中，若出现前牙转矩丢失、磨牙前移等情况时，若没有及时纠正则使治疗变得更为复杂。未来，在不断优化矫治器性能、充分认知矫治器的生物力学等方面的同时，还应加强正畸医生的业务水平，使得无托槽隐形矫治技术能够更稳定、更安全地发展。

由于颌面部结构的复杂性、组织变化的多样性，以及我们对于无托槽隐形矫治技术认识尚不够深刻，限制了复杂病例的无托槽隐形矫治，但是不管怎样，我们都一直在探索，未来必定会有更成熟的矫治设计运用于拔牙矫治病例中。同时，针对正畸医生的专业化诊疗水平以及对方案的把控，需要有更深入、更全面的培训，确保临床矫治技术健康、稳定地发展。

2021年6月18日

病例索引

CASE INDEX

病例编号	医生	病例中文题目	性别	年龄段	拔牙牙位	G6	疗程(月)	重启/精调	关键词
1	赖文莉	一例牙周情况不良的骨性II类拔牙病例的隐形矫治	女	成人	14、24	右上区段	36	1	骨性II类，拔牙，牙周情况不良
2	艾虹	高角双突伴重度拥挤的隐形拔牙矫治	女	青少年	14、24、34、44	右上区段	26	1	拥挤，前突，高角型，正锁𬌗
3	李国培	采用单侧拔牙治疗伴有牙列拥挤的前磨牙先天性缺失病例	男	成人	14、24	右上区段	16	1	缺失牙，单侧拔牙，牙列拥挤，深覆𬌗，G6第一前磨牙拔牙方案
4	骆英	隐适美非常规拔牙治疗成人双牙弓前突	女	成人	14、21、34、44	—	35	2	成人矫治，双颌前突，非对称拔牙，隐适美矫治
5	高洁/金作林	一例缺失下颌切牙的青少年的隐适美拔牙矫治	女	青少年	14、24、41	右上区段	24	1	拔牙矫治，下颌切牙先天缺失，复诊监控
6	熊国平	成人骨性II类高角拔牙病例	女	成人	14、24、34、44	上颌	28	1	骨性II类，高角，隐形矫治，G6附件，全程隐形矫治，拔牙病例
7	刘倩	一例双牙弓前突患者的隐适美拔牙矫治	女	成人	14、24、34、44	上颌+下颌	19	2	拔牙矫治，双牙弓前突，开𬌗，口呼吸
8	关心	双颌前突的拔牙矫治一例	男	成人	14、24、34、44	上颌+下颌	36	2	隐适美矫治系统，前突，拔牙矫治
9	郭泾	开张型下颌后旋患者的隐形拔牙矫治	女	成人	14、24、34、44	—	48	1	垂直生长型，可视化治疗目标，隐形矫治
10	陈奕嘉/曹阳	边缘病例拔除4颗第二前磨牙矫治的隐形解决方案探索	女	成人	15、25、35、45	—	32	1	拔除第二前磨牙，边缘病例，拥挤病例
11	李志华	成人双侧上颌尖牙缺失的无托槽隐形再治疗一例	女	成人	13、23缺失	—	24	1	尖牙缺失，再治疗，隐形矫治技术
12	杨敏志	青少年深覆𬌗病例拔除上4下5隐形矫治	男	青少年	14、24、35、45		38	1	深覆𬌗，深覆盖，第二前磨牙拔除，磨牙远移
13	刘洋/宋锦璘	牙套可以透明，医生不能隐形——无托槽隐形矫治治疗安氏II类1分类病例报告	女	成人	14、24、34、44	右上区段	24	2	骨性II类，均角偏低，安氏II类，下前牙唇倾，轻中度拥挤
14	卢燕勤	重度拥挤成人患者不对称拔牙的隐形矫治	男	成人	14、24、34、46	右上区段	50	3	成人，重度拥挤，不对称拔牙
15	麦理想	牙列拥挤病例的隐形拔牙矫治	女	成人	14、24、34、44、18、28、38、48及11/21间多生牙	右上区段	31	1	牙列拥挤，拔牙矫治，中度支抗
16	潘晓岗/房兵	安氏II类不对称拔牙病例	女	成人	14、41	—	25	1	成人矫治，安氏II类，不对称拔牙
17	张箭球	安氏I类伴重度牙列拥挤病例	男	成人	14、24、35、45	上颌	24	2	牙列拥挤，弓外牙，中度支抗
18	舒广	凸面型伴下颌尖牙缺失的青少年患者的拔牙隐形矫治	女	青少年	14、24；33、43缺失	—	24	0	支抗需求，支抗潜力，支抗设计，支抗表现

目录
CONTENTS

一例牙周情况不良的骨性Ⅱ类拔牙病例的隐形矫治

An extraction Class
II case with poor
periodontal status: A
detailed explanation
of the Invisalign
system

1

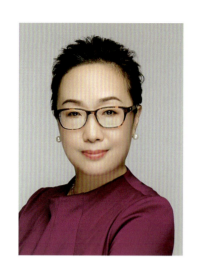

医生简介

赖文莉

教授，博士生导师

华西医科大学医学博士

日本新潟大学博士后

四川大学华西口腔医（学）院正畸科主任，正畸教研室主任

病例简介

患者为33岁女性，主诉"牙齿不齐，导致闭唇困难"。检查发现下颌先天缺失2颗切牙，上颌中度拥挤，11唇向错位明显，磨牙关系中性。头影测量分析发现为骨性Ⅱ类病例，上前牙唇倾。全景片示全口牙槽骨水平型吸收。经牙周基础治疗后，评估为厚龈生物型。诊断：安氏Ⅰ类，骨性Ⅱ类，下颌先天缺失2颗切牙，牙列拥挤。治疗计划：采用隐适美系统，拔除14、24，改正拥挤，内收前牙，排齐牙列，改善闭唇困难。治疗经过两个阶段，一共75副矫治器，36个月，完成治疗。治疗后覆𬌗覆盖正常，尖牙磨牙关系中性，侧貌突度有所改善，牙周情况稳定，患者十分满意。

关键词：骨性Ⅱ类，拔牙，牙周情况不良

扫码关注后
输入jc01
观看视频

治疗前评估
Pre-treatment evaluation

患者信息

姓名	××
性别	女
初诊年龄/出生日期	33岁/1983年7月10日
主诉	牙齿不齐，闭唇困难
病史（全身和局部，外伤、不良习惯等）	无特殊
其他相关病史	无特殊

口外情况

矢状向	稍突，鼻唇角小于90°，颏部稍显后缩
垂直向	均角，面下1/3基本正常
横向（颧骨、下颌角、颏部对称性）	基本对称
软组织特征（唇厚度、唇突度等）	唇较厚，稍突，位于E线前
微笑（上前牙暴露量、低位、中位、高位、笑弧等）	前牙暴露量稍多，微笑不露牙龈
放松状态及微笑时口角高低情况	开唇露齿，尤其是上唇右侧

口内情况

上颌拥挤度/间隙（mm）	-6
下颌拥挤度/间隙（mm）	-3
切牙关系	II类1分类
前牙覆盖（mm）	5.4
前牙覆𬌗（mm）	3.7
后牙覆盖（mm）	正常
后牙覆𬌗（mm）	正常
中线（和面中线关系）	上中线右偏1.5mm
左侧咬合关系（磨牙）	基本中性

左侧咬合关系（尖牙）	远中（下颌先天缺牙，34视为下颌尖牙）
右侧咬合关系（磨牙）	中性
右侧咬合关系（尖牙）	远中（下颌先天缺牙，44视为下颌尖牙）
锁殆（异位、扭转等）	27、37正锁殆
其他口内情况（畸形舌尖舌窝、过小牙等）	先天缺失31、41
Bolton分析（3-3）	上颌多4.96mm
Bolton分析（6-6）	上颌多2.58mm
牙齿情况（氟斑牙、釉质发育不全等）	多颗牙颈部楔形缺损
殆平面（是否有倾斜）	未见明显偏斜

一般影像学检查

骨性检查（关节形态初步评估，升支、体部是否对称等，生长发育评估）	左侧下颌升支高度略短于右侧，全口牙槽骨水平型吸收
牙齿异常（缺失牙、多生牙、牙根长短异常等）	31、41先天缺失
预后较差的牙齿（根管治疗后，龋坏面积大、釉质发育不全等）	15、24牙龈退缩，临床牙冠较长
TMJ	髁突形态左右基本对称
其他影像学发现（气道、腺样体、扁桃体等）	未见明显异常

治疗前照片：口外（图1）

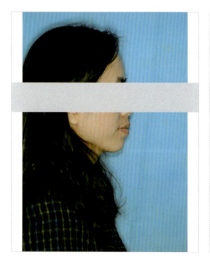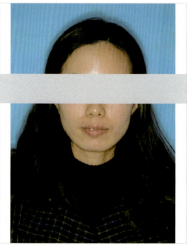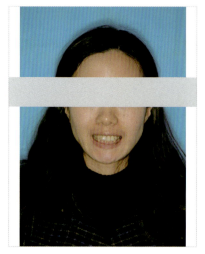

图1 治疗前口外照

治疗前照片：口内（图2）

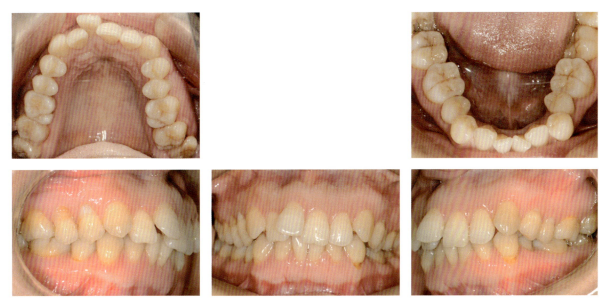

图2　治疗前口内照

治疗前模型（图3）

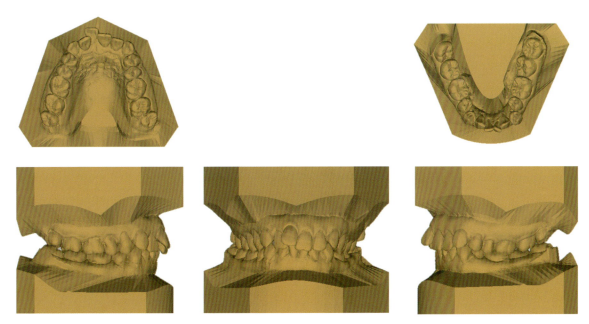

图3　治疗前模型

治疗前X线片（图4～图6）

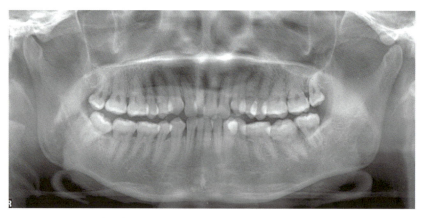

图4 治疗前全景片显示全口牙槽骨水平型吸收，尤其是下前牙

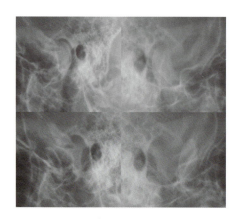

图5 治疗前关节片未见明显异常

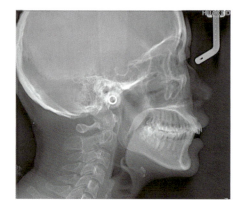

图6 治疗前头颅侧位片

治疗前头影测量描记图（图7）

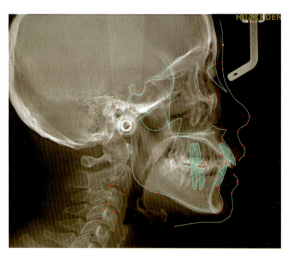

图7 治疗前头影测量描记图

治疗前头影测量分析

测量项目	治疗前	标准值	标准差
SNA (°)	82.0	83.0	4.0
SNB (°)	76.1	80.0	4.0
ANB (°)	5.9	3.0	2.0
FMA (MP-FH) (°)	27.0	26.0	4.0
MP-SN (°)	37.0	30.0	6.0
U1-L1 (°)	114.0	127.0	9.0
U1-SN (°)	111.6	106.0	6.0
U1-NA (°)	28.3	21.0	6.0
U1-NA (mm)	6.3	4.0	2.0
L1-NB (°)	29.3	28.0	6.0
L1-NB (mm)	6.6	6.0	2.0
L1-MP (°)	97.5	95.0	7.0
UL-EP (mm)	1.6	2.0	2.0
LL-EP (mm)	2.0	3.0	2.0

治疗前头影测量数据解读

ANB=5.9°，主要是由于下颌发育不足导致的，因此可以定义为骨性Ⅱ类倾向。上下前牙

交角偏小，说明前牙唇倾。进一步分析发现，上前牙唇倾是主要原因，U1–SN角和U1–NA角都偏大。12、21、22的位置相对正常。

诊断

1. 安氏I类，骨性II类，均角。

2. 下颌发育不足（31、41先天缺失）。

3. 牙列拥挤。

4. 上前牙唇倾。

5. 上下唇在E线前，基本正常。

6. 牙周情况不良。

问题列表

1. 牙列拥挤：11唇向错位明显；左侧牙弓稍显塌陷，37舌倾，27、37正锁𬌗。

2. 深覆盖5.4mm，深覆𬌗3.7mm。

3. 牙槽骨水平型吸收，15、24牙龈退缩明显。

4. 开唇露齿。

治疗计划

矫治器	隐适美（Invisalign Full）
拔牙牙位	14、24
支抗选择	上颌强支抗
治疗设计：横向考虑	左侧扩弓
治疗设计：矢状向考虑	基本维持目前磨牙关系
治疗设计：垂直向考虑	均角，垂直向控制不需要很严格
其他设计要点	右侧采用G6，左侧采用传统矩形，对比二者的控制情况。上前牙除11唇倾以外，其他前牙较为直立，需要给予一定的冠唇向转矩控制。防止内收过程中的舌倾。矫治器边缘短一点，远离釉牙骨质界（CEJ）1mm左右
如有几个方案请都列出，列出利弊，解释选择最终方案的理由	无
保持	常规透明保持器保持

治疗进程

治疗时长	36个月
矫治器更换频率/复诊频率	每14天或者更长时间更换1副矫治器，每隔10~12周复诊（因牙周情况不良，放慢矫治器更换时间，给组织更多时间修复重建）
重启/精调次数	1次，总矫治器75副
保持时长	14个月

牙齿移动量（上颌牙冠，上颌牙根，下颌牙冠，下颌牙根）（图8）

上颌牙冠

Upper / Lower	1.8	1.7	1.6	1.5	P	1.3	1.2	1.1	2.1	2.2	2.3	P	2.5	2.6	2.7	2.8
Extrusion/Intrusion, mm		0	0.1 I	0.1 I		1.3 I	2.0 I	2.8 I	3.0 I	2.5 I	1.7 I		0	0.1 E	1.5 E	
Translation Buccal/Lingual, mm		0.1 B	0.3 B	0.3 L		3.8 L	1.9 L	6.2 L	2.7 L	2.2 L	3.1 L		0.1 L	0.6 B	0.2 L	
Translation Mesial/Distal, mm		0.1 M	0.1 M	0.3 M		**5.9 D**	4.3 D	0.9 D	2.2 D	3.0 D	**5.8 D**		0.3 M	0.4 M	0.1 M	
Rotation Mesial/Distal		0.3°M	0.6°M	1.7°M		**3.9°D**	1.3°M	15.9°D	1.5°D	5.7°D	**3.7°D**		5.6°M	1.0°D	1.3°M	
Angulation Mesial/Distal		0.6°M	0.5°D	6.8°D		**6.4°D**	4.5°D	2.6°M	8.8°D	3.6°D	**7.2°D**		0.9°M	0.8°M	14.4°M	
Inclination Buccal/Lingual		0.9°B	1.7°B	2.8°B		**10.8°L**	4.2°B	15.9°L	3.3°B	4.3°B	**5.1°L**		11.8°B	4.1°B	2.3°L	

Final Stage: Align / Doctor / Difference — Tooth Basis: Crown

上颌牙根

Upper / Lower	1.8	1.7	1.6	1.5	P	1.3	1.2	1.1	2.1	2.2	2.3	P	2.5	2.6	2.7	2.8
Extrusion/Intrusion, mm		0	0.1 I	0.1 I		1.3 I	2.0 I	2.8 I	3.0 I	2.5 I	1.7 I		0	0.1 E	1.5 E	
Translation Buccal/Lingual, mm		0.1 L	0.2 L	1.1 L		0.5 B	3.2 L	1.2 L	0.9 D	1.9 L	3.0 L		3.7 L	0.6 L	0.5 B	
Translation Mesial/Distal, mm		0.1 D	0.3 M	2.3 M		3.4 D	2.9 D	1.7 D	0.6 M	1.9 D	3.0 D		0	0.2 M	4.1 D	
Rotation Mesial/Distal		0.3°M	0.6°M	1.7°M		3.9°D	1.3°M	15.9°D	1.5°D	5.7°D	3.7°D		5.6°M	1.0°D	1.3°M	
Angulation Mesial/Distal		0.6°D	0.5°D	6.4°M		6.4 M	4.5 M	2.6°D	8.8 M	3.6°D	**7.2°M**		0.9°D	0.8°D	14.4°D	
Inclination Buccal/Lingual		0.9°L	1.7°L	2.8°L		**10.8°B**	4.2°L	15.9°B	3.3°L	4.3°L	5.1°L		11.8°B	4.1°L	2.3°L	

Final Stage: Align / Doctor / Difference — Tooth Basis: Root

下颌牙冠

Upper / Lower	4.8	4.7	4.6	4.5	4.4	4.3	4.2	4.1	3.1	3.2	3.3	3.4	3.5	3.6	3.7	3.8
Extrusion/Intrusion, mm		0.3 E	0.2 E	0.4 I	1.4 I	2.1 I	2.2 I			1.9 I	2.1 I	1.1 I	0.9 I	0.5 I	0	
Translation Buccal/Lingual, mm		0	0.1 B	0.1 B	0.6 L	0.8 B	0.5 L			0.2 L	1.1 B	0.2 L	3.2 B	2.1 B	1.5 B	
Translation Mesial/Distal, mm		0	0	0	0.2 M	0	0.1 D			0.1 M	0.4 D	0.1 M	0.1 M	0.3 D	0.1 D	
Rotation Mesial/Distal		1.1°M	1.5°D	1.4°M	0.9°D	5.0°D	23.0°D			33.4°D	19.2°M	7.6°M	4.9°D	0.5°D	14.6°M	
Angulation Mesial/Distal		0.2°M	1.0°D	3.1°D	3.6°D	6.1°D	0.1°D			8.6°M	4.5°D	3.6°D	1.5°D	1.5°D	8.0°D	
Inclination Buccal/Lingual		1.4°L	0°	2.5°B	1.5°L	0.6°B	4.2°L			6.4°L	4.5°B	6.2°L	11.1°B	10.0°B	**28.8°B**	

Final Stage: Align / Doctor / Difference — Tooth Basis: Crown

下颌牙根

Upper / Lower	4.8	4.7	4.6	4.5	4.4	4.3	4.2	4.1	3.1	3.2	3.3	3.4	3.5	3.6	3.7	3.8
Extrusion/Intrusion, mm		0.3 E	0.2 E	0.4 I	1.4 I	2.1 I	2.2 I			1.9 I	2.1 I	1.1 I	0.9 I	0.5 I	0	
Translation Buccal/Lingual, mm		0.4 B	0.1 B	0.7 L	0.1 L	0.6 B	0.7 B			1.8 B	0.6 L	1.6 B	0.5 L	0.9 L	**6.5 L**	
Translation Mesial/Distal, mm		0.1 D	0.3 M	1.0 M	1.3 M	2.3 M	0.1 D			2.5 D	1.3 M	1.2 M	0.4 D	0.2 M	2.0 M	
Rotation Mesial/Distal		1.1°M	1.5°D	1.4°M	0.9°D	5.0°D	23.0°D			33.4°D	19.2°M	7.6°M	4.9°D	0.5°D	**14.6°M**	
Angulation Mesial/Distal		0.2°D	1.0°M	3.1°M	3.6°M	6.1°M	0.1°M			8.6°D	4.5°M	3.6°M	1.5°D	1.5°M	**8.0°M**	
Inclination Buccal/Lingual		1.4°B	0°	2.5°L	1.5°B	0.6°L	4.2°B			6.4°L	4.5°L	6.2°L	11.1°L	10.0°L	**28.8°L**	

Final Stage: Align / Doctor / Difference — Tooth Basis: Root

图8 牙齿移动量

牙齿移动分步（图9）

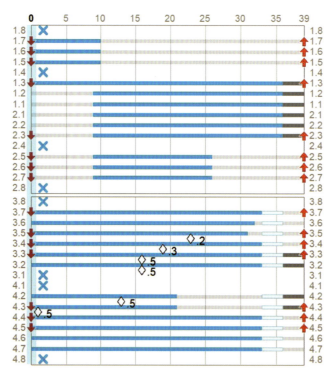

图9 牙齿移动分步

治疗过程
Treatment

阶段关键照片、治疗中复诊的情况、临床分析和生物力学分析等（图10～图20）

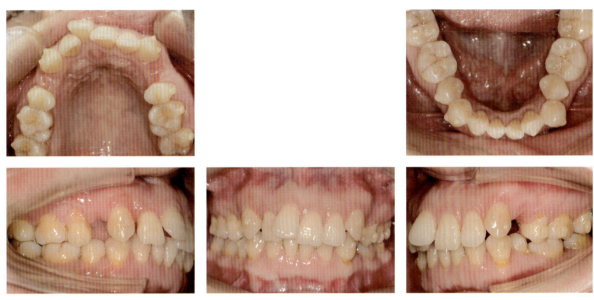

图10　第8步：上颌尖牙远中移动过程中，为11排入牙弓提供间隙

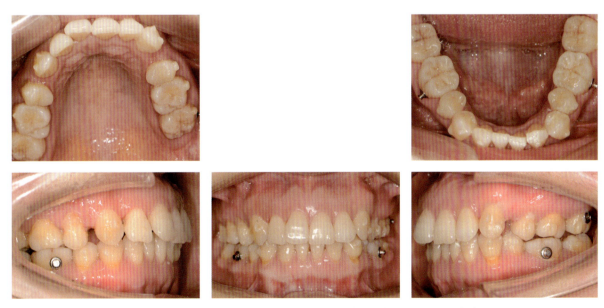

图11　第16步：11唇倾明显好转，加II类牵引，控制支抗。27、37交互牵引

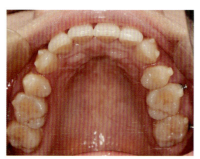
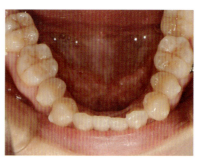
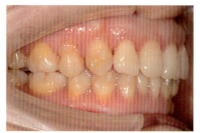
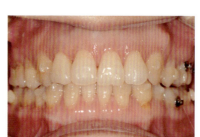
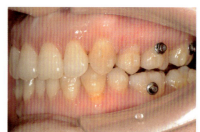

图12 第32步：左侧后牙开𬌗，使用1/8橡皮圈垂直牵引

第36步（图13）：第一阶段矫治器已经全部戴完。从口内情况来看，上颌拔牙间隙全部关闭，左侧尖牙关系基本中性，但是磨牙关系未能很好保持，稍偏远中；27、37咬合欠佳。因此，和患者商量，进入精调阶段。

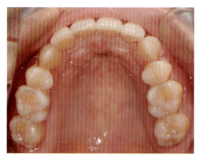
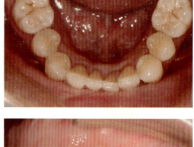
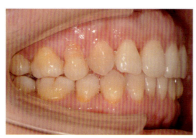
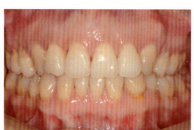
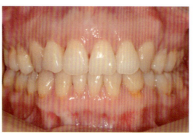
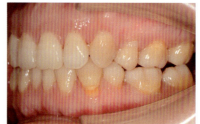

图13

第一阶段矫治器完成后模型（图14）：治疗第一阶段矫治器戴完后的模型情况，可见磨牙关系偏远中，上下前牙交角过大，牙轴较为直立。说明治疗中支抗有所丧失。

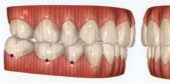
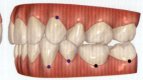

图14

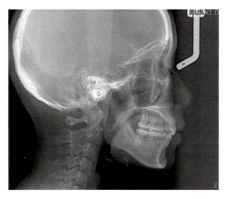

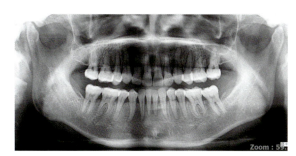

图16 附加矫治器时全景片显示牙槽骨水平型吸收未见明显加重，牙根平行度良好

图15 治疗重启头颅侧位片显示上前牙唇倾改善，但是稍显舌倾直立

附加矫治器ClinCheck方案设计（图17）：目的是稍远移上颌磨牙，达到磨牙中性关系；前牙加冠唇向转矩，改正直立状态，建立覆𬌗覆盖1mm的终末状态。使用II类牵引对抗。

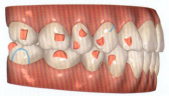

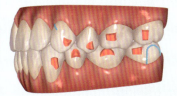

图17

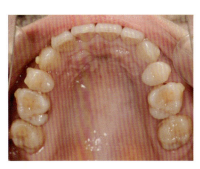

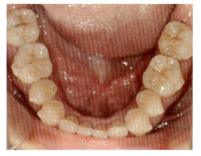

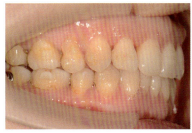

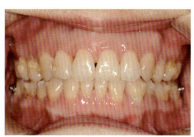

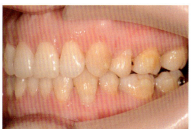

图18 精调第14步：上颌磨牙远移有效，上颌牙弓中可见少量间隙出现，前牙直立状态有所改善

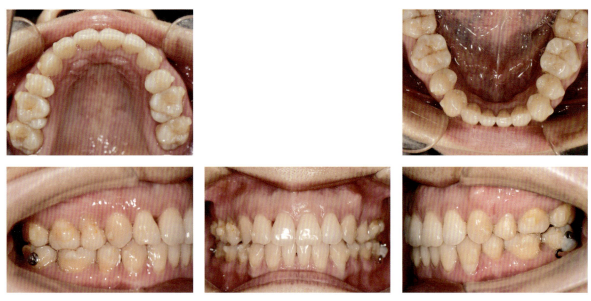

图19　精调第36步：治疗接近尾声，37牙冠稍显近中倾斜，采用水平Power Arm加以调整

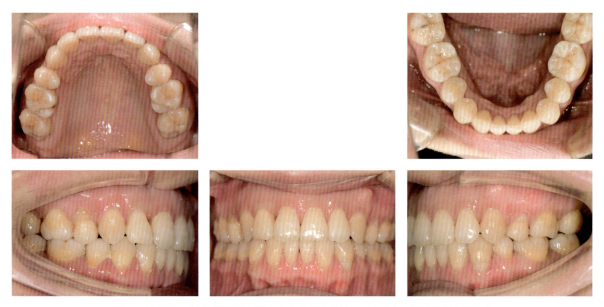

图20　治疗后，前牙覆𬌗覆盖正常，尖牙磨牙中性关系，中线齐。矫治目标全部达成

治疗后X线片（图21和图22）

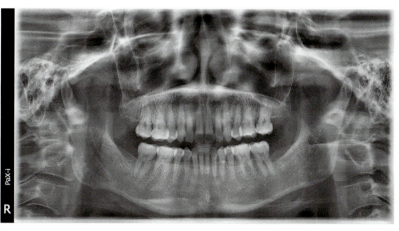

图21　治疗后全景片显示牙槽骨未见明显吸收，牙根平行度良好

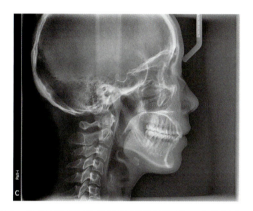

图22　治疗后头颅侧位片显示覆𬌗覆盖正常，牙轴位置正常

治疗后头影测量分析

测量项目	治疗前	治疗后	标准值	标准差
SNA (°)	82.0	81.6	83.0	4.0
SNB (°)	76.1	77.9	80.0	4.0
ANB (°)	5.9	4.3	3.0	2.0
FMA (MP-FH) (°)	27.0	25.7	26.0	4.0
MP-SN (°)	37.0	35.6	30.0	6.0
U1-L1 (°)	114.0	130.9	127.0	9.0
U1-SN (°)	111.6	96.4	106.0	6.0
U1-NA (°)	28.3	18.9	21.0	6.0
U1-NA (mm)	6.3	2.1	4.0	2.0
L1-NB (°)	29.3	26.3	28.0	6.0
L1-NB (mm)	6.6	5.9	6.0	2.0
L1-MP (°)	97.5	95.8	95.0	7.0
UL-EP (mm)	1.6	0.9	2.0	2.0
LL-EP (mm)	2.0	0.7	3.0	2.0

治疗后头影测量描记图（图23）

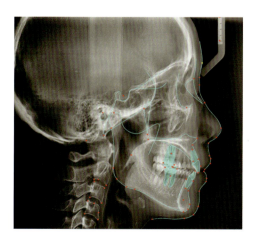

图23　治疗后头影测量描记图

头影重叠（图24）

治疗前（T0）：黑色

治疗后（T1）：红色

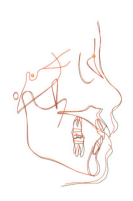

图24　头影重叠

治疗后评估
Post-treatment evaluation

治疗前后照片对比：口外和口内（图25～图27）

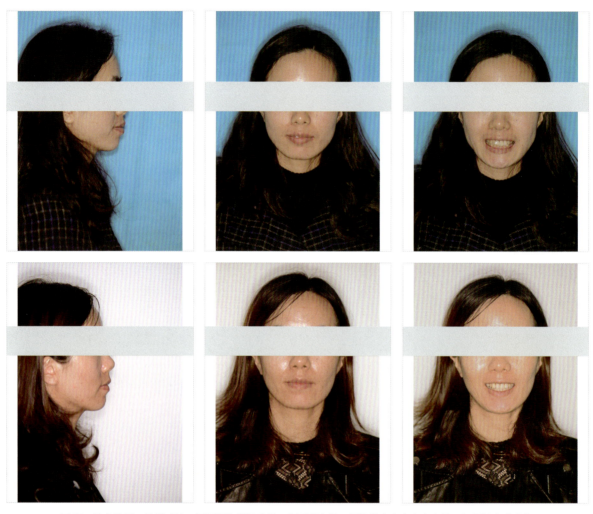

图25　治疗前后口外照对比：开唇露齿明显改善，深覆𬌗改善；侧貌轮廓突度也有改善，闭唇紧张感消失

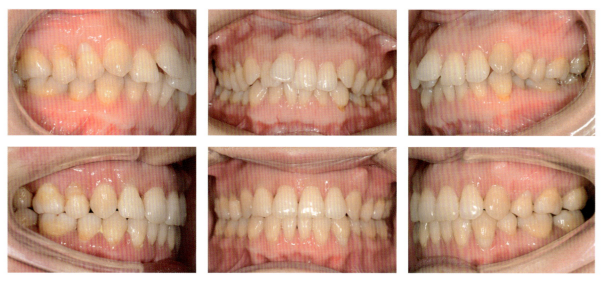

图26 治疗前后口内咬合照对比：右侧磨牙关系保持，左侧磨牙关系中性，双侧尖牙关系达到中性关系（34、44视为下颌尖牙），覆𬌗覆盖正常

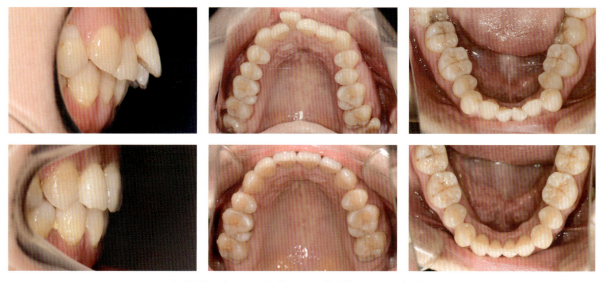

图27 上颌利用拔牙间隙，下颌利用IPR，排齐整平上下牙列，协调上下牙弓

病例总结及病例自我评价
Summary of case and self-evaluation

这是一个牙周情况不良、骨性II类倾向的安氏I类牙列拥挤伴下颌切牙先天缺失的成年拥挤病例。拔除14、24后，拥挤解除，牙弓形态正常，尖牙磨牙关系中性，覆𬌗覆盖正常，

咬合紧密。牙根平行度很好，牙槽骨水平型吸收未见进一步恶化。患者的正面微笑照和侧貌轮廓都有所改善。患者本人非常满意。

简要综述
Brief review

该病例的诊断设计是拔除14、24，对于下颌先天缺失切牙的拥挤病例，这是常规选择。考虑到对比G6和传统矩形附件的使用效果，在ClinCheck设计中分别要求了左侧矩形附件，右侧G6的设计。结果发现二者前牙的控制和后牙的控制方面，差异不大。由于G6有大数据的SmartStage设计，因此，建议可能情况下采用G6及其加强版是一个明智的选择。

关于支抗问题，本病例治疗前是磨牙基本中性关系，拥挤度和突度都比较大，因此设计重度支抗。没有考虑种植支抗钉的原因在于侵入性操作，可能情况下尽量少用。第一阶段矫治器的设计中，后牙的备抗不够，同时没有设计Ⅱ类牵引对抗，虽然在临床实践中我们加了牵引，但是第一阶段矫治器戴完后，仍然发现有一定的支抗丧失。因此，附加矫治器精调阶段，我们不得不设计上颌磨牙远中移动，导致矫治器步数较多，疗程较长。

关于前牙转矩控制，由于本病例的主要诉求是上前牙唇倾，尤其是11唇倾导致闭唇困难，因此，在ClinCheck设计中，我们先让13远中移动，尽可能为11早日排入牙弓创造间隙。在第一阶段ClinCheck的前牙转矩设计中，除11外，其他前牙牙齿都设计了一些冠唇向转矩，来对抗前牙内收过程中可能出现的覆𬌗加深问题。临床效果发现，前牙的转矩控制仍然不够令人满意，第一阶段矫治器戴完后，仍然出现前牙较为直立的情况。因此，附加矫治器阶段，我们对所有前牙增加冠唇向转矩的控制，总体除11是7.5°的冠舌向转矩以外，其他牙齿的冠唇向转矩达到15°左右。最后的结果非常令人满意。因此，给我们的提示是拔牙病例，除了特别唇倾的牙齿在内收时允许冠舌向转矩以外，其余前牙应该加足够的冠唇向转矩的过矫治，过矫治的量可以视情况达到50%～100%。

关于垂直向控制，本病例是均角病例，治疗中我们控制上颌后牙不能伸长，最终结果比较令人满意。FMA角从治疗前的27°减少到治疗后的25.7°，MP-SN从治疗前的37°减少到治疗后的35.6°。说明隐形矫治技术由于矫治器的𬌗面覆盖，对于骨性Ⅱ类病例的垂直向控制有着先天的优势，结果非常理想。

患者牙周情况不良，牙槽骨水平型吸收。

在彻底的牙周治疗后，我们才开始正畸治疗。正畸治疗的整个过程中，进行密切的牙周监控。由于牙周情况不良，因此要求矫治器边缘远离釉牙骨质界，同时放缓更换矫治器的时间，让牙周组织有充分的生理性适应时间。由于第一阶段的ClinCheck设计有不到位的地方，导致精调推磨牙向后；所以整个治疗周期较长，全部矫治器75副，36个月完成。患者为厚龈生物型，最终牙周状态令人满意。

下前牙先天缺失，上颌拔牙矫治，在传统正畸治疗中由于Bolton比不调，这类患者治疗难度增加。在我们这个病例中，通过数字化排牙，精确设计合适的IPR，为最后取得较理想的覆𬌗覆盖提供了良好前提。

笔者认为：这是一例典型的拔牙后支抗丧失，经过重启调整后完成度较高的隐形矫治拔牙病例。仔细回顾分析这类病例的治疗全过程，有助于我们了解隐形矫治拔牙病例的主要关键点：前牙的转矩控制和磨牙的远中备抗。因此，隐形矫治拔牙病例的关键，除了常规的正确诊断、制订治疗计划以外，ClinCheck设计要特别注意两点：后牙的支抗控制和前牙转矩控制。后牙必须有足够的备抗，以对抗前牙内收过程中的反作用力，避免丧失支抗。前牙内收过程中容易出现前牙舌倾、覆𬌗加深的问题，因此需要加足够的冠唇向转矩来对抗可能出现的副作用。当然，其他需要考虑的方面还包括尖牙的轴向控制、垂直向控制、附件设置、分步移动和牙根平行度等。

参考文献

[1]Zhu YF, Li XL, Lai WL. Treatment of severe anterior crowding with the Invisalign G6 first premolar extraction solution and Invisalign Aligners[J]. Journal of Clinical Orthodontics, 2019, 53(8):449-459.
[2]赖文莉. 无托槽隐形矫治技术推磨牙向后的临床应用策略[J]. 国际口腔医学杂志, 2019, 46(4):373-382.
[3]赖文莉. 安氏II类拔牙病例的隐形矫治策略[J]. 口腔医学, 2019, 39(11):967-973.
[4]赖文莉. 浅谈无托槽隐形矫治技术减数矫治的临床体会[J]. 中华口腔医学杂志, 2017, 52(9):534-537.
[5]Gao MY, Yan XY, Zhao R, et al. Comparison of pain perception, anxiety, and impacts on oral health-related quality of life between patients receiving clear aligners and fixed appliances during the initial stage of orthodontic treatment[J]. European Journal of Orthodontics, 2020(3):3.
[6]Long H, Wu ZQ, Yan XY, et al. An objective system for appraising clear aligner treatment difficulty: clear aligner treatment complexity assessment tool[J]. BMC Oral Health, 2020, 20(1):312.
[7]Zhao R, Huang R, Long H, et al.The dynamics of the oral microbiome and oral health among patients receiving clear aligner orthodontic treatment[J]. Oral Diseases, 2020, 26(2):473-483.

（赵芮，赖文莉）

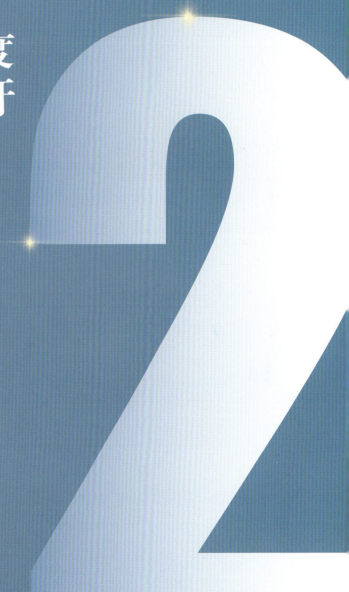

高角双突伴重度拥挤的隐形拔牙矫治

Treatment of a high angle bimaxillary protrusion with severe crowding extraction case by clear aligners

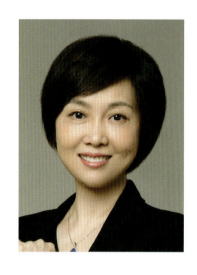

医生简介

艾虹

主任医师，教授，博士生导师

中山大学附属第三医院口腔医学部主任

中华口腔医学会正畸专业委员会常务委员

广东省口腔医学会正畸专业委员会副主任委员

世界正畸医师联盟（WFO）会员

《中华口腔医学研究》电子版编委

病例简介

青少年女性患者，因牙列不齐及嘴突而就诊。检查发现双唇前突，颏部后缩，开唇露齿，闭唇时颏唇肌紧张；牙列重度拥挤，上下前牙唇倾，双侧第二磨牙正锁𬌗。拔除4颗第一前磨牙，排齐牙列，解除锁𬌗，内收前牙改善嘴突及颏部形态。

关键词：拥挤，前突，高角型，正锁𬌗

扫码关注后
输入jc02
观看视频

治疗前评估
Pre-treatment evaluation

患者信息

姓名	××
性别	女
初诊年龄/出生日期	16岁
主诉	牙列不齐、嘴突
病史（全身和局部，外伤、不良习惯等）	无特殊
其他相关病史	无

口外情况

矢状向	双唇前突，颏部后缩
垂直向	面下1/3过长
横向（颧骨、下颌角、颏部对称性）	颏部向右偏斜
软组织特征（唇厚度、唇突度等）	唇厚度正常；上下唇前突
微笑（上前牙暴露量、低位、中位、高位、笑弧等）	中位笑弧
放松状态及微笑时口角高低情况	基本正常

口内情况

上颌拥挤度/间隙（mm）	9
下颌拥挤度/间隙（mm）	9
磨牙关系	II类1分类
前牙覆盖（mm）	9
前牙覆𬌗（mm）	3
后牙覆盖（mm）	2（双侧上下颌第二磨牙锁𬌗）
后牙覆𬌗（mm）	3
中线（和面中线关系）	上颌中线偏面中线左侧1mm，下颌中线偏面中线右侧1mm

左侧咬合关系（磨牙）	偏远中
左侧咬合关系（尖牙）	远中
右侧咬合关系（磨牙）	中性
右侧咬合关系（尖牙）	偏远中
锁𬌗（异位、扭转等）	双侧第二磨牙正锁𬌗
其他口内情况（畸形舌尖舌窝、过小牙等）	无
Bolton分析（3–3）	79.19%（在正常值范围）
Bolton分析（6–6）	89.83%（在正常值范围）
牙齿情况（氟斑牙、釉质发育不全等）	无
𬌗平面（是否有倾斜）	无

一般影像学检查

骨性检查（关节形态初步评估，升支、体部是否对称等，生长发育评估）	双侧升支高度、体部长度基本对称；髁突形态无异常
牙齿异常（缺失牙、多生牙、牙根长短异常等）	18、28、38、48牙胚存在，垂直阻生
预后较差的牙齿（根管治疗后，龋坏面积大、釉质发育不全等）	无
TMJ	双侧髁突形态无异常，关节间隙正常
其他影像学发现（气道、腺样体、扁桃体等）	基本正常

治疗前照片：口外（图1）

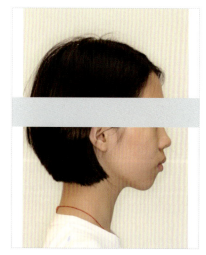 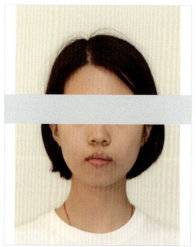 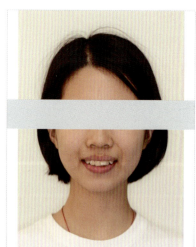

图1　患者双唇前突，颏部后缩，颏部肌肉紧张，颏部向右偏斜

治疗前照片：口内（图2）

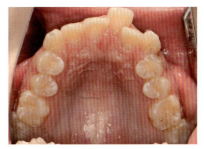
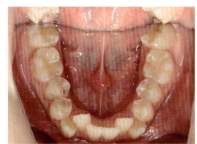
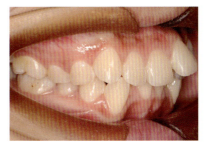
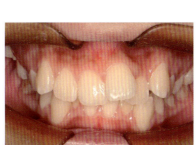
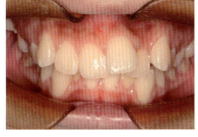
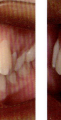
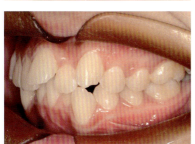

图2　上下牙弓中度拥挤，上下中线不齐

治疗前模型（图3）

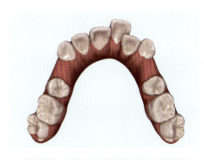
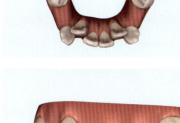
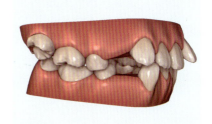
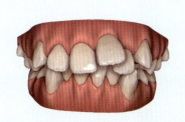
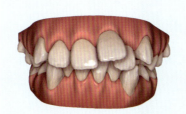
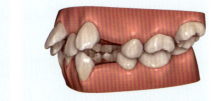

图3　治疗前模型

治疗前X线片（图4～图6）

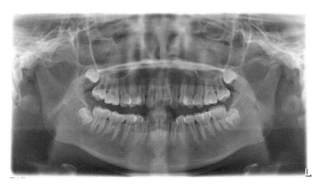

图4 治疗前全景片显示存在18、28、38、48牙胚

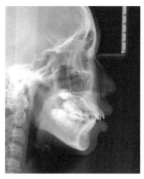

图5 治疗前头颅侧位片

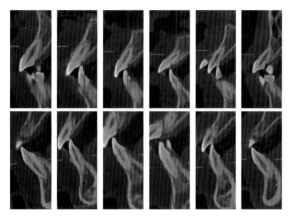

图6 治疗前上下前牙CBCT矢状向截面显示唇侧骨皮质较薄

治疗前头影测量描记图（图7）

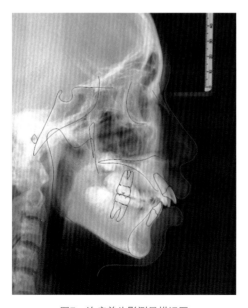

图7 治疗前头影测量描记图

治疗前头影测量分析

测量项目	治疗前	标准值
SNA (°)	83.5	82.0 ± 4.0
SNB (°)	77.5	80.0 ± 4.0
ANB (°)	6.0	3.0 ± 2.0
U1-SN (°)	118.5	105.0 ± 6.0
L1-MP (°)	99.5	92.5 ± 7.0
U1-L1 (°)	104.5	124.0 ± 8.0
GoGn-SN (°)	36.5	32.0 ± 5.0

治疗前头影测量数据解读

1. 骨性II类，下颌平面角较大，下颌后缩。

2. 下颌角为高角。

3. 上下前牙唇倾度均过大，前牙覆盖过大。

诊断

1. 安氏II类1分类。

2. 骨性II类。

3. 18、28、38、48埋伏阻生。

4. 17/47、27/37正锁𬌗。

问题列表

1. 骨性下颌后缩。

2. 双唇前突。

3. 牙列重度拥挤。

4. 双侧第二磨牙正锁𬌗。

治疗计划

矫治器	隐适美（Invisalign）
拔牙牙位	14、24、34、44
支抗选择	强支抗
治疗设计：横向考虑	上颌第二磨牙腭向移动，下颌第二磨牙颊向移动，排齐阶段解除后牙锁𬌗（必要时交互牵引）；余牙宽度基本无异常，维持牙弓宽度
治疗设计：矢状向考虑	后牙强支抗，分步内收前牙（必要时使用II类牵引）
治疗设计：垂直向考虑	压低上下前牙；维持后牙垂直高度
其他设计要点	上下尖牙轴倾度设计过矫治，增加冠向近中的轴倾度，保证前牙内收过程中尖牙牙轴控制良好
如有几个方案请都列出，列出利弊，解释选择最终方案的理由	无
保持	透明保持器

治疗进程

治疗时长	26个月
矫治器更换频率/复诊频率	每10天更换1副矫治器，每隔6周复诊
重启/精调次数	1次
保持时长	14个月

牙齿移动量（图8）

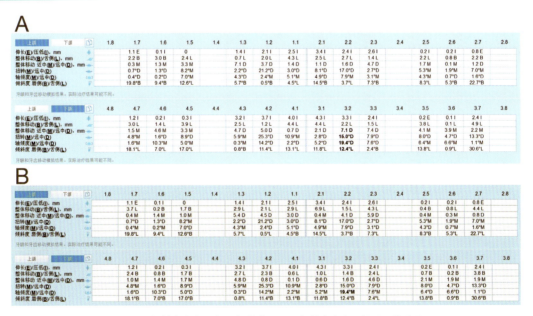

图8　A. 初始方案上下颌牙根移动量；B. 初始方案上下颌牙冠移动量

牙齿移动分步（图9）

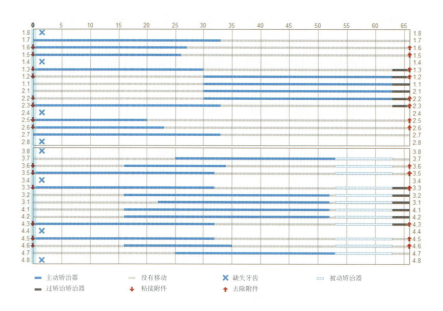

图9 初始方案牙齿移动分步

治疗过程
Treatment

阶段关键照片、治疗中复诊的情况、临床分析和生物力学分析等（图10～图15）

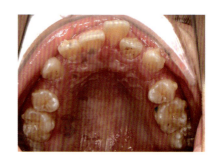
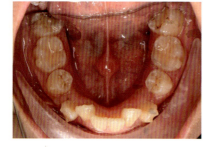
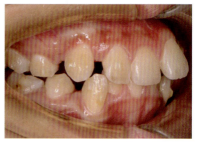
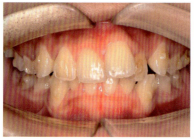
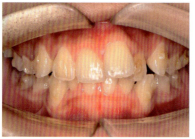
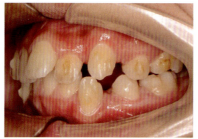

图10 治疗中第16步口内照

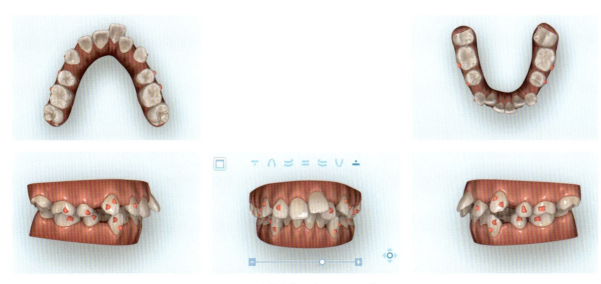

图11　治疗中第16步ClinCheck截图

在移动分步中，优先设计上颌尖牙的远中移动，使矫治器充分包裹尖牙牙冠，并配合利用G6系统中优化附件的优势，实现尖牙的整体远移。

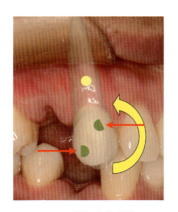

图12　控根优化附件

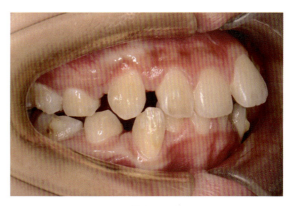

图13　控根远移尖牙

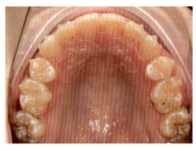
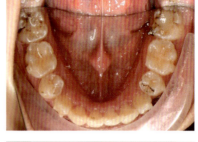
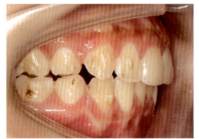
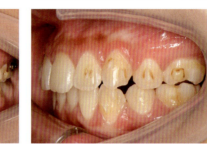

图14 一期治疗后，双侧磨牙远中关系。重启进行磨牙关系调整

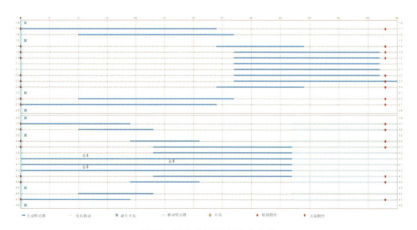

图15 A.重启方案上下颌牙根移动量；B.重启方案上下颌牙冠移动量

重启方案（图16）

图16 重启方案牙齿移动分步

治疗后X线片（图17和图18）

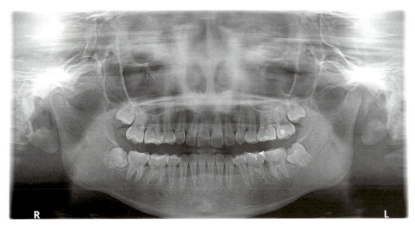

图17　治疗后全景片

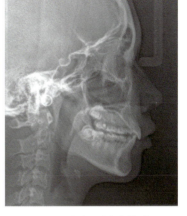

图18　治疗后头颅侧位片

治疗后头影测量描记图（图19）

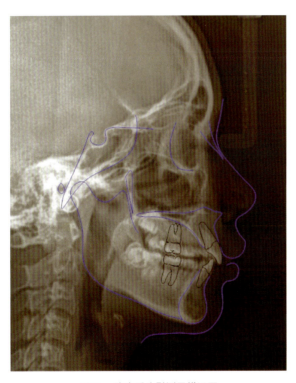

图19　治疗后头影测量描记图

治疗后头影测量分析

测量项目	治疗前	治疗后	标准值
SNA（°）	83.5	84.5	82.0±4.0
SNB（°）	77.5	78.5	80.0±4.0
ANB（°）	6.0	4.5	3.0±2.0
U1-SN（°）	118.5	106.5	105.0±6.0
L1-MP（°）	99.5	96.5	92.5±7.0
U1-L1（°）	104.5	125.5	124.0±8.0
GoGn-SN（°）	36.5	31.5	32.0±5.0

头影重叠（图20）

治疗前（T0）：黑色

治疗后（T1）：红色

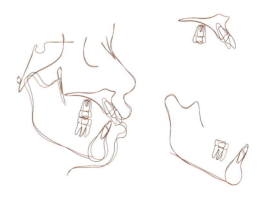

图20　头影重叠

29

治疗后评估
Post-treatment evaluation

治疗后照片：口外（图21）

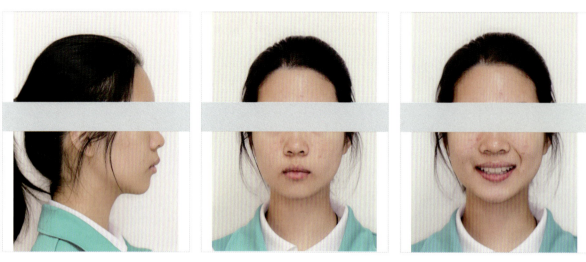

图21　治疗后口外照：双唇前突明显改善，颏部形态良好，颏部肌肉放松

治疗后照片：口内（图22）

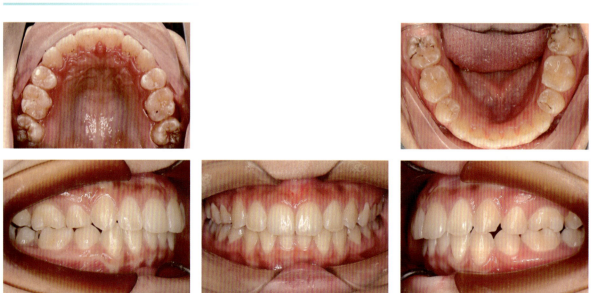

图22　治疗后口内照：上下牙列排齐，双侧建立磨牙中性关系

治疗后模型（图23）

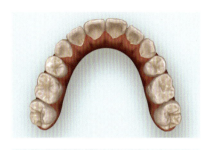
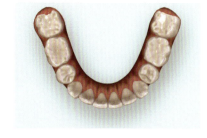
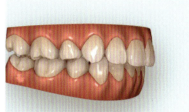
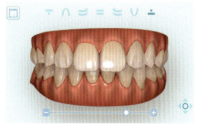
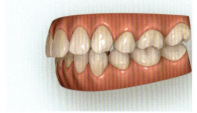

图23　治疗后模型

保持期照片：口外和口内（图24和图25）

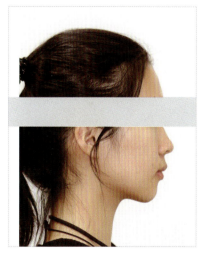
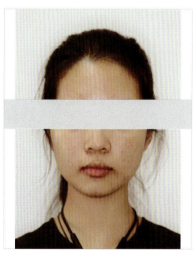
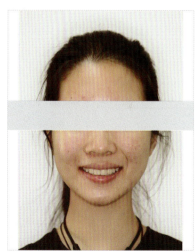

图24　保持9个月后口外照：微笑照更自然

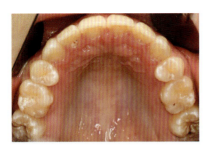
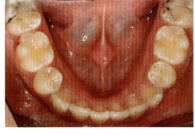
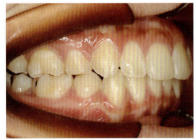
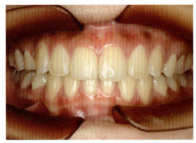
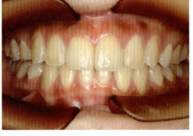
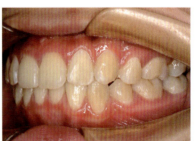

图25　保持9个月后月口内照

病例总结及病例自我评价
Summary of case and self-evaluation

该病例重度牙列拥挤及明显前突，在无种植支抗钉辅助下实现了磨牙强支抗。

前牙内收过程中，先设计上颌尖牙远移，保证支抗及尖牙轴倾度表达率，为后续内收做铺垫，有效控制𬌗平面。

上下前牙垂直向的过矫治设计起到重要作用，一方面防止深覆𬌗的形成，另一方面保证内收过程中前牙区矫治器对牙齿有紧密的包裹。

上下前牙不同程度设计根舌向转矩过矫治，在内收过程中确保整体移动，具体过矫治量需根据初始前牙转矩、冠根比、内收量等因素判断。

该病例实现了前后牙的垂直向控制，调整𬌗平面，实现下颌骨逆旋，改善颏部形态，获得了良好咬合的同时，极大地改善了面型。

该病例矫治结束阶段尖牙有轻度远中关系，存在一定的调整空间。

简要综述
Brief review

本病例是青少年前突、拥挤病例，患者和家长诉求不仅需要排齐牙列，还要尽量改善侧貌，这对后牙支抗控制提出了很高的要求。另外，患者不接受种植支抗钉的使用，这意味着后牙的备抗和垂直向控制成为了这个病例的关键。

拔牙病例很重要的一个难点在于防止前牙覆𬌗的加深，本病例在初始已有较深的覆𬌗，加上过量的上前牙暴露量，上前牙的压低势在必行。前牙的压低，一方面是防止深覆𬌗的形成，另一方面是保证内收过程中前牙区矫治器对牙齿有紧密的包裹，保证移动表达率。

前牙内收过程中，先设计上颌尖牙远移，原因在于隐形矫治器在控制尖牙移动的表达率上往往较低，无论是控根移动还是扭转移动。优先远移尖牙，可以使矫治器充分包裹尖牙牙冠，配合G6系统优化附件的作用，保证尖牙轴倾度表达率，实现尖牙整体远移，为后续内收步骤做铺垫，有效控制𬌗平面。另外，尖牙远中移动到位后，再进行切牙的排齐、压低及内收。如此分步移动，可以在每一步移动中实现最大的颌内支抗。

上下前牙不同程度地设计根舌向转矩的过矫治。在前牙内收过程中转矩过矫治设计量的问题上，涉及因素很多，比如初始前牙转矩、牙体冠根比、牙槽骨厚度、内收量等，另外年龄等也是需要考虑的因素。因此，在方案设计过程中要做到心中有数，大致有一个过矫治的范围，在治疗过程中适时调整。

高角，下颌顺旋后缩是本病例的一个难点，要实现下颌骨逆旋，需要对整体进行垂直向控制。隐形矫治器对几乎整个牙冠，包括𬌗面进行包裹，矫治器单模厚度约0.75mm，上下对颌牙间可形成1.5mm的咬合垫高，是一个天然的咬合垫，在控制后牙垂直高度上有先天优势；另外，前牙区的垂直向控制也为下颌逆旋提供了空间。本病例较好地控制了垂直向，实现下颌骨逆旋，改善颏部形态，获得了良好咬合的同时，极大地改善了面型。

横向控制也是拔牙病例重点考虑的问题，本病例上下颌宽度较协调，CBCT显示磨牙角度基本正常，牙根在牙槽骨中央。因此，在初始方案中维持了原有的宽度，而治疗结果证明了宽度控制良好，后牙支抗也得到了保证。

本病例最后矫治结束阶段尖牙有轻微远中关系，可能与上下前牙宽度比、前牙唇倾度及旋转度有关，需做进一步精调，以达到尖牙中性关系，获得更好的尖牙引导。

拔牙病例在隐形矫治技术上仍属于难度较大的病例，对医生综合能力要求较高，包括诊断分析能力、整体性考量能力、临床监控能力，甚至医患沟通能力等。尤其是青少年病例，需要充分考虑患者的生长发育潜力和生长型，顺势而为。而青少年患者的配合度往往是一个令人头痛的问题，方案设计中尽量避免复杂的操作，减少对患者配合度的依赖。本病例一开始并未设计II类牵引，最初的想法是使用种植支抗辅助最大支抗内收前牙，但患者始终都不同意种植支抗。而在真正治疗过程中只设计了II类牵引，而磨牙关系调整良好，支抗也基本满足了治疗要求。这是一个意外的收获，患者既得到了良好的面型，又获得了相对舒适的矫治体验。

（感谢林天卫医生的文字资料整理）

参考文献

[1]Yang L, Wei H. Force changes associated with different intrusion strategies for deep-bite correction by clear aligners[J]. The Angle Orthodontist, 2018.

[2]Rossini G, Parrini S, Castroflorio T, et al. Efficacy of clear aligners in controlling orthodontic tooth movement: A systematic review[J]. Angle Orthodontist, 2015:881-889.

[3]Dai FF, Xu TM, Shu G. Comparison of achieved and predicted tooth movement of maxillary first molars and central incisors: First premolar extraction treatment with Invisalign[J]. Angle Orthod, 2019, 89: 679-687.

[4]Tepedino M, Paoloni V, Cozza P, et al. Movement of anterior teeth using clear aligners: a three-dimensional, retrospective evaluation[J]. Progress in Orthodontics, 2018, 19(1):9.

（艾虹）

采用单侧拔牙治疗伴有牙列拥挤的前磨牙先天性缺失病例

A case of congenitally-missing premolar tooth with crowding, treated with unilateral extraction

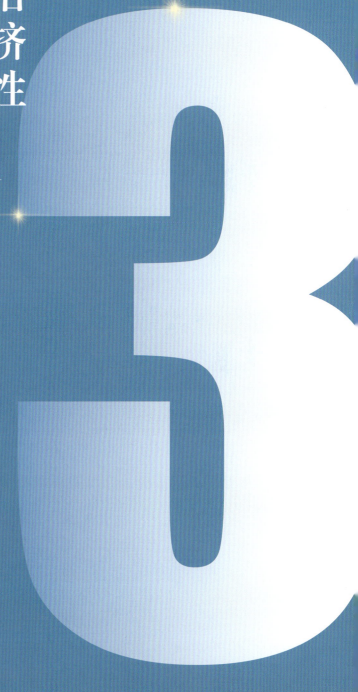

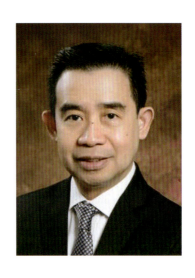

医生简介

李国培（Ronny Lie）

香港大学口腔正畸学硕士

英国皇家爱丁堡牙外科学院正畸院（MorthRCS）会员

香港牙科专科学院（正畸学）和香港医学专科学院（牙科）

会员

曾任香港政府儿科牙科专业培训师

香港大学口腔学院名誉临床助理教授

病例简介

患者为22岁男性，安氏I类错𬌗同时伴有深覆𬌗、44缺失、上颌牙弓中度牙列拥挤症状，治疗方法为单侧拔除14，并使用隐适美矫治器。

关键词：缺失牙，单侧拔牙，牙列拥挤，深覆𬌗，G6第一前磨牙拔牙方案

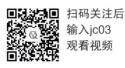

扫码关注后
输入jc03
观看视频

治疗前评估
Pre-treatment evaluation

患者信息

姓名	××
性别	男
初诊年龄/出生日期	22岁
主诉	牙列不齐
病史（全身和局部，外伤、不良习惯等）	无
其他相关病史	无

口外情况

矢状向	直立
垂直向	正常范围内
横向（颧骨、下颌角、颏部对称性）	对称
软组织特征（唇厚度、唇突度等）	上唇唇红厚度少
微笑（上前牙暴露量、低位、中位、高位、笑弧等）	轻度不对称微笑，右侧露齿略多，姿势位微笑时切牙露出少
放松状态及微笑时口角高低情况	正常

口内情况

上颌拥挤度/间隙（mm）	3，主要在右侧尖牙段
下颌拥挤度/间隙（mm）	43与45之间存在2mm牙列间隙
切牙关系	安氏II类1分类
前牙覆盖（mm）	3.3
前牙覆𬌗（mm）	70%深
后牙覆盖（mm）	正常范围内
后牙覆𬌗（mm）	浅
中线（和面中线关系）	上下中线彼此重合，轻度偏向面部中线右侧
左侧咬合关系（磨牙）	安氏I类

左侧咬合关系（尖牙）	安氏Ⅱ类（4mm）
右侧咬合关系（磨牙）	安氏Ⅰ类
右侧咬合关系（尖牙）	安氏Ⅱ类（9mm）
锁𬌗（异位、扭转等）	13近中外旋
其他口内情况（畸形舌尖舌窝、过小牙等）	下颌前磨牙和尖牙舌侧有大的双侧隆起
Bolton分析（3-3）	1.84mm（下颌骨发育过度）
Bolton分析（6-6）	1.83mm（下颌骨发育过度，缺失的44的宽度为估计值）
牙齿情况（氟斑牙、釉质发育不全等）	全口轻度氟斑牙，21远中切角牙釉质缺失
𬌗平面（是否有倾斜）	深Spee曲线（45为3mm，34为1mm）

一般影像学检查

骨性检查（关节形态初步评估，升支、体部是否对称等，生长发育评估）	下颌角突出
牙齿异常（缺失牙、多生牙、牙根长短异常等）	44缺失，38水平阻生，48轻度远中嵌塞
预后较差的牙齿（根管治疗后，龋坏面积大、釉质发育不全等）	无
TMJ	无特殊
其他影像学发现（气道、腺样体、扁桃体等）	无特殊

治疗前照片：口外（图1）

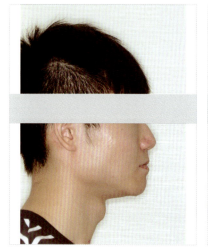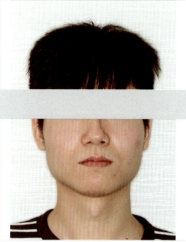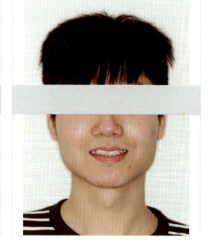

图1 治疗前口外照

治疗前照片：口内（图2）

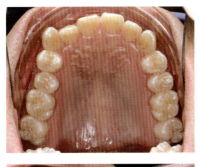
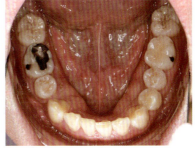
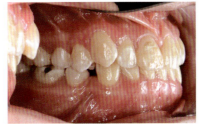
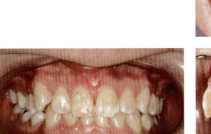
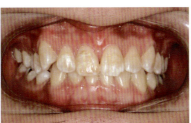
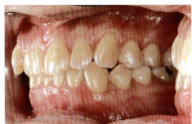

图2　治疗前口内照

治疗前模型（图3）

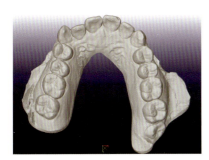
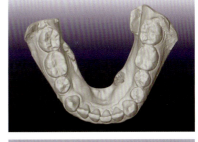
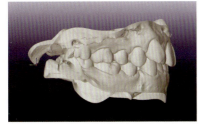
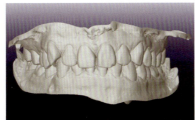
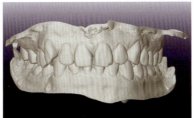
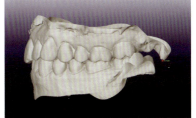

图3　治疗前模型

治疗前X线片（图4）

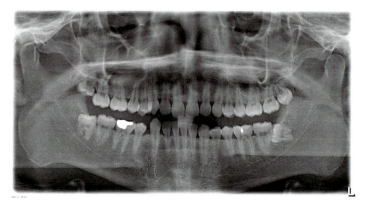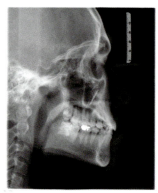

图4　治疗前全景片和头颅侧位片

治疗前头影测量描记图（图5）

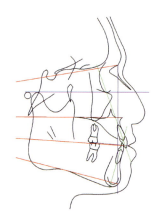

图5　治疗前头影测量描记图

治疗前头影测量分析

测量项目	治疗前	标准值
骨性（矢状向）		
SN/水平向（°）	9.2	7.0
SNA（°）	84.9	82.0 (3.5)
NA-Frankfurt（°）	91.9	89.0～91.0
SNB（°）	84.5	79.0 (3.0)
N⊥NB (mm)	-1.4	2.0～3.0
ANB（°）	0.4	3.0 (2.0)
Wits on OL (mm)	-6.6	-4.9/-4.5 (3.9)
骨性（垂直向）		
SN/GoMe（°）	23.7	32.0 (4.5)
FMA（°）	17.2	25.0
LAFH (%)	57.0	55.0 (2.0)
牙性（矢状向）		
U1-SN（°）	103.4	101.0～104.0
IMPA（°）	89.7	95.0 (5.0)
FMIA（°）	73.0	65.0～68.0
U1-L1（°）	143.1	125.0～135.0
覆盖 (mm)	4.2	
覆𬌗 (mm)	4.8	
软组织		
鼻唇角（°）	81.7	103.0/106.0
U1暴露 (mm)	2.5	2.0

治疗前头影测量数据解读

下颌AP矢状向突出，接近正常基骨关系（ANB=0.4°），下颌平面角低但下面部前牙高度轻度增加，上颌切牙直立但下切牙后倾，轻度鼻唇角锐角。

诊断与分析

1. 正面

（1）上唇唇红薄。

（2）姿势位微笑时切牙显露减少。

（3）上牙中线在正常范围内。

2. 侧貌

（1）直面型。

（2）唇轮廓后缩。

（3）头影测量分析。

3. 骨性

（1）下颌AP矢状向前突。

（2）下颌平面角低（23.7°）。

（3）下面部前牙高度轻度增加（57.0%）。

（4）接近正常基骨关系（ANB=0.4°）。

4. 牙齿

（1）上颌切牙直立在正常范围内。

（2）下颌切牙后倾（FMIA=73.0°）。

5. X线片

（1）恒牙列。

（2）下颌智齿阻生。

（3）44缺失。

6. 口内照和模型

（1）安氏I类角度。

（2）右侧呈完整的安氏II类尖牙关系，左侧呈轻度安氏II类尖牙关系。

（3）覆盖3.3mm。

（4）覆𬌗70%。

（5）Spee曲线3mm。

（6）UTSALD−3mm（牙列拥挤）。

（7）LTSALD+2mm（牙列间隙）。

（8）前牙Bolton比表明牙齿宽度不调，下颌前牙过度发育1.84mm。

（9）上下颌中线重合。

（10）上下颌牙弓对称。

（11）13近唇旋转。

问题列表

1. 安氏I类错𬌗伴安氏II类尖牙关系。

2. 44缺失。

3. 上颌牙弓轻度牙列拥挤，下颌牙弓轻度牙列间隙。

4. 临界骨性深覆𬌗和牙性深覆𬌗。

5. 21远中切角牙釉质缺损。

治疗计划

矫治器	隐适美（Invisalign Full）
拔牙牙位	14、24
支抗选择	右上间隙关闭处最大支抗，右下间隙关闭处中度支抗
治疗设计：横向考虑	轻度横向扩弓以获得圆形的上下牙弓
治疗设计：矢状向考虑	右上尖牙完全内收达到安氏I类关系
治疗设计：垂直向考虑	下前牙段压低以矫治深覆𬌗
其他设计要点	左侧IPR以维持上下颌中线
如有几个方案请都列出，列出利弊，解释选择最终方案的理由	方案1： 拔除14。采用隐形矫治器治疗方法排齐牙弓，调整牙弓并关闭间隙。修复21 方案2： 拔除所有第一前磨牙。采用正畸治疗方法排齐牙弓，调整牙弓并关闭间隙

如有几个方案请都列出，列出利弊，解释选择最终方案的理由	优点和缺点 方案1： 优点：拔除1颗前磨牙，足以解决上颌拥挤问题，切牙内收量减少 缺点：为了关闭拔牙间隙，中线可能右移，导致中线不齐。需进行IPR以抵消这种影响 方案2： 优点：拔除所有第一前磨牙可能产生更对称的结果，在间隙关闭期间易维持中线 缺点：对于缓解牙列拥挤而言，所产生的间隙过多，间隙关闭可能影响切牙相对于唇部的位置。疗程可能增加。通过压低下前牙段来矫治深覆𬌗可能变得更加复杂 最终分析 轻度牙列拥挤和切牙直立决定了采用方案1。拔除14更有利于该病例，因为这样可以减小切牙的内收程度，并避免影响软组织唇部轮廓。需在左侧进行适当IPR，以平衡间隙关闭对中线初始位置的影响。下颌前牙段的压低也更容易实现
保持	可摘式保持器（Vivera保持器）

治疗进程

治疗时长	16个月
矫治器更换频率/复诊频率	矫治器每周更换一次，每4～6周进行一次随访
重启/精调次数	1次
保持时长	持续中

ClinCheck方案设计（图6）

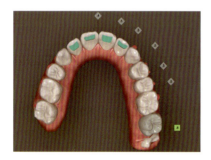
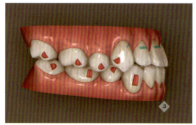
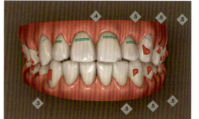
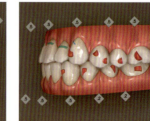

图6 ClinCheck方案设计

牙齿移动量（上颌牙冠，上颌牙根，下颌牙冠，下颌牙根）（图7）

	1.8	1.7	1.6	1.5	1.4	1.3	1.2	1.1	2.1	2.2	2.3	2.4	2.5	2.6	2.7	2.8
伸长(E)/压低(I), mm	-	0.2 I	0.3 E	0.6 E		0.8 I	1.3 I	2.1 I	2.3 I	1.6 I	0.9 I	0.2 E	0.3 E	0.2 E	0	0
相对伸长/压低, mm		0.6 E	0.9 E	1.3 E		1.2 E	1.5 I	2.2 I	2.0 I	1.1 I	0.2 I	0.8 E	0.9 E	0.4 E	0	0
整体移动, 颊(B)/舌(L)侧, mm		0.1 L	1.4 B	1.5 B		4.0 L	0.1 L	0.2 L	0.9 L	1.0 L	1.5 L	1.0 L	0.7 L	0.1 L	0	0
整体移动, 近中(M)/远中(D)中, mm		4.2 M	4.4 M	4.7 M		2.2 D	0.6 D	0.1 M	0	0.4 D	0	0.6 D	0.2 D	0.2 M	0	0
扭转 近中(M)/远中(D)		0.3 D	7.0 M	4.2 D		20.5 M	17.8 D	3.3 M	2.1 D	7.4 D	21.9 M	0	2.7 M	7.1 M	0	0
轴倾度 近中(M)/远中(D)		0.5 M	0.9 D	2.7 D		3.6 D	5.3 D	3.2 D	0.5 D	0.6 M	5.4 M	3.8 M	4.0 M	0.8 M	0	0
倾斜度 颊(B)/舌(L)侧		1.3 L	1.1 L	6.5 L		1.3 L	13.0 B	13.2 B	13.3 B	13.5 B	0.4 B	5.4 L	6.9 L	1.4 L	0	0

◉ 上颌　○ 下颌　　　　　　　　　　　　　　　　牙齿基底部　◉ 冠　○ 牙根

	1.8	1.7	1.6	1.5	1.4	1.3	1.2	1.1	2.1	2.2	2.3	2.4	2.5	2.6	2.7	2.8
伸长(E)/压低(I), mm	-	0.2 I	0.3 E	0.6 E		0.8 I	1.3 I	2.1 I	2.3 I	1.6 I	1.0 I	0.2 E	0.3 E	0.2 E	0	0
相对伸长/压低, mm																
整体移动, 颊(B)/舌(L)侧, mm		0.3 B	1.7 B	3.5 B		3.6 L	4.1 L	4.1 L	4.8 L	5.2 L	1.6 L	0.6 B	1.5 B	0.3 B	0	0
整体移动, 近中(M)/远中(D)中		4.1 M	4.7 M	3.8 M		0.9 D	1.0 M	1.0 M	0.1 M	0.5 D	2.1 D	1.7 D	1.4 D	0.1 D	0	0
扭转 近中(M)/远中(D)		0.3 D	7.0 M	4.2 D		20.5 M	17.8 D	3.3 M	2.1 D	7.4 D	21.9 M	0	2.7 M	7.1 M	0	0
轴倾度 近中(M)/远中(D)		0.5 D	0.9 D	2.7 D		3.6 M	5.3 M	3.2 M	0.5 M	0.6 D	5.4 D	3.8 D	4.0 D	0.8 D	0	0
倾斜度 颊(B)/舌(L)侧		1.3 B	1.1 B	6.5 B		1.3 B	13.0 L	13.2 L	13.3 L	13.5 L	0.4 L	5.4 B	6.9 B	1.4 B	0	0

◉ 上颌　○ 下颌　　　　　　　　　　　　　　　　牙齿基底部　○ 冠　◉ 牙根

	4.8	4.7	4.6	4.5	4.4	4.3	4.2	4.1	3.1	3.2	3.3	3.4	3.5	3.6	3.7	3.8
伸长(E)/压低(I), mm	-	0.3 I	0.2 I	0.3 E		2.3 I	1.6 I	1.8 I	1.8 I	1.3 I	0.9 I	0.1 I	0.3 E	0.1 E	0	-
相对伸长/压低, mm		1.4 I	0.9 I	0.2 E		3.1 I	2.2 I	2.3 I	2.1 I	1.6 I	0.8 I	0.3 E	0.3 E	0.1 I	0	-
整体移动, 颊(B)/舌(L)侧, mm		1.3 B	0.9 B	0.5 L		1.3 B	2.9 B	2.7 B	1.6 B	0.7 B	1.0 L	1.7 L	0.9 L	0.3 L	0	-
整体移动, 近中(M)/远中(D)中, mm		4.4 M	4.3 M	4.5 M		2.2 M	1.0 M	0.3 M	0.1 M	0.6 M	0.9 M	0.3 M	0	0.1 M	0	-
扭转 近中(M)/远中(D)		8.7 M	5.3 M	_11.0 D_		0.2 D	13.2 D	3.4 M	5.2 D	5.2 D	6.3 M	14.4 M	10.4 D	1.4 M	0	-
轴倾度 近中(M)/远中(D)		0.2 D	1.9 D	8.2 D		6.8 M	13.6 M	7.4 M	2.7 D	0.8 M	2.7 M	0.9 D	5.7 D	0.2 D	0	-
倾斜度 颊(B)/舌(L)侧		2.1 B	1.8 B	_7.6 L_		6.9 B	15.3 B	16.5 B	11.6 B	12.5 B	4.9 B	3.9 L	0.1 L	1.0 B	0	-

○ 上颌　◉ 下颌　　　　　　　　　　　　　　　　牙齿基底部　◉ 冠　○ 牙根

	4.8	4.7	4.6	4.5	4.4	4.3	4.2	4.1	3.1	3.2	3.3	3.4	3.5	3.6	3.7	3.8
伸长(E)/压低(I), mm	-	0.3 I	0.2 I	0.3 E		2.3 I	1.6 I	1.8 I	1.8 I	1.3 I	0.9 I	0.1 I	0.3 E	0.1 E	0	-
相对伸长/压低, mm																
整体移动, 颊(B)/舌(L)侧, mm		0.7 B	0.4 B	2.0 B		1.2 L	1.6 L	2.1 L	1.7 L	2.9 L	2.8 L	0.5 L	0.9 L	0.6 L	0	-
整体移动, 近中(M)/远中(D)中, mm		4.5 M	4.8 M	_7.2 M_		0.2 D	2.9 D	1.8 D	0.9 M	0.4 M	0.1 D	0.6 M	1.9 M	0.1 M	0	-
扭转 近中(M)/远中(D)		8.7 M	5.3 M	_11.0 D_		0.2 D	13.2 D	3.4 M	5.2 D	5.2 D	6.3 M	14.4 M	10.4 D	1.4 M	0	-
轴倾度 近中(M)/远中(D)		0.2 M	1.9 M	_8.2 M_		6.8 D	13.6 D	7.4 D	2.7 M	0.8 D	2.7 D	0.9 M	5.7 M	0.2 M	0	-
倾斜度 颊(B)/舌(L)侧		2.1 L	1.8 L	_7.6 B_		6.9 L	15.3 L	16.5 L	11.6 L	12.5 L	4.9 L	3.9 B	0.1 B	1.0 L	0	-

○ 上颌　◉ 下颌　　　　　　　　　　　　　　　　牙齿基底部　○ 冠　◉ 牙根

图7

牙齿移动分布（图8）

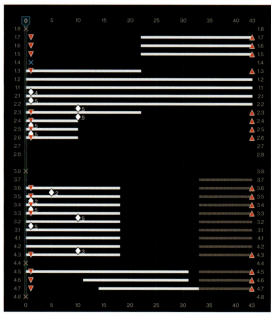

图8　牙齿移动分布

治疗过程
Treatment

阶段关键照片、治疗中复诊的情况、临床分析和生物力学分析等（图9~图15）

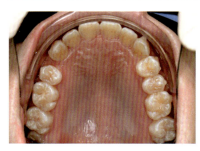
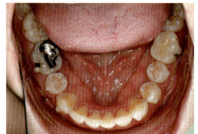
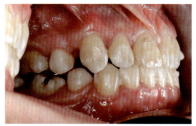
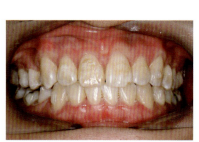
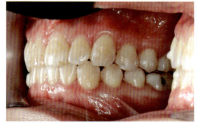

图9　主矫治器治疗进行到7.2个月（第33步）。上牙弓：获得良好的牙弓形态。按计划内收尖牙，保持其直立位。前牙段排齐。仍存在约2mm的拔牙间隙。下牙弓：获得良好的牙弓形态。右下象限的间隙几乎关闭。实现牙弓正确排齐。间隙关闭时右后牙前倾

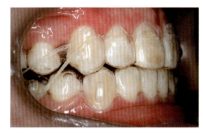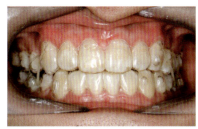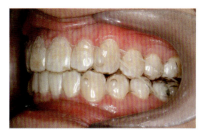

图10 矫治器就位。使用轻II类牵引。矫治器在右下磨牙区贴合不良

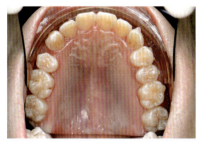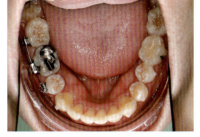

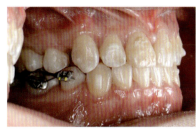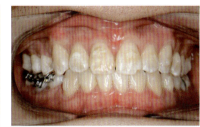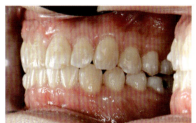

图11 主矫治器治疗进行到8.2个月（第37步）。下牙弓：45–47 放置片段弓（0.016 英寸热激活镍钛丝）以直立46

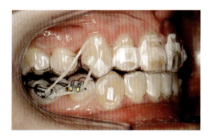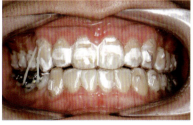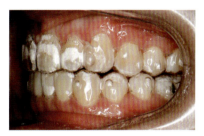

图12 去除部分矫治器以安放托槽和弓丝。使用轻II类牵引辅助46直立，并控制45的牙位

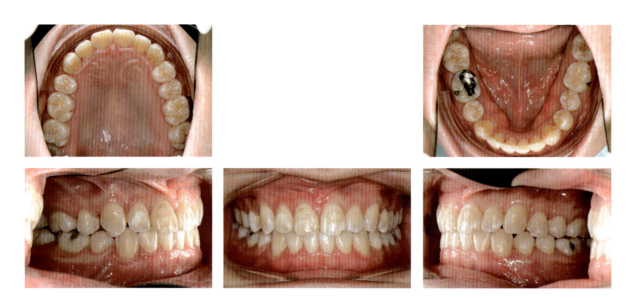

图13　第一阶段矫治器治疗结束。总共43副矫治器。持续时间11.1个月。上下颌牙弓排齐良好，牙根轴倾度适当。达到良好的覆
𬌗覆盖效果。右上区段仍存在少量间隙。上下中线保持

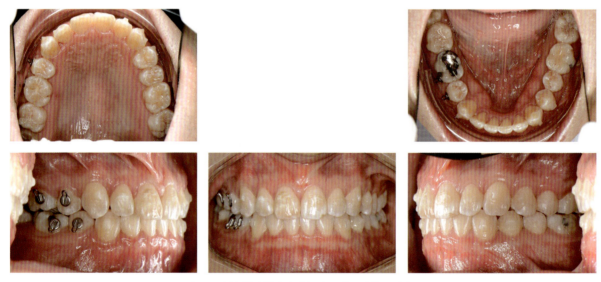

图14　附加矫治器治疗进行到3.9个月（第16步）

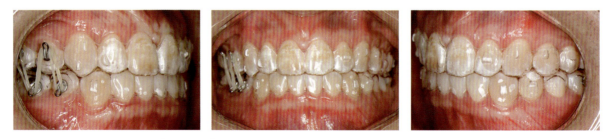

图15　对后牙开𬌗处进行精细咬合调整和收尾，佩戴上下颌间牵引。去除局部矫治器以便放置牵引钩和连接弹性牵引

治疗后X线片（图16）

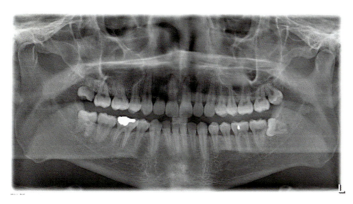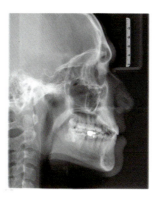

图16　治疗后全景片和头颅侧位片

治疗后头影测量描记图（图17）

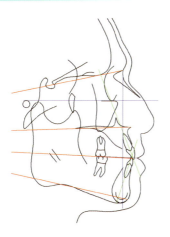

图17　治疗后头影测量描记图

治疗后头影测量分析

测量项目	治疗前	治疗后	标准值
骨性（矢状向）			
SN/水平向（°）	9.2	11.3	7.0
SNA（°）	84.9	87.3	82.0（3.5）
NA-Frankfurt（°）	91.9	94.3	89.0～91.0
SNB（°）	84.5	86.4	79.0（3.0）
N⊥NB（mm）	-1.4	-3.4	2.0～3.0
ANB（°）	0.4	-0.9	3.0（2.0）
Wits on OL（mm）	-6.6	-7.4	-4.9/-4.5（3.9）
骨性（垂直向）			
SN/GoMe（°）	23.7	22.6	32.0（4.5）
FMA（°）	17.2	16.1	25.0
LAFH（%）	57.0	57.1	55.0（2.0）
牙性（矢状向）			
U1-SN（°）	103.4	104.9	101.0～104.0
IMPA（°）	89.7	92.9	95.0（5.0）
FMIA（°）	73.0	71.0	65.0～68.0
U1-L1（°）	143.1	139.7	125.0～135.0
覆盖（mm）	4.2	2.2	
覆𬌗（mm）	4.8	2.2	
软组织			
鼻唇角（°）	81.7	90.6	103.0/106.0
U1暴露（mm）	2.5	1.6	2.0

头影重叠（图18）

治疗前（T0）：黑色

治疗后（T1）：红色

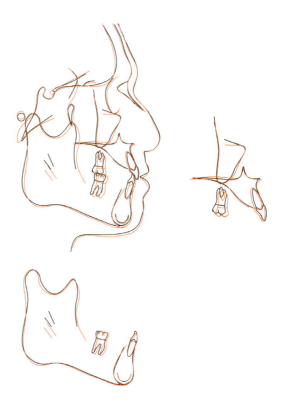

图18　头影重叠

治疗后评估
Post-treatment evaluation

治疗后照片：口外（图19）

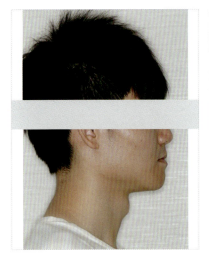
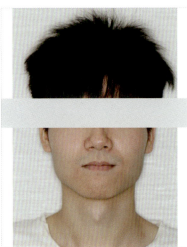
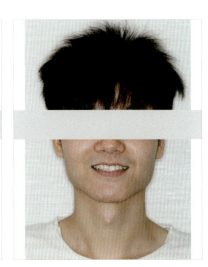

图19 治疗后口外照

治疗后照片：口内（图20）

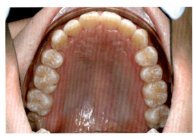
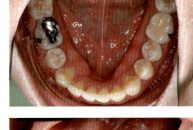
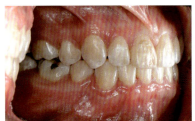
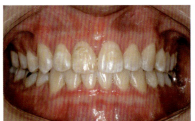
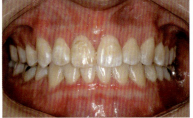
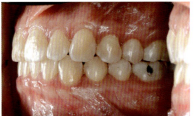

图20 治疗后口内照

在保持期拍摄的照片：口外（图21）

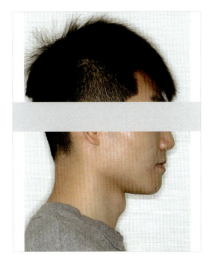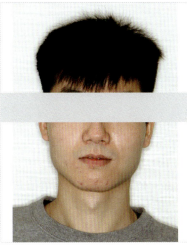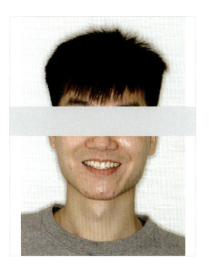

图21　保持阶段进行到14个月口外照

在保持期拍摄的照片：口内（图22）

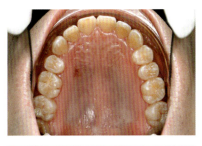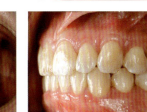

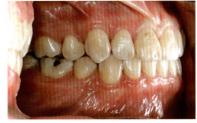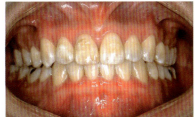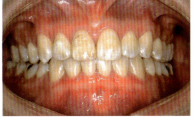

图22　保持阶段进行到14个月口内照

病例总结及病例自我评价
Summary of case and self-evaluation

这是一例22岁男性安氏I类错𬌗伴有上颌牙弓中度牙列拥挤、下颌牙弓右侧第一前磨牙缺失的病例。该患者同时伴有中度至重度深覆𬌗及轻度覆盖症状。

治疗计划拟拔除14，以缓解牙列拥挤症状。采用隐适美系统进行无托槽隐形矫治器治疗，排齐和协调牙弓，关闭间隙，矫治深覆𬌗。

ClinCheck方案设计旨在形成协调的圆形牙弓。拟在右上象限进行最大支抗控制，在右下象限进行中等支抗控制。使用隐适美G6第一前磨牙拔除方案来闭合间隙。内收前牙以关闭间隙时，在左象限进行了IPR以缓解牙列拥挤并维持中线对齐。通过压低下颌前段并等量压低上下颌切牙来矫治深覆𬌗。设计深覆𬌗过矫治，最终覆𬌗设定为0.5mm。此外，在上颌中切牙和侧切牙的腭侧放置Bite Ramp，以帮助进行更好的前牙压低。保留ClinCheck软件中预设的附件，并在34上额外增加一个传统水平附件。对上颌尖牙添加精密切割以便放置颌间牵引，从而保护上颌支抗。完成全套矫治器治疗共需43个治疗步骤。

在患者开始佩戴第1副矫治器后，拔除14。从第二个治疗步骤开始放置附件。根据ClinCheck中规定的时间表进行IPR。指导患者

全天佩戴矫治器，每周更换一次，佩戴下一副矫治器。从第6副矫治器开始，全天佩戴轻II类牵引和矫治器。

治疗7个月时发现右下磨牙发生一定程度的近中倾斜。首先去除46上的传统垂直附件。由于未发现有改善，改放置0.016英寸的热激活截面镍钛丝以直立倾斜的牙齿。在矫治器颊侧开窗，以容纳托槽和弓丝，继续在右侧使用弹性牵引和佩戴矫治器。

11.1个月后即完成第一阶段的矫治器治疗。上下颌牙弓排齐适当，牙弓调整为圆形。深覆𬌗减少至正常范围内。尽管前磨牙段和磨牙段之间不存在接触，但改进了治疗开始时的咬合，同时后牙尖窝交错关系得到改善。现在两侧尖牙呈安氏I类关系。上颌牙弓仍余有少许拔牙间隙。

存在少许间隙、后牙开𬌗和一些轻度排列不调，因此需佩戴附加矫治器。在后续微调的ClinCheck方案设计中，放置了楔形附件，以及传统或优化附件，以便更有效地解决后牙咬合问题。任何残留间隙都将关闭。在这一阶段，总共有16个治疗步骤。

附加矫治器佩戴仍为每周更换1副。患者依从性极佳。进行到最后1副矫治器时，右侧咬合不够紧密。因此，在前磨牙和磨牙段粘接

了一些舌侧扣，并在完成治疗前一个月全天佩戴"上下交错"的颌间牵引以改善咬合。

5个月后完成附加矫治器的治疗。移除附件和舌侧扣。在扫描牙弓以佩戴Vivera保持器之前，修复21远中切角的缺损部分。

告知患者在完成正畸治疗的最初6个月内，如果做不到全天佩戴保持器，则要在睡前佩戴。保持器需长期佩戴。

该病例的总治疗时间为16个月。患者对使用隐形矫治器解决病症的体验以及最终达到的治疗效果非常满意。

简要综述
Brief review

在牙列拥挤伴切牙前突的正畸治疗中，如需拔牙，通常会采用拔除牙弓两侧牙齿的对称拔牙方案。主要是为了避免牙弓发生横向变化以及避免中线向拔牙侧偏移。患者通常十分关注中线偏移问题。一项关于非专业人士对上颌中线偏移感知的研究表明，1mm的中线偏移已非常明显。但在某些情况下，治疗方案只能拔除牙弓单侧的牙齿。又或者是由于先天缺牙的情况，导致多余间隙需关闭才能免于口腔修复治疗。

关闭单侧牙弓的牙列间隙时，要达到适当的咬合关系存在诸多挑战，不仅如此，保证牙中线与面部中线对齐也颇具难度。临床医生应观察病例的某些具体特征，据此评估单侧拔牙的适用性。

首先，患者应已存在中线偏移且偏移位于拔牙部位的对侧。拔牙将有助于此类患者的中线向正确位置移动。其次，对侧牙列拥挤量应恰好为中线对齐后的牙齿移动量，并有足够间隙解决牙列拥挤。对于牙列过度拥挤的病例，可能需要解除非拔牙侧的牙列拥挤情况，比如以IPR或后牙远中移动的形式来获得间隙来源。如果IPR无法纠正这一问题，且缓解牙列拥挤后需要使得中线更偏向拔牙侧，则需考虑进行双侧拔牙。

最理想情况是在上颌执行单侧拔牙后，拔牙侧的磨牙间隙应完全关闭或达到II类关系。牙列拥挤、中线初始位置及咬合关系将有助于确定是否要继续在牙弓的一侧执行单侧拔牙。也可使用非对称或"交叉"弹性牵引以帮助牙齿在牙弓前段的移动，同时控制后牙支抗。

正畸拔牙病例面临诸多挑战。出现不良问

题的症结在于关闭拔牙间隙的过程中，牙齿并未整体移动而是出现倾斜移动至拔牙位点。此类不良后果表现为前磨牙段和磨牙段的后牙开𬌗过大（被称为𬌗平面的"过山车"效应），这主要是相邻牙齿倾斜移动的结果。同时，前牙转矩丢失也是常见的后遗症，表现为治疗结束时切牙覆𬌗加深，切牙过度舌倾。此外，后牙支抗也需进行有效控制，以达到良好的咬合关系。

临床医生可以采用适当的正畸机制和矫治器，避免治疗拔牙病例时出现隐患。使用固定矫治器可同时产生矫治力和牙根平行力矩，从而利用滑动机制进行牙齿间隙的关闭，使牙齿整体移动。但由于托槽和弓丝之间存在摩擦力，而且难以产生适当的牙根平行力矩，这两种机制均存在不同程度的缺陷。

随着没有弓丝和托槽的隐形矫治器的出现，显然不再需要使用以固定矫治器关闭拔牙间隙的机制。显而易见，仅仅通过改变塑料材料的形状来关闭拔牙间隙的方法，会导致前述不良后果。但如果将施力和力矩产生的原理与使用隐形矫治器的生物力学系统相结合，则可以很好地关闭拔牙间隙，同时产生良好的牙根平行度，并使支抗牙保持在原位。

为克服关闭拔牙间隙所面临的困难，隐适美系统矫治器的设计方爱齐科技公司开发了专用于解决和防止相关不良后果的治疗方案。要让任何生物力学系统成功关闭拔牙间隙，佩戴矫治器需产生适当的矫治力和力矩，防止出现不利的副作用。邻牙必须整体移动以关闭拔牙间隙，而作为支抗的牙齿必须能保持原位，以形成适当的咬合关系。在拔牙间隙关闭的同时，内收的前牙必须保持适当的牙根倾斜度，以避免覆𬌗加深。隐适美G6解决方案专为解决第一前磨牙拔除、强支抗关闭正畸拔牙间隙时所产生的问题而开发。初步研究结果表明，使用该治疗方案可以有效地实现拔牙位置邻牙的牙根平行度，防止前牙内收时覆𬌗加深。然而一项规模更大的研究表明，由于存在磨牙支抗缺失的问题，同时影响切牙内收程度，这一治疗方案有待未来进一步完善。

临床医生应牢记这一点，在使用隐适美系统治疗拔牙病例时，如果病例临床表达不足，应准备好使用固定正畸矫治器进行精调和收尾，以获得适当的牙根平行度。可能会出现诸如磨牙近中倾斜移动、后牙支抗丢失以及切牙根舌向转矩丢失等不利的牙齿移动情况。由于材料具有弹性，牙齿倾斜移动程度可能要高于牙齿整体平移程度。鉴于这种情况，可以在牙齿上粘接舌侧扣，以便于上下颌弹性牵引来防止牙齿（尤其是磨牙和前磨牙）产生不利的倾斜移动。如果采用这种方式仍无法避免不必要的牙齿移动，则需使用固定正畸矫治器来进行纠正。

固定正畸辅助装置既可以分段使用，也可以用作全牙弓弓丝。尽管全牙弓弓丝通常可以有效纠正任何牙齿移动，但出于美观和舒适度的考虑，患者更愿意使用传统的片段弓固定矫治器。如果使用片段弓，则可去除部分矫治器材料以放置弓丝。可能需要佩戴上下颌弹性牵引，防止在安装好片段弓后牙齿不移动或者过度移动的情况。该病例报告说明了为达成满意疗效而采用的不同程序。在进行牙弓间隙关闭的初始治疗阶段，使用了安氏II类弹性牵引（图10）。由于仅依靠弹性牵引无法纠正下颌磨牙的近中倾斜，因此，采用片段弓使倾斜的磨牙直立。患者应继续佩戴弹性牵引。

正畸治疗的最后阶段包括解决咬合问题，目标是实现上下牙之间良好的尖窝交错。在无托槽隐形矫治器治疗中，由于不使用弓丝来辅助牙齿移动到适当位置，因此，如果尖窝关系不佳，临床医生可以考虑采用多种方法来帮助解决咬合问题。首先，可以进一步修改隐形矫治器治疗方案，订购更多矫治器来增加咬合接触。如果已使用片段弓，可对其进行调整。可能需要挂弹性牵引作为辅助手段。在牙齿排列良好但仅仅是存在咬合关系不佳等其他情况

下，可以在佩戴矫治器的同时使用上下颌弹性牵引装置，以帮助实现牙齿的咬合接触。可以在牙齿上粘接牵引钩或扣等辅助装置，并在矫治器表面适当"开窗"。此方案相当于"活动的"牙齿定位器，牙齿在矫治器的引导下，同时借助弹性牵引的辅助作用，达到咬合接触关系。

隐形矫治器治疗和传统的固定正畸治疗同样具有挑战性，因为二者均需借助生物力学系统才能实现正确的牙齿移动及牙齿排列。由于无法连续施加固定的力，可能无法实现或无法完全实现预期的牙齿移动。在这样的重重困难之下，患者在佩戴矫治器方面的配合程度对能否成功达到疗效起到关键作用。了解隐适美矫治器的治疗难点或牙齿移动的不可预测性有助于临床医生改进隐形矫治器治疗方案，减少精调的需求。

（感谢罗惠文、谢晖的翻译）

参考文献

[1]Dahiya G, Masoud AI, Viana G, et al. Effects of unilateral premolar extraction treatment on the dental arch forms of Class II subdivision malocclusions[J]. Am J Ortho Dentofacial Orthop, 2017, 152:232-241.

[2]Ferreira JB, da Silva LE, de Oliveira Caetano M,et al. Perception of midline deviations in smile esthetics by laypersons[J]. Dental Press J Orthod, 2016, 21:51-57.

[3]Gaur A, Maheshwari S, Kumar Verma S, et al. Orthodontic management of a borderline case with ectopic maxillary canine by unilateral premolar extractions[J]. Contemporary Clin Dent, 2016, 7:103-106.

[4]Naoum S, Allan Z, Yeap CK, et al. Trends in orthodontic management strategies for patients with congenitally missing lateral incisors and premolars[J]. The Angle Orthodontist, 2021.

[5]Proffit WR, Fields HW, Sarver DM. Contemporary Orthodontics[M]. Elsevier, 2019.

[6]Giancotti A, Greco M, Mampieri G. Extraction treatment using Invisalign® Technique[J]. Prog Orthod 2006, 7(1):32-43.

[7]Jie R. Treating bimaxillary protrusion and crowding with the Invisalign G6 first premolar extraction solution and Invisalign aligners[J]. APOS Trends in Orthod, 2018, 8:219-224.

[8]Zhu Y, Li X, Lai W. Treatment of Severe Anterior Crowding with the Invisalign G6 First-Premolar Extraction Solution[J]. J Clin Ortho, 2019, 53:459-469.

[9]Dai FF, Xu TM, Shu G. Comparison of achieved and predicted tooth movement of maxillary first molars and central incisors: First premolar extraction treatment with Invisalign[J]. Angle Orthod, 2019, 89: 679-687.

[10]Grünheid T, Loh C, Larson BE. How accurate is Invisalign in nonextraction cases? Are predicted tooth positions achieved? [J]. Angle Orthod, 2017, 87:809-815.

[11]White DW, Julien KC, Jacob H, et al. Discomfort associated with Invisalign and traditional brackets: A randomized, prospective trial[J]. Angle Orthod, 2017, 87:801-808.

[12]Haouilim N, Kravitz ND, Vaid NR, et al. Has Invisalign improved? A prospective follow-up study on the efficacy of tooth movement with Invisalign[J]. Am J Orthod Dentofacial Orthop, 2020, 158:420-425.

[13]Charalampakis O, Iliadi A, Ueno H, et al. Accuracy of clear aligners: A retrospective study of patients who needed refinement[J]. Am J Orthod Dentofacial Orthop, 2018, 154:47-54.

（李国培）

隐适美非常规拔牙治疗成人双牙弓前突

Invisalign in treating bimaxillary dentoalveolar protrusive adult with unconventional extraction

4

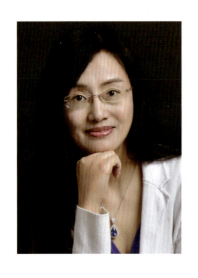

医生简介

骆英

教授，主任医师

杭州众意口腔门诊部正畸院长

中国整形美容协会牙颌颜面医学美容分会理事

浙江省口腔医学会正畸专业委员会委员

病例简介

患者，女性，初诊时20岁。

主诉：嘴突求治。

检查：面部检查，正面观：面部左右不对称，右侧稍丰满，放松和微笑时口角均轻微左高右低；侧面观：凸面型，闭唇时颏肌紧张。口内检查：双侧磨牙、尖牙中性关系，前牙覆𬌗浅、覆盖浅，左侧中切牙、侧切牙开𬌗。上下前牙唇倾，轻度拥挤。21死髓牙，牙根短，曾行根管治疗，根管内吸收，根尖见阴影，22牙根较短。

治疗方案：方案1：拔除14、24、34、44；方案2：拔除14、21、34、44。患者选择了方案2，拔除了根管治疗后预后很差的21，最终22近移代替21，23代替22，24代替23，22近远中预留间隙，矫治结束后全瓷贴面修复。采用隐适美非对称拔牙矫治，矫治用时2年多，现已矫治结束，前牙修复后保持。

关键词：成人矫治，双颌前突，非对称拔牙，隐适美矫治

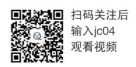

治疗前评估
Pre-treatment evaluation

患者信息

姓名	××
性别	女
初诊年龄/出生日期	20岁/1997年3月
主诉	嘴突
病史（全身和局部，外伤、不良习惯等）	21外伤后曾行根管治疗，牙齿颜色灰黑，牙根短，根管内吸收，根尖阴影
其他相关病史	无特殊

口外情况

矢状向	双颌前突
垂直向	均角
横向（颧骨、下颌角、颏部对称性）	面部左右稍不对称
软组织特征（唇厚度、唇突度等）	上下唇前突
微笑（上前牙暴露量、低位、中位、高位、笑弧等）	中位微笑，笑弧不美观，口角轻微左高右低
放松状态及微笑时口角高低情况	口角左高右低

口内情况

上颌拥挤度/间隙（mm）	1
下颌拥挤度/间隙（mm）	1
切牙关系	开𬌗
前牙覆盖（mm）	2.1
前牙覆𬌗（mm）	前牙开𬌗1mm
后牙覆盖（mm）	正常
后牙覆𬌗（mm）	正常
中线（和面中线关系）	上下中线和面中线一致
左侧咬合关系（磨牙）	中性

左侧咬合关系（尖牙）	中性
右侧咬合关系（磨牙）	中性
右侧咬合关系（尖牙）	中性
锁𬌗（异位、扭转等）	无
其他口内情况（畸形舌尖舌窝、过小牙等）	无
Bolton分析（3-3）	下颌多0.29mm
Bolton分析（6-6）	上颌多1.06mm
牙齿情况（氟斑牙、釉质发育不全等）	无
𬌗平面（是否有倾斜）	𬌗平面偏斜，左高右低

一般影像学检查

骨性检查（关节形态初步评估，升支、体部是否对称等，生长发育评估）	双侧关节形态基本正常，下颌升支、体部发育基本对称，生长发育已经停止
牙齿异常（缺失牙、多生牙、牙根长短异常等）	21死髓牙，根管内吸收，牙根短，根管治疗后根尖见阴影
预后较差的牙齿（根管治疗后，龋坏面积大、釉质发育不全等）	21死髓牙，根管内吸收，牙根短，根管治疗后根尖见阴影，预后差
TMJ	未见明显异常
其他影像学发现（气道、腺样体、扁桃体等）	上气道狭窄

治疗前照片：口外（图1）

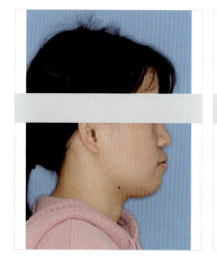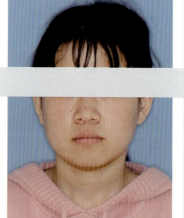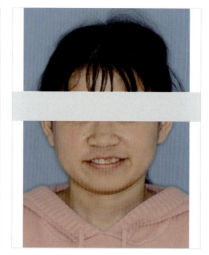

图1 治疗前口外照

治疗前照片：口内（图2）

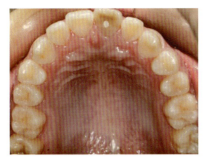
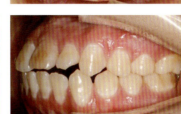
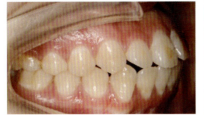
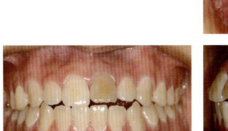
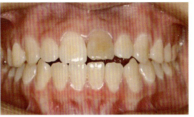

图2　治疗前口内照

治疗前模型（图3）

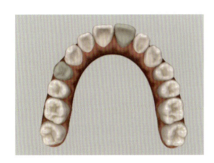
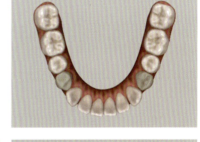
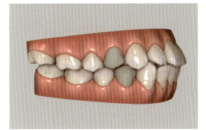
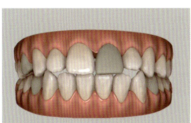
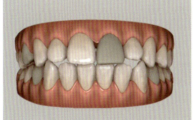
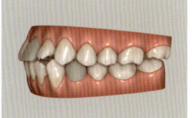

图3　治疗前模型

治疗前X线片（图4～图8）

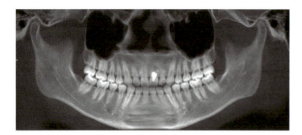

图4 治疗前全景片

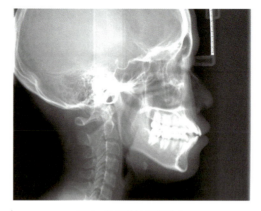

图5 治疗前头颅侧位片

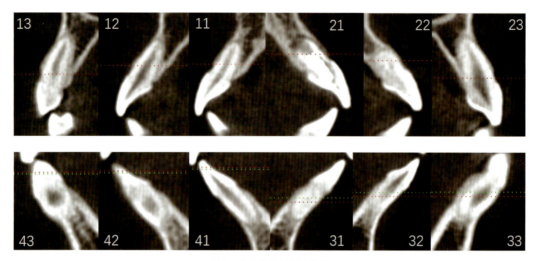

图6 治疗前前牙根骨关系

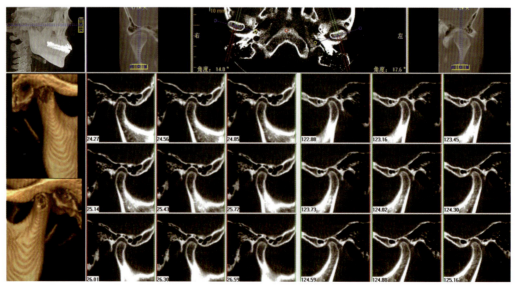

图7 治疗前TMJ

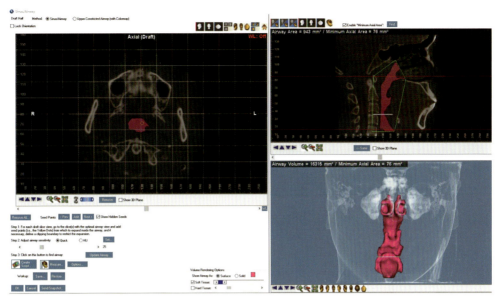

图8　治疗前气道

治疗前头影测量描记图（图9）

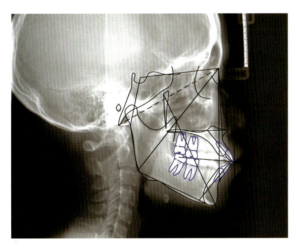

图9　治疗前头影测量描记图

治疗前头影测量数据解读

1. 矢状向：鞍角（Saddle/Sella Angle，SN-Ar）角度偏小，提示关节窝位置靠前，骨性III类倾向。

但是下颌体长度较前颅底长度偏小，SNA、SNB数值偏大，ANB数值正常，提示骨性I类。

治疗前头影测量分析（Face分析方法）

测量项目	治疗前	标准值	标准差
Nose projection (Nose tip - Sn Vertical) (mm)	13.2	14.9	3.5
Upper lip anterior (ULA - Sn Vertical) (mm)	8.5	3.0	1.0
Lower lip anterior (LLA - Sn Vertical) (mm)	7.1	1.0	1.0
Soft tissue pogonion (Pog' - Sn Vertical) (mm)	-3.6	-3.0	1.0
Lower Vertical Height-Depth Ratio (Sn-Gn' / C-Gn') (%)	1.7	N/A	N/A
Upper Facial Height (G - SN) (mm)	69.8	62.5	2.5
Lower Facial Height (SN - Me) (mm)	63.7	62.5	2.5
Upper 1 Expos (mm)	0.8	2.0	2.0
Sn - Stms ‖ H (mm)	22.3	21.0	1.9
Stmi - Me' ‖ H (mm)	41.4	40.0	1.9
InterLabial Gap (StSup-StInf) (mm)	2.9	N/A	N/A
G-SN:SN-Me (%)	109.6	N/A	N/A
Na'-Sn:Sn-Me' (%)	82.0	90.0	10.0
Sn-Stomion / Stomion-Me (%)	53.2	50.0	5.0
U1 - Occ Plane (°)	135.4	130.0	7.0
U1 - Palatal Plane (°)	128.1	110.0	5.0
N-Sn (mm)	54.8	50.0	5.0
L1 - Occ Plane (°)	56.3	61.8	5.4
IMPA (L1-MP) (°)	103.8	91.6	7.0
Interincisal Angle (U1-L1) (°)	105.8	124.0	6.0
SNA (°)	83.5	82.0	3.5
SNB (°)	82.1	77.7	3.2
ANB (°)	1.4	4.0	1.8
Anterior Cranial Base (SN) (mm)	72.8	72.9	3.3
Corpus Length (Go-Me) (mm)	69.3	78.1	5.5
Posterior Cranial Base (S-Ar) (mm)	33.4	35.0	4.0
Ar-Go(mm)	48.7	40.5	5.6
Saddle/Sella Angle (SN-Ar) (°)	117.2	124.0	5.0
Articular Angle (°)	150.1	138.0	6.0
Gonial/Jaw Angle (Ar-Go-Me) (°)	125.4	125.9	6.7
Upper Gonial Angle (Ar-Go-Na) (°)	49.2	51.0	7.0
Lower Gonial Angle (Na-Go-Me) (°)	76.2	78.0	6.0
Posterior Face Height (SGo) (mm)	75.9	78.0	5.0
Anterior Face Height (NaMe) (mm)	115.8	123.6	5.0
P-A Face Height (S-Go/N-Me) (%)	65.6	65.0	4.0
FMA (MP-FH) (°)	27.8	27.9	4.5
Occ Plane to FH (°)	11.0	9.4	5.0
Facial Axis-Ricketts (NaBa-PtGn)(°)	86.6	86.0	3.5
Sum of Angles (Jarabak) (°)	392.7	392.9	6.0

2. 垂直向：下颌平面角FMA正常，后前面高比（P-A Face Height，S-Go/N-Me）正常，关节角（Articular Angle）偏大，下颌角（Gonial/Jaw Angle，Ar-Go-Me）正常，下颌上角（Upper Gonial Angle，Ar-Go-Na）和下颌下角（Lower Gonial Angle，Na-Go-Me）正常。综合评估，提示该患者下颌平面角为平均生长型。

3. 牙齿：上颌切牙U1-Palatal Plane角度偏大，下颌切牙IMPA（L1-MP）角度偏大，上下颌切牙夹角（Interincisal Angle，U1-L1）偏小，提示上下颌切牙唇倾。

4. 软组织：上唇到鼻下点真垂线的距离（Upper Lip Anterior，ULA-Sn Vertical）偏大，下唇到鼻下点真垂线的距离（Lower Lip Anterior，LLA-Sn Vertical）偏大，提示上下唇前突。

诊断

1. 骨性I类。

2. 安氏I类。

3. 21死髓牙。

问题列表

1. 凸面型，双颌前突。

2. 21死髓牙，牙根短，根管治疗后预后不好，根管内吸收，根尖阴影。

3. 上下前牙唇倾。

4. 上下前牙轻度拥挤。

5. 左侧前牙开𬌗，𬌗平面偏斜，左高右低1mm。

治疗计划

矫治器	隐适美（Invisalign）
拔牙牙位	14、21、34、44
支抗选择	中等支抗
治疗设计：横向考虑	基本维持后牙宽度
治疗设计：矢状向考虑	维持磨牙关系，内收上下前牙
治疗设计：垂直向考虑	基本维持后牙高度，压低前牙，排齐整平
其他设计要点	
如有几个方案请都列出，列出利弊，解释选择最终方案的理由	备选方案：拔除14、24、34、44，患者想优先保留健康的牙齿，因此选择拔除21
保持	计划长期保持，现保持6个月

治疗进程

治疗时长	35个月
矫治器更换频率/复诊频率	每10天更换1副矫治器，每隔8周复诊
重启/精调次数	2次
保持时长	现保持6个月

牙齿移动量（图10～图13）

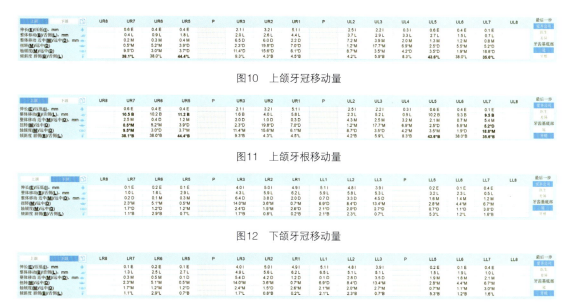

	UR8	UR7	UR6	UR5	P	UR3	UR2	UR1	P	UL2	UL3	UL4	UL5	UL6	UL7	UL8
伸长(E)/压低(I)，mm		0.6 E	0.4 E	0.4 E		2.1 I	3.2 I	5.1 I		2.5 I	2.2 I	0.3 I	0.6 E	0.4 E	0.1 E	
整体移动(B)/舌侧(L)，mm		0.4 L	0.9 L	1.8 L		2.0 L	2.6 L	4.4 L		3.7 L	2.9 L	3.3 L	2.7 L	1.5 L	0.7 L	
整体移动 近中(M)/远中(D)，mm		0.2 M	0.3 M	0.4 M		6.5 D	6.0 D	2.2 D		7.2 M	3.9 M	2.0 M	1.3 M	1.2 M	0.8 M	
扭转(M)/远中(D)		0.5°M	5.2°M	3.9°D		2.3°D	19.8°D	7.0°D		1.2°M	17.7°M	6.9°M	2.5°D	5.5°M	5.2°D	
轴倾度(M)/远中(D)		9.5°D	3.0°M	3.7°D		11.4°D	15.6°D	6.1°D		8.7°M	3.5°M	4.2°D	3.5°D	1.9°M	18.8°D	
倾斜度 唇侧(B)/舌侧(L)		**38.1°L**	38.0°L	**44.4°L**		9.3°L	4.3°B	4.5°B		4.2°L	5.9°B	8.3°L	**43.6°L**	38.0°L	**35.6°L**	

图10　上颌牙冠移动量

	UR8	UR7	UR6	UR5	P	UR3	UR2	UR1	P	UL2	UL3	UL4	UL5	UL6	UL7	UL8
伸长(E)/压低(I)，mm		0.6 E	0.4 E	0.4 E		2.1 I	3.2 I	5.1 I		2.5 I	2.2 I	0.3 I	0.6 E	0.4 E	0.1 E	
整体移动(B)/舌侧(L)，mm		**10.5 B**	10.2 B	**11.2 B**		1.6 B	4.0 L	5.8 L		2.3 L	5.2 L	0.9 L	10.2 B	9.3 B	**9.5 B**	
整体移动 近中(M)/远中(D)，mm		2.5 M	0.4 D	1.2 M		2.0 D	1.0 D	0.3 D		4.3 M	2.5 M	3.2 M	2.1 M	0.7 M	5.4 M	
扭转(M)/远中(D)		**0.5°M**	5.2°M	3.9°D		2.3°D	19.8°D	7.0°D		1.2°M	17.7°M	6.9°M	2.5°D	5.5°M	**5.2°D**	
轴倾度(M)/远中(D)		**9.5°M**	3.0°D	3.7°M		11.4°M	15.6°M	6.1°M		8.7°D	3.5°D	4.2°M	3.5°M	1.9°D	**18.8°M**	
倾斜度 唇侧(B)/舌侧(L)		**38.1°B**	38.0°B	**44.4°B**		9.3°B	4.3°L	4.5°L		4.2°B	5.9°L	8.3°B	**43.6°B**	38.0°B	**35.6°B**	

图11　上颌牙根移动量

	LR8	LR7	LR6	LR5	P	LR3	LR2	LR1	LL1	LL2	LL3	P	LL5	LL6	LL7	LL8
伸长(E)/压低(I)，mm		0.1 E	0.2 E	0.1 E		4.0 I	5.0 I	4.9 I	5.1 I	4.8 I	3.9 I		0.2 E	0.1 E	0.4 E	
整体移动(B)/舌侧(L)，mm		1.0 L	1.6 L	2.9 L		4.3 L	5.9 L	6.2 L	5.9 L	5.8 L	5.3 L		3.2 L	2.3 L	0.5 L	
整体移动 近中(M)/远中(D)，mm		0.2 D	0.1 M	0.3 M		6.4 D	3.8 D	2.0 D	0.7 D	3.3 D	4.5 D		1.6 M	1.4 M	1.2 M	
扭转(M)/远中(D)		2.3°M	5.1°M	0.5°M		14.0°M	3.6°M	0.7°M	6.9°D	8.4°D	13.4°M		2.8°M	4.4°M	6.7°M	
轴倾度(M)/远中(D)		1.7°D	1.2°D	1.2°M		2.4°D	1.5°M	2.6°D	2.1°D	2.0°D	2.7°D		0.7°D	1.1°D	3.0°D	
倾斜度 唇侧(B)/舌侧(L)		1.1°B	2.9°B	0.7°L		1.7°B	0.8°L	0.2°B	2.1°B	2.3°L	0.7°L		5.3°L	1.2°L	1.6°B	

图12　下颌牙冠移动量

	LR8	LR7	LR6	LR5	P	LR3	LR2	LR1	LL1	LL2	LL3	P	LL5	LL6	LL7	LL8
伸长(E)/压低(I)，mm		0.1 E	0.2 E	0.1 E		4.0 I	5.0 I	4.9 I	5.1 I	4.8 I	3.9 I		0.2 E	0.1 E	0.4 E	
整体移动(B)/舌侧(L)，mm		1.3 L	2.5 L	2.7 L		4.9 L	5.6 L	6.2 L	6.5 L	5.1 L	5.1 L		1.5 L	1.9 L	1.0 L	
整体移动 近中(M)/远中(D)，mm		0.3 M	0.5 M	0.1 D		5.4 D	4.2 D	1.2 D	0.1 D	2.8 D	3.5 D		1.9 M	1.8 M	2.1 M	
扭转(M)/远中(D)		2.3°M	5.1°M	0.5°M		14.0°M	3.6°M	0.7°M	6.9°D	8.4°D	13.4°M		2.8°M	4.4°M	6.7°M	
轴倾度(M)/远中(D)		1.7°M	1.2°M	1.2°D		2.4°M	1.5°D	2.6°M	2.1°M	2.0°M	2.7°M		0.7°M	1.1°M	3.0°M	
倾斜度 唇侧(B)/舌侧(L)		1.1°L	2.9°L	0.7°B		1.7°L	0.8°B	0.2°L	2.1°L	2.3°B	0.7°B		5.3°B	1.2°B	1.6°L	

图13　下颌牙根移动量

牙齿移动分步（图14）

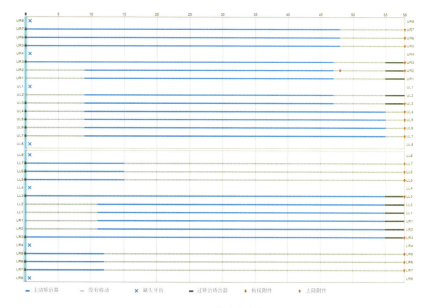

图14　牙齿移动分步

治疗过程
Treatment

矫治器数量及附件设计

第一阶段矫治器数量：58U/L。

第一阶段附件的使用：优化旋转附件，优化控根附件，传统矩形附件。

第二阶段矫治器数量：38U/L。

第二阶段附件的使用：优化多平面控制附件，优化控根附件，优化伸长附件，传统矩形附件。

第三阶段矫治器数量：10U/L。

第三阶段附件的使用：优化多平面控制附件，优化伸长附件，优化控根附件，传统矩形附件。

第一阶段矫治器（第55副）（图15～图17）

第一阶段第55步，凸面型改善，从凸面型变成直面型，拔牙间隙基本关闭，剩余少量间隙，后牙覆盖浅，上颌后牙舌倾，个别前牙扭转，未完全排齐。

从第55步开始第二阶段矫治的设计，开始第一期精调。

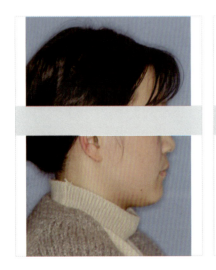
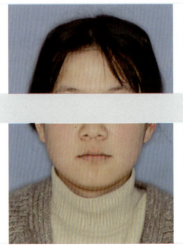
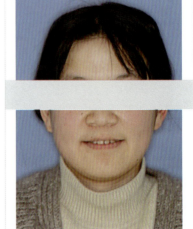

图15 第一阶段结束时口外照

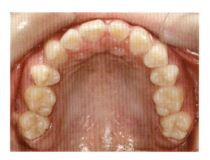
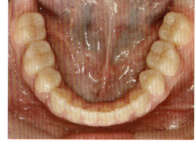
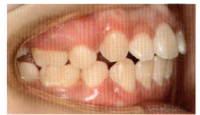
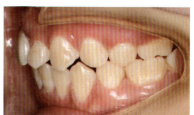

图16　第一阶段结束时口内照

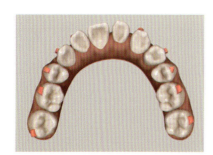
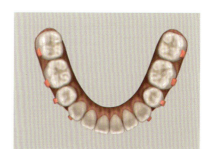
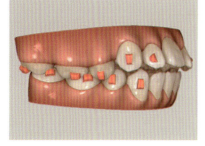
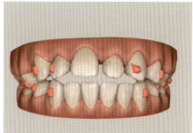
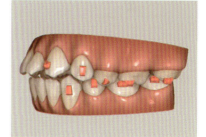
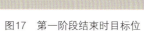

图17　第一阶段结束时目标位

第二阶段矫治器（第38副）（图18～图20）

精调第38副，面型为直面型，咬合关系良好，拔牙间隙完全关闭，建立磨牙中性关系，右侧尖牙中性关系，24替代尖牙建立尖牙中性关系，前牙覆𬌗覆盖正常，21近远中预留间隙足够，可以开始保持，前牙修复。此时患者自觉后牙区偶有食物嵌塞。

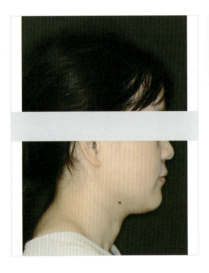
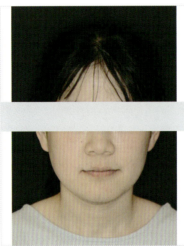
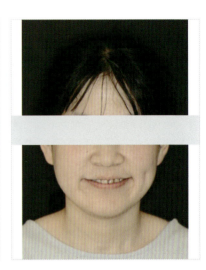

图18　第二阶段结束时口外照

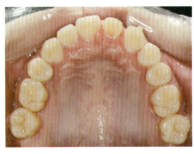
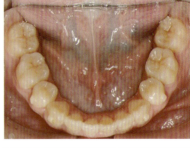
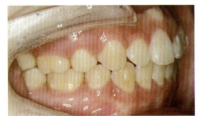
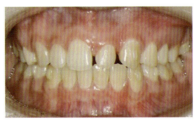
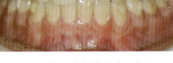
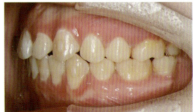

图19　第二阶段结束时口内照

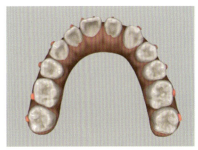
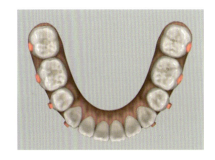
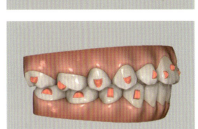
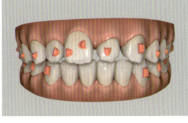
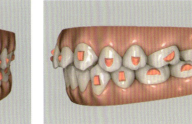

图20　第二阶段结束时目标位

第三阶段矫治器（10副）（图21和图22）

第三阶段矫治器共10副，后牙设计假IPR，让后牙邻接关系更加紧密，精调后22冠延长术后全瓷贴面修复，做成21的形状。

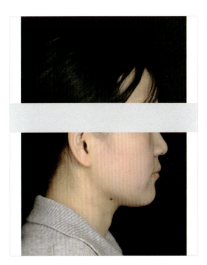
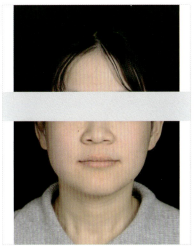
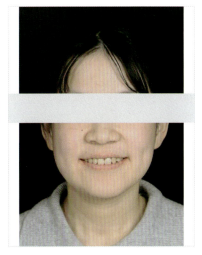

图21　第三阶段结束时22瓷贴面修复后口外照

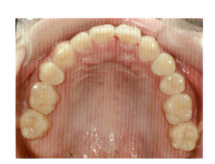
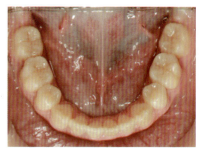
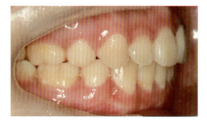
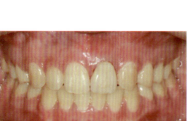
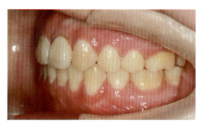

图22　第三阶段结束时22瓷贴面修复后口内照

治疗后X线片（图23～图28）

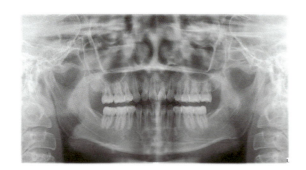

图23　治疗后全景片

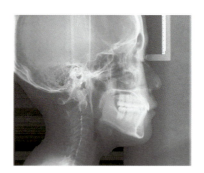

图24　治疗后头颅侧位片

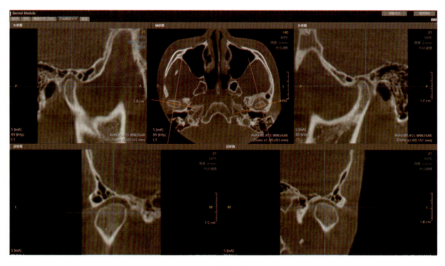

图25　治疗后TMJ

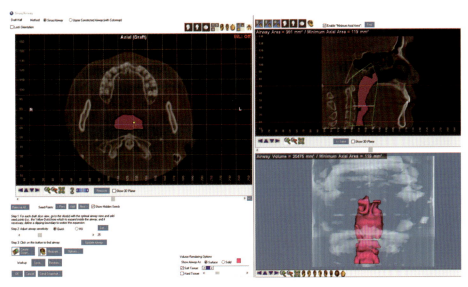

图26　治疗后气道

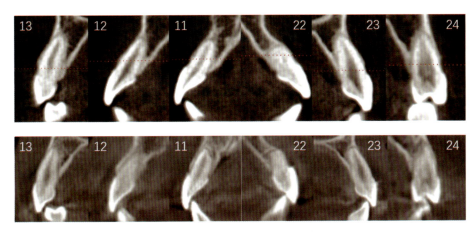

图27　治疗前后上前牙根骨关系对比

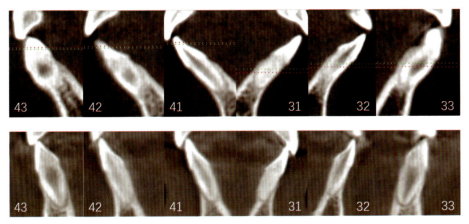

图28　治疗前后下前牙根骨关系对比

治疗后头影测量描记图（图29）

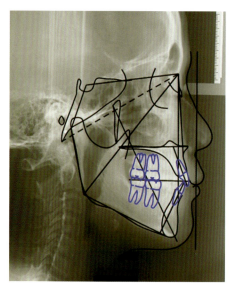

图29　治疗后头影测量描记图

治疗后头影测量分析

测量项目	治疗前	治疗后	差值	标准值	标准差
Nose projection (Nose tip - Sn Vertical) (mm)	13.2	13.4	0.2	14.9	3.5
Upper lip anterior (ULA - Sn Vertical) (mm)	8.5	5.3	3.2	3.0	1.0
Lower lip anterior (LLA - Sn Vertical) (mm)	7.1	2.1	5.0	1.0	1.0
Soft tissue pogonion (Pog' - Sn Vertical) (mm)	-3.6	-2.7	0.9	-3.0	1.0
Lower Vertical Height-Depth Ratio (Sn-Gn' / C-Gn') (%)	1.7	1.5	0.2	N/A	N/A
Upper Facial Height (G - SN) (mm)	69.8	69.4	0.4	62.5	2.5
Lower Facial Height (SN - Me) (mm)	63.7	65.5	1.8	62.5	2.5
Upper 1 Expos (mm)	0.8	1.2	0.4	2.0	2.0
Sn - Stms ‖ H (mm)	22.3	23.2	0.9	21.0	1.9
Stmi - Me' ‖ H (mm)	41.4	44.5	3.1	40.0	1.9
InterLabial Gap (StSup-StInf) (mm)	2.9	0.6	-2.3	N/A	N/A
G-SN:SN-Me (%)	109.6	104.3	5.3	N/A	N/A
Na'-Sn:Sn-Me' (%)	82.0	78	4.0	90.0	10.0
Sn-Stomion / Stomion-Me (%)	53.2	56.8	3.6	50.0	5.0
U1 - Occ Plane (°)	135.4	117.2	18.2	130.0	7.0
U1 - Palatal Plane (°)	128.1	111.1	17.0	110.0	5.0
N-Sn (mm)	54.8	55.2	0.4	50.0	5.0
L1 - Occ Plane (°)	56.3	61.0	4.7	61.8	5.4
IMPA (L1-MP) (°)	103.8	91.7	-12.1	91.6	7.0
Interincisal Angle (U1-L1) (°)	105.8	133.7	27.9	124.0	6.0
SNA (°)	83.5	83.3	-0.2	82.0	3.5
SNB (°)	82.1	81.7	0.4	77.7	3.2
ANB (°)	1.4	1.6	0.2	4.0	1.8
Anterior Cranial Base (SN) (mm)	72.8	72.8	0	72.9	3.3
Corpus Length (Go-Me) (mm)	69.3	69.3	0	78.1	5.5
Posterior Cranial Base (S-Ar) (mm)	33.4	32.5	-0.9	35.0	4.0
Ar-Go(mm)	48.7	49.3	0.6	40.5	5.6
Saddle/Sella Angle (SN-Ar) (°)	117.2	116.6	-0.6	124.0	5.0
Articular Angle (°)	150.1	149.5	-0.6	138.0	6.0
Gonial/Jaw Angle (Ar-Go-Me) (°)	125.4	124.3	-1.1	125.9	6.7
Upper Gonial Angle (Ar-Go-Na) (°)	49.2	49.2	0	51.0	7.0
Lower Gonial Angle (Na-Go-Me) (°)	76.2	75.1	1.1	78.0	6.0
Posterior Face Height (SGo) (mm)	75.9	75.9	0	78.0	5.0
Anterior Face Height (NaMe) (mm)	115.8	113.5	-2.3	123.6	5.0
P-A Face Height (S-Go/N-Me) (%)	65.6	66.9	1.3	65.0	4.0
FMA (MP-FH) (°)	27.8	25.9	-1.9	27.9	4.5
Occ Plane to FH (°)	11.0	9.8	-1.2	9.4	5.0
Facial Axis-Ricketts (NaBa-PtGn) (°)	86.6	86.5	-0.1	86.0	3.5
Sum of Angles (Jarabak) (°)	392.7	390.4	-2.3	392.9	6.0

头影重叠（图30）

治疗前（T0）：黑色

治疗后（T1）：红色

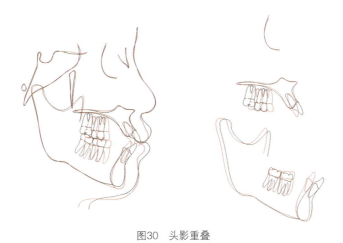

图30 头影重叠

治疗后评估
Post–treatment evaluation

治疗后照片：口外和口内（图31和图32）

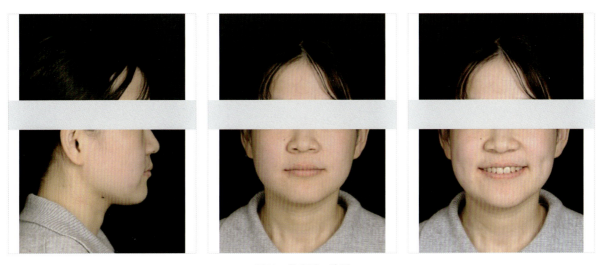

图31 治疗后口外照

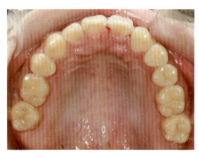
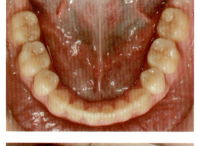
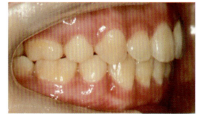
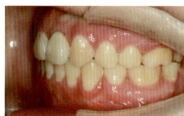

图32　治疗后口内照

治疗后模型（图33）

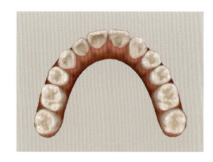
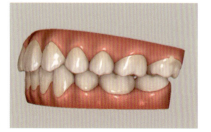
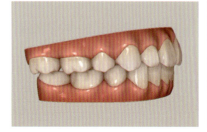
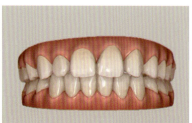

图 33　治疗后模型

保持期照片：口外和口内（图34和图35）

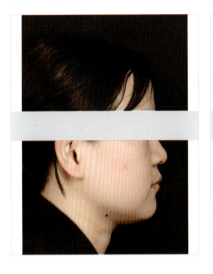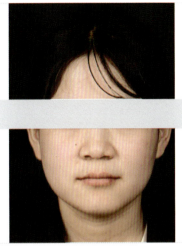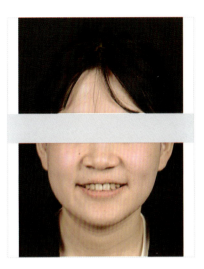

图34　保持6个月时口外照

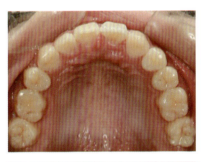
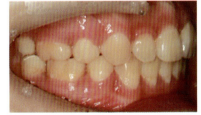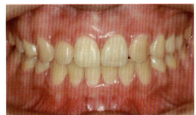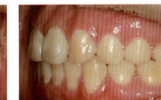

图35　保持6个月时口内照

病例总结及病例自我评价
Summary of case and self-evaluation

1. 该患者是一个成年女性患者，属于典型的"齐突"病例，骨性前突，前牙区牙槽骨较薄，拔牙内收时前牙转矩的控制是矫治的关键。此外，患者21死髓牙，牙冠变色，呈青黑色，牙根短，已行根管治疗，但发生根管内吸收，预后差，根尖可见低密度影，因此，我们考虑优先拔除患牙，选择了拔除14、21、34、44的非对称拔牙方式，非对称性拔牙难度高于对称性拔牙。在方案设计时，应考虑到支抗的设计、上前牙转矩、上颌中线、牙弓对称性、Bolton比及修复间隙的预留、上前牙的笑弧等问题。

2. 在牙齿移动设计方面：采用磨牙强支抗，前牙分步内收，尖牙远中移动1/3，再3-3整体内收，内收时上下前牙加根舌向转矩，内收同时压低前牙，防止前牙覆𬌗加深。前牙转矩设计了过矫治，前牙垂直向的压低也设计了过矫治，目标位设计前牙区为2mm开𬌗。

3. 第一阶段的矫治器设计时，上颌后牙冠舌向转矩设计较大。第一阶段矫治结束时，上颌后牙舌倾。第一次精调的时候，调整了后牙的转矩，最终转矩控制良好。

4. 第二阶段的矫治器佩戴完，患者凸面型明显改善，拔牙间隙已经关闭，牙齿咬合关系良好，但是患者觉得后牙偶有食物嵌塞，因此，又设计了第三阶段的矫治器，共10副，对容易发生食物嵌塞的后牙设计了适量IPR，实际临床操作中未行IPR，通过假IPR让牙齿的邻面邻接关系更加紧密。矫治结束后，22行冠延长术后全瓷贴面修复，前牙区的美观得到改善。治疗后髁突位置稳定，治疗前气道有狭窄（最小横截面积76mm^2），治疗后气道（最小横截面积119mm^2）并未因拔牙内收后而更狭窄，反倒有所扩张，更趋健康，提示矫治后面部肌肉的协调对气道的开张有一定正性影响。

5. 病例自我评价：拔除14、21、34、44，使用无托槽隐形矫治技术，难度相对较大，但是本病例矫治后面型和咬合均明显改善，矫治结果比较理想。如果在最初方案设计时，能再优化后牙的转矩控制和预估隐形矫治器间隙关闭与临床的差距，可能会进一步缩短矫治时间。

简要综述
Brief review

拔牙病例的隐形矫治设计考量

随着社会的发展，患者对矫治过程舒适和美观的需求日渐增高，口腔数字化发展和矫治材料的革命带来了无托槽隐形矫治技术的问世，虽然早期只适用于较简单的非拔牙病例，发展至今已经可以用于治疗相对复杂的拔牙病例。拔牙病例无论在固定矫治还是无托槽隐形矫治中，都属于相对有难度的病例。如何将无托槽隐形矫治技术更好地应用于更加复杂的拔牙病例，需要广大正畸医生和科研工作者的共同努力。以下对本病例拔牙牙位的选择、拔牙支抗的设计、拔牙病例前牙转矩的设计、拔牙病例后牙的设计等方面做简要综述。

1. 拔牙牙位的选择：隐形矫治的拔牙原则一般和固定矫治是相同的，都是建立在正确诊断的基础上，尽量不拔牙，优先拔患牙。该病例骨性I类，安氏I类，双颌前突，上下前牙唇倾，常规的拔牙方式可能是拔除4颗第一前磨牙，前牙内收改善凸面型，本病例21死髓牙、牙根短、根管治疗后预后不佳，因此，本着患牙优先拔除的原则，给患者提供第二种非常规拔牙方案：拔除14、21、34、44，最后结合患者本人的意愿，选择非常规拔牙的方案。

2. 拔牙支抗的设计：支抗的大小是由磨牙前移的量决定的，涉及拔牙间隙的分配，需要综合考虑侧貌突度、拥挤度、前牙唇倾度、中线、磨牙关系等。本病例侧貌突度大、拥挤度小、上下前牙唇倾、中线正、磨牙中性关系，因此设计磨牙强支抗，最大限度地前牙内收。第一前磨牙拔除如果设计强支抗，磨牙近中移动的量小于拔牙间隙的1/3，一般认为小于2mm。本病例设计强支抗，上颌增加上后牙根颊向转矩，增加骨皮质支抗，控根内收上前牙。该病例矫治结束，前牙内收，面型明显改善，但是从头影测量重叠来看，ClinCheck设计了极少量的磨牙近中移动，而实际磨牙近中移动量远多于最初设计，说明有一定的支抗丧失。如何对隐形矫治拔牙病例进行更加精准的支抗的控制，需要更多的临床和实验研究。

3. 拔牙病例前牙转矩的设计：隐形矫治拔牙病例前牙转矩的控制非常关键。隐形矫治器对转矩的控制不如固定矫治器，对后牙转矩控制的效率相对较高，对前牙转矩控制的效率相对较低。拔牙病例内收前牙时，容易出现牙齿倾斜移动产生的"过山车"效应，表现为前牙舌倾，覆𬌗加深，尖牙远中倾斜，后牙近中倾斜，前磨牙区开𬌗。一般认为，唇倾的前牙内收时多为倾斜移动，无须特殊的转矩控制；舌倾或者直立的前牙在内收时，尤其是内收量较多时，要提前在设计中考虑到转矩的问题，可以预设10°～20°的正转矩。但是前牙转矩的设计，要结合前牙根骨关系具体情况，该病例上下前牙唇倾，但是上下前牙牙根都靠近唇侧骨皮质，因此前牙需要控根内收，需要前牙根舌向转矩。此外，前牙转矩控制的同时，也要注意前牙的垂直向控制和尖牙牙轴的控制。隐形矫治前牙压低的效率不高，通常为40%左右。本病例前牙垂直向控制方面，虽然治疗前前牙覆𬌗0mm，设计时考虑到前牙内收的"钟摆"效应和后牙的"楔形"效应，垂直向上前牙设计了2mm开𬌗，矫治结束时，前牙覆𬌗控制良好。在尖牙牙轴控制方面，增加尖牙近中倾斜度、使用尖牙垂直矩形附件或控根附件、使用尖牙牵引、增强矫治器材料对尖牙的包裹等方法可以用来控制尖牙的轴倾度，避免尖牙牙冠远中倾斜。

4. 拔牙病例后牙的设计：拔牙无托槽隐形矫治病例容易出现"过山车"效应：矢状向上可表现为后牙的近中倾斜，为了避免这种现象，需要做相应的控制，可以后牙适度备抗，增加后牙牙冠的远中倾斜度，必要时还可以使用一些辅助装置来对抗磨牙的近中倾斜，如使用种植支抗钉、局部使用片段弓、配合牵引等；横向上表现为上颌后牙牙冠的颊倾，腭尖伸长早接触，可以通过后牙加适度冠舌向转矩代偿。

无托槽隐形矫治技术虽然存在转矩控制等方面的不足，但是正确诊断、选择合适的病例、针对隐形矫治的一些特点，进行合理的设计，隐形矫治也可以用于治疗相对复杂的拔牙病例。相信随着材料学的发展和矫治技术的进步，无托槽隐形矫治可以更好地服务于更多的患者。

参考文献

[1]Bowman SJ, Celenza F, Sparaga J, et al. Creative adjuncts for clear aligners, part 3: Extraction and interdisciplinary treatment[J]. Journal of Clinical Orthodontics Jco, 2015, 49(4):249.

[2]Proffit WR, Fields HW, Sarver Jr DM. Contemporary orthodontics[M].5th ed. Singapore: ElsevierMosby, 2013.

[3]Djeu G, Shelton C, Maganzini A. Outcome assessment of Invisalign and traditional orthodontic treatment compared with the American Board of Orthodontics objective grading system[J]. American Journal of Orthodontics & Dentofacial Orthopedics, 2005, 128(3):292–298.

[4]Rossini G, Parrini S, Castroflorio T, et al. Efficacy of clear aligners in controlling orthodontic tooth movement: A systematic review[J]. Angle Orthodontist, 2015:881–889.

[5]赖文莉. 浅谈无托槽隐形矫治技术减数矫治的临床体会[J]. 中华口腔医学杂志, 2017, 52(009):534–537.

[6]Kravitz ND, Kusnoto B, Begole E, et al. How well does Invisalign work? A prospective clinical study evaluating the efficacy of tooth movement with Invisalign[J]. American Journal of Orthodontics & Dentofacial Orthopedics, 2009, 135(1):27–35.

（骆英）

一例缺失下颌切牙的青少年的隐适美拔牙矫治

An extraction case
of a teenager patient
with lower incisor lost
treated by Invisalign

5

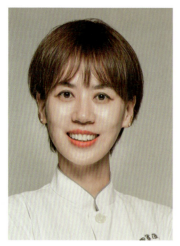

医生简介

高洁

口腔正畸博士

空军军医大学（第四军医大学）第三附属医院主治医师

英国皇家爱丁堡牙外科学院正畸专科院士

隐适美认证讲师

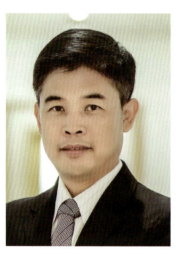

金作林

教授，主任医师，博士生导师

四川大学口腔正畸专业博士后

空军军医大学（第四军医大学）第三附属医院正畸科主任

美国哥伦比亚大学访问学者

中华口腔医学会正畸专业委员会主任委员

《中华口腔正畸学杂志》副主编

病例简介

患者女性，12岁。上颌轻微前突，下颌后缩，颏部发育略不足，先天性缺失1颗下前牙。矫治方案为拔除上颌双侧第一前磨牙，拔除下颌1颗中切牙，利用间隙解除拥挤，内收上颌，改善凸面型。本病例总疗程24个月，患者配合良好，在第一阶段42步后顺利关闭间隙，前牙覆𬌗覆盖控制良好。精调1次后达到了十分良好的咬合关系，患者的面型更加柔和。

关键词：拔牙矫治，下颌切牙先天缺失，复诊监控

扫码关注后
输入jc05
观看视频

治疗前评估
Pre-treatment evaluation

患者信息

姓名	××
性别	女
初诊年龄/出生日期	12岁/2006年
主诉	嘴突、牙齿不齐影响美观
病史（全身和局部，外伤、不良习惯等）	无特殊
其他相关病史	无特殊

口外情况

矢状向	凸面型，鼻唇角锐
垂直向	面下1/3略长
横向（颧骨、下颌角、颏部对称性）	右侧略丰满，其余结构对称
软组织特征（唇厚度、唇突度等）	闭唇时唇肌紧张；唇部较厚
微笑（上前牙暴露量、低位、中位、高位、笑弧等）	微笑时上前牙暴露量适中，中位笑弧
放松状态及微笑时口角高低情况	双侧口角对称，高低一致

口内情况

上颌拥挤度/间隙（mm）	+12
下颌拥挤度/间隙（mm）	+2
切牙关系	I类
前牙覆盖（mm）	浅覆盖
前牙覆𬌗（mm）	浅覆𬌗
后牙覆盖（mm）	正常
后牙覆𬌗（mm）	正常
中线（和面中线关系）	上中线与面中线一致
左侧咬合关系（磨牙）	I类

左侧咬合关系（尖牙）	III类
右侧咬合关系（磨牙）	II类
右侧咬合关系（尖牙）	III类
锁𬌗（异位、扭转等）	无
其他口内情况（畸形舌尖舌窝、过小牙等）	32先天缺失
Bolton分析（3-3）	63.4%，下颌因先天缺失下前牙，故上牙量大
Bolton分析（6-6）	84.7%
牙齿情况（氟斑牙、釉质发育不全等）	牙齿发育无异常
𬌗平面（是否有倾斜）	𬌗平面无异常、无偏斜等

一般影像学检查

骨性检查（关节形态初步评估，升支、体部是否对称等，生长发育评估）	双侧下颌升支高度基本一致，体部对称；牙槽骨高度正常，患者处于生长发育高峰期
牙齿异常（缺失牙、多生牙、牙根长短异常等）	32无恒牙胚，38、48牙胚存在，部分牙根尖孔未闭
预后较差的牙齿（根管治疗后、龋坏面积大、釉质发育不全等）	36可见充填物靠近牙髓腔
TMJ	髁突形态正常，骨皮质表面基本连续，无疼痛、压痛、张口受限等
其他影像学发现（气道、腺样体、扁桃体等）	气道通畅，无腺样体、扁桃体肥大等问题

治疗前照片：口外（图1）

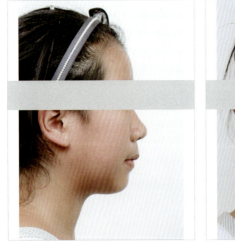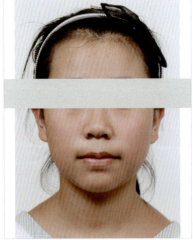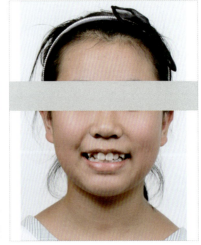

图1 初始口外照。侧面照：患者唇部软组织厚度稍厚，鼻唇角锐，闭唇时唇肌紧张；正面照：面部左右对称，垂直向比例尚可，闭唇稍困难；正面微笑照：上中线与面中线一致，微笑时上前牙暴露量尚可

治疗前照片：口内（图2）

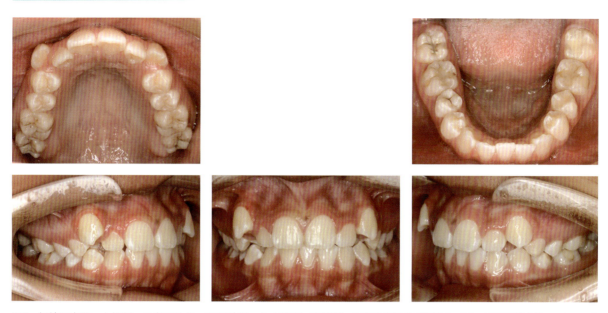

图2　初始口内照。上颌照：口内可见13、23弓外牙，上中线正；下颌照：下颌先天缺失1颗切牙，36、37殆面填充物，45、47殆面龋坏；右侧咬合照：右侧磨牙II类关系，尖牙III类关系；左侧咬合照：左侧磨牙I类关系，尖牙III类关系

治疗前模型（图3）

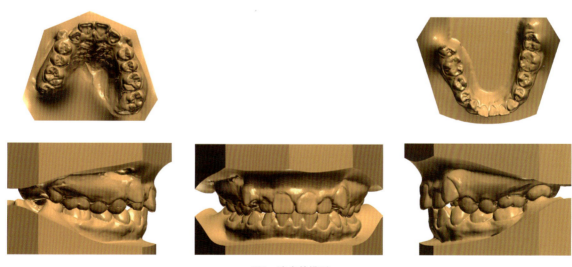

图3　治疗前模型

治疗前X线片（图4～图9）

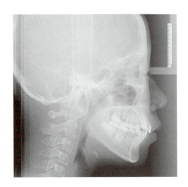

图4　治疗前头颅侧位片可见患者气道通畅，无腺样体、扁桃体肥大，上下前牙唇倾，上下唇软组织厚度较厚，颈椎骨龄分期在CS 3期左右，处于生长发育高峰期

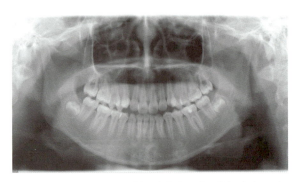

图5　治疗前全景片显示双侧升支高度一致，体部对称，下颌先天缺失1颗切牙，38、48牙胚均存在

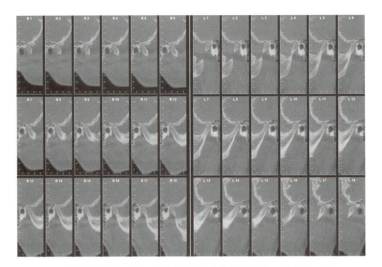

图6　治疗前关节矢状向：可见髁突形态位置无异常，关节间隙正常

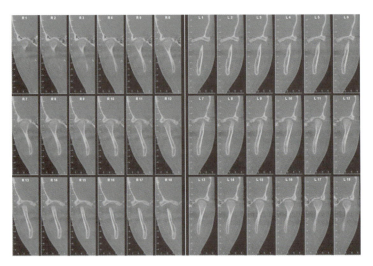

图7　治疗前关节冠状向：可见髁突骨皮质连续

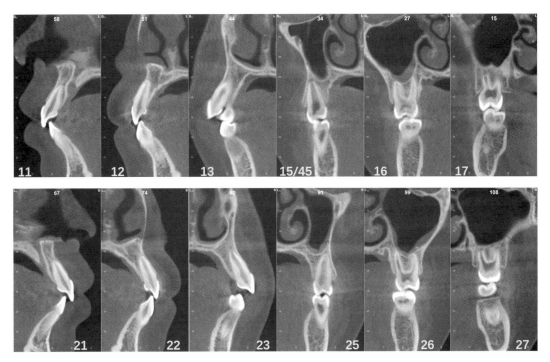

图8 治疗前上颌牙齿CBCT切片：目的是为了评估各牙齿牙根和唇舌侧骨皮质之间的关系，牙根在牙槽骨的初始位置是作为隐形方案中的牙根移动量的重要参考，如初始牙根就很靠近唇侧骨皮质，则治疗方案中牙根的唇向移动要更加慎重

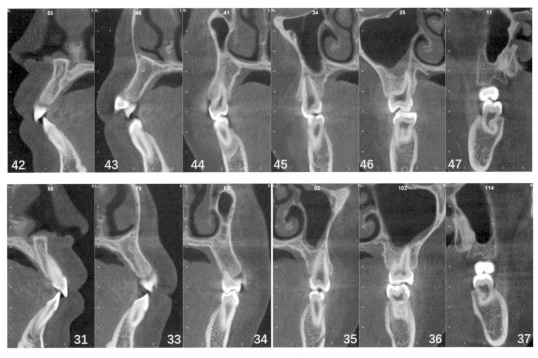

图9 治疗前下颌牙齿

治疗前头影测量分析

测量项目	治疗前	标准值
SNA (°)	83.4	82.8 ±4.0
SNB (°)	78.3	80.1 ±3.9
ANB (°)	5.1	2.7 ±2.0
U1-NA (°)	19.1	22.8 ±5.7
U1-NA (mm)	5.1	5.0 ±2.0
L1-NB (°)	32.9	30.3 ±5.8
L1-NB (mm)	7.9	7.0 ±2.0
U1-L1 (°)	122.9	124.2 ±8.2
GoGn-Sn (°)	37.5	32.9 ±5.2
FMA (°)	30.7	24.7 ±4.5
IMPA (°)	94.0	95.59 ±5.04
FMIA (°)	55.3	57.81 ±6.0
Wits (mm)	-0.7	0 ±2.0

治疗前头影测量数据解读

1. 骨性II类,主要是由上颌发育稍过度及下颌发育稍不足形成。

2. 相关的牙性指标均在正常范围之内。

3. 偏高角。

诊断

1. 安氏II类亚类错𬌗。

2. 骨性II类。

3. 上颌重度拥挤。

4. 32先天缺失。

5. 45、47龋坏。

问题列表

1. 横向

骨:上下颌骨宽度基本匹配;面:左右基本对称;牙列:上中线正。

2. 矢状向

骨:骨性II类,上颌发育略过度,下颌发育略不足;面:凸面型,鼻唇角锐;牙列:浅覆盖。

3. 垂直向

骨:偏高角;面:面部垂直比例尚可;牙列:浅覆𬌗。

4. 其他

13、23弓外牙,上颌重度拥挤;32先天缺失;Bolton比不调,上颌牙量过大;生长发育高峰期。

治疗计划

矫治器	隐适美
拔牙牙位	14、24、41
支抗选择	上颌强支抗设计,下颌弱支抗
治疗设计:横向考虑	上下牙弓维持后牙横向宽度
治疗设计:矢状向考虑	上颌磨牙维持不动,利用拔牙间隙解除拥挤,剩余间隙内收前牙;下颌利用拔牙间隙整平Spee曲线,拔牙间隙两侧牙齿向间隙侧移动关闭拔牙间隙,最终达到磨牙I类关系,下颌33、43代替下颌切牙,上颌尖牙与下颌尖牙及前磨牙呈中性关系

治疗设计：垂直向考虑	后牙垂直向不伸长，前牙覆𬌗设计为正常覆𬌗
其他设计要点	下颌考虑用33、43代替32、42，因此下颌前牙Bolton比会大于上颌，第一阶段治疗并未考虑通过IPR来协调患者的Bolton比，因为患者口内已有2颗牙龋补，且其中一个大面积补料，还有2颗牙有龋坏，对于患者12岁年龄来说患龋率明显偏高，下颌前牙邻面的IPR可能会从远期效果上造成患者下颌前牙的龋坏，因此和患者家长协商后，最终达到前牙浅覆𬌗浅覆盖，不做IPR 13、23弓外牙，唇侧骨皮质较薄，因此需要更多的控根移动，要注意牙移动量表中13、23的牙根移动量应更多地向舌侧移动
如有几个方案请都列出，列出利弊，解释选择最终方案的理由	方案2： 拔除上颌14、24，下颌不拔牙 优点：少拔1颗下颌切牙 缺点：覆盖较大，尖牙无法形成I类关系，磨牙无法形成I类关系，长期结果不稳定
保持	压膜保持器保持

治疗进程

治疗时长	24个月
矫治器更换频率/复诊频率	前期每10天更换1副矫治器，每隔8～12周复诊 后期每7天更换矫治器
重启/精调次数	精调1次
保持时长	至今12个月

第一阶段ClinCheck方案设计（图10）

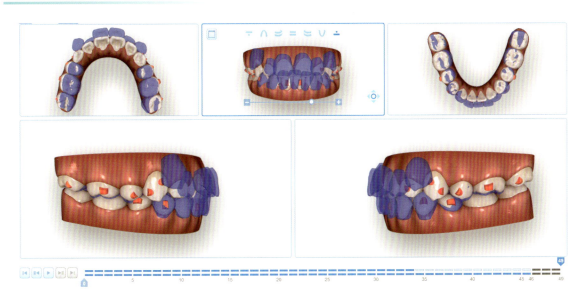

图10　第一阶段ClinCheck方案设计

牙齿移动量（图11）

上颌牙冠移动量

上颌 / 下颌	1.8	1.7	1.6	1.5	P	1.3	1.2	1.1	2.1	2.2	2.3	P	2.5	2.6	2.7	2.8	最后一步
伸长(E)/压低(I)，mm		0.1 I	0.8 I	0.9 I		1.3 E	0.1 E	1.4 I	1.5 I	0.4 I	0.1 E		0.3 I	0.5 I	0.3 E		爱齐公司
整体移动(B)/舌侧(L)，mm		0.8 B	1.4 B	1.4 B		5.0 L	0.8 L	4.1 L	3.8 L	1.9 L	4.2 L		0.7 B	0.9 B	1.4 B		医生
整体移动 近中(M)/远中(D)，mm		0.2 D	0.1 M	0.4 D		5.5 D	2.0 D	0.2 D	1.5 D	2.9 D	5.6 D		0.1 D	0.1 M	0.1 D		差异
扭转(M)远中(D)		1.5°D	2.5°M	11.8°M		0.1°M	1.3°M	0.4°M	4.0°D	11.5°D			7.7°M	3.8°M	7.0°M		牙齿基底部
轴倾度(M)远中(D)		0.9°M	1.8°D	12.7°D		6.3°D	4.9°M	0.9°M	1.4°D	3.5°M	1.5°D		1.9°D	0.2°M	1.2°D		冠
倾斜度 唇侧(B)/舌侧(L)		5.4°L	1.7°L	1.4°L		10.1°L	8.4°L	2.8°L	4.6°L	0.3°B	10.4°L		7.2°B	0.8°B	2.0°L		牙根

牙龈和牙齿移动模拟结果，实际治疗结果可能不同。

上颌牙根移动量

上颌 / 下颌	1.8	1.7	1.6	1.5	P	1.3	1.2	1.1	2.1	2.2	2.3	P	2.5	2.6	2.7	2.8	最后一步
伸长(E)/压低(I)，mm		0.1 I	0.8 I	0.9 I		1.3 E	0.1 E	1.4 I	1.5 I	0.4 I	0.1 E		0.3 I	0.5 I	0.3 E		爱齐公司
整体移动(B)/舌侧(L)，mm		2.4 B	1.9 B	1.0 B		1.2 L	3.6 L	3.2 L	2.4 L	2.0 L	0.2 L		1.7 L	0.6 B	2.0 B		医生
整体移动 近中(M)/远中(D)，mm		0.4 D	0.6 M	3.8 M		3.2 D	3.7 D	0.5 D	1.1 D	4.1 D	5.0 D		0.6 M	0	0.3 M		差异
扭转(M)远中(D)		1.5°D	2.5°M	11.8°M		0.1°M	1.3°M	0.1°D	0.4°M	4.0°D	11.5°D		7.7°M	3.8°M	7.0°M		牙齿基底部
轴倾度(M)远中(D)		0.9°D	1.8°M	12.7°M		6.3°M	4.9°M	0.9°D	1.4°M	3.5°D	1.5°M		1.9°M	0.2°D	1.2°M		冠
倾斜度 唇侧(B)/舌侧(L)		5.4°D	1.7°B	1.4°L		10.1°B	8.4°L	2.8°B	4.6°B	0.3°L	10.4°L		7.2°L	0.8°L	2.0°B		牙根

牙龈和牙齿移动模拟结果，实际治疗结果可能不同。

下颌牙冠移动量

上颌 / 下颌	4.8	4.7	4.6	4.5	4.4	4.3	4.2	4.1	3.1	3.2	3.3	3.4	3.5	3.6	3.7	3.8	最后一步
伸长(E)/压低(I)，mm		0.2 E	0.5 E	0.3 E	0	1.5 I	3.2 I		2.7 I		1.6 I	0.3 E	0.4 E	0.4 E	0.1 E		爱齐公司
整体移动(B)/舌侧(L)，mm		0.6 B	1.9 B	1.3 B	0.6 L	0.5 L	1.5 L		1.6 L		1.5 L	1.5 L	0.4 L	0.9 B	1.0 B		医生
整体移动 近中(M)/远中(D)，mm		0.3 M	0.5 M	0.2 M	0.2 D	0.3 M	1.7 M		3.5 M		2.1 M	0.6 M	0.5 M	0.5 M	0.3 M		差异
扭转(M)远中(D)		0.8°M	5.6°D	26.7°D	8.1°M	30.0°M	13.6°M		3.0°M		3.2°D	2.7°D	19.1°D	2.9°M	4.2°M		牙齿基底部
轴倾度(M)远中(D)		0.5°M	5.4°M	4.1°D	7.9°D	3.2°D	1.2°M		11.3°M		6.1°M	2.6°D	5.0°D	1.9°D	5.4°D		冠
倾斜度 唇侧(B)/舌侧(L)		5.7°B	2.2°B	1.5°B	8.6°B	11.0°B	2.3°B		1.4°B		5.9°B	9.7°B	1.5°L	1.6°L	2.6°B		牙根

牙龈和牙齿移动模拟结果，实际治疗结果可能不同。

下颌牙根移动量

上颌 / 下颌	4.8	4.7	4.6	4.5	4.4	4.3	4.2	4.1	3.1	3.2	3.3	3.4	3.5	3.6	3.7	3.8	最后一步
伸长(E)/压低(I)，mm		0.2 E	0.5 E	0.3 E	0	1.5 I	3.2 I		2.7 I		1.6 I	0.3 E	0.4 E	0.4 E	0.1 E		爱齐公司
整体移动(B)/舌侧(L)，mm		1.1 L	1.2 B	0.8 B	3.4 L	4.8 L	2.2 L		2.1 L		3.7 L	4.5 L	0.1 B	1.3 B	0.3 B		医生
整体移动 近中(M)/远中(D)，mm		0.2 M	1.2 D	1.6 M	2.4 M	1.3 M	1.3 M		0.1 M		0.3 D	1.4 M	2.2 M	1.1 M	2.0 M		差异
扭转(M)远中(D)		0.8°M	5.6°D	26.7°D	8.1°M	30.0°M	13.6°M		3.0°D		3.2°D	2.7°D	19.1°D	2.9°M	4.2°M		牙齿基底部
轴倾度(M)远中(D)		0.5°D	5.4°D	4.1°M	7.9°M	3.2°M	1.2°D		11.3°D		6.1°D	2.6°M	5.0°M	1.9°M	5.4°M		冠
倾斜度 唇侧(B)/舌侧(L)		5.7°L	2.2°L	1.5°L	8.6°L	11.0°L	2.3°L		1.4°L		5.9°D	9.7°L	1.5°B	1.6°B	2.6°L		牙根

牙龈和牙齿移动模拟结果，实际治疗结果可能不同。

图11 上下颌牙齿移动量

牙齿移动分步（图12）

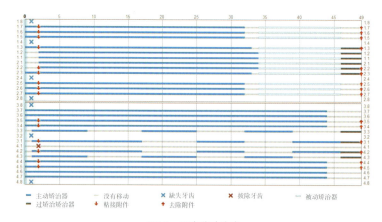

图12 牙齿移动分步

治疗过程
Treatment

第一阶段治疗中照片（第18副矫治器，10天/副）（图13～图15）

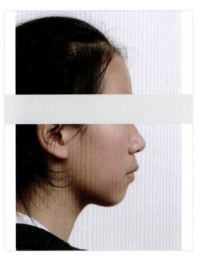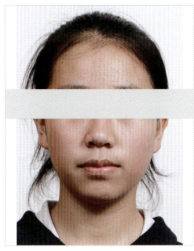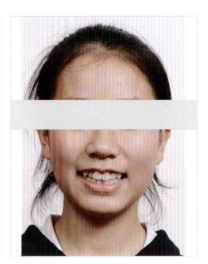

图13　阶段口外照

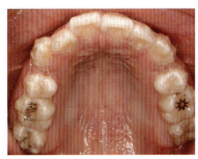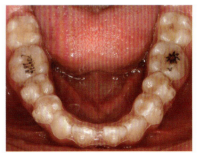

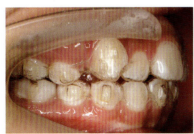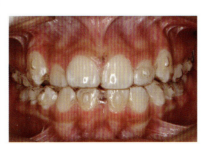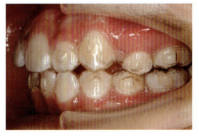

图14　阶段口内照（戴矫治器）：患者每次来复诊时，首先观察的是患者矫治器和牙齿是否贴合，检查附件是否有脱落，矫治器不贴合的地方是否矫治器和附件已经形成了支点。只有矫治器贴合，牙齿才可以按照计划移动，不贴合的矫治器和附件形成的支点会让牙齿产生异常的移动。从照片中可以看到患者矫治器和牙齿贴合良好，并没有脱套问题

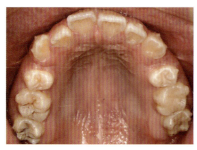
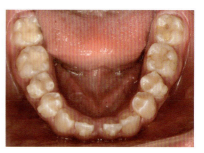
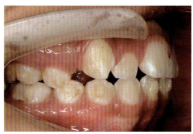
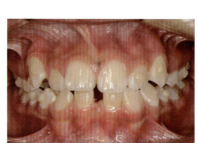
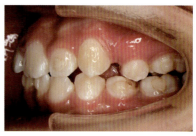

图15 阶段口内照：不戴矫治器的口内检查时，首先检查的应该是牙齿的松动度，是不是有异常的牙松动，其次要观察是否有部分牙的牙龈萎缩，如有则需要进一步检查，之后就是观察牙齿的咬合关系，中线、牙齿移动等情况是否和预设的牙齿移动一致，观察是否有部分牙的早接触等。第18副口内照可看到牙齿移动良好，13正在向缺隙侧移动，23基本已排齐，右侧磨牙几乎达到I类关系，左侧磨牙也为I类关系，左侧磨牙轻微开𬌗，下颌拔牙间隙变小

第一阶段治疗中照片（第47副矫治器，10天/副）（图16~图18）

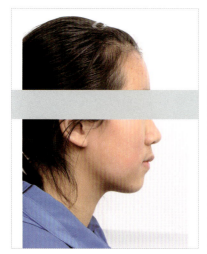
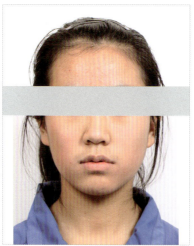
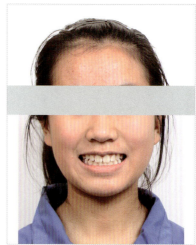

图16 阶段口外照

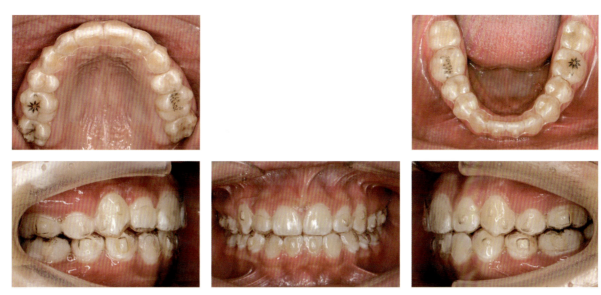

图17 阶段口内照（戴矫治器）：第一阶段矫治器全部戴完，从照片中可以看到患者矫治器和牙齿贴合良好，并没有明显脱套问题

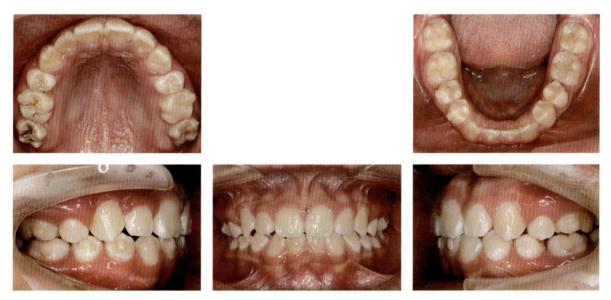

图18 阶段口内照：口内可见上下颌排齐整平，中线对正，尖牙磨牙达到I类关系。口内检查发现有部分散在间隙，34、44有早接触点，因此下一阶段精调时需要压低34、44，使得垂直向后牙咬合更紧密；17𬌗面龋坏，建议患者尽快龋补

治疗后X线片（图19～图23）

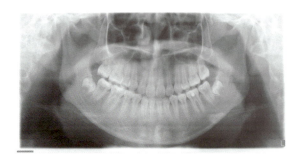

图19　治疗后全景片

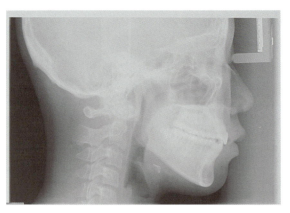

图20　治疗后头颅侧位片

治疗后头影测量分析

测量项目	治疗前	治疗后	标准值
SNA（°）	83.4	83.7	82.8 ± 4.0
SNB（°）	78.3	79.5	80.1 ± 3.9
ANB（°）	5.1	3.9	2.7 ± 2.0
U1-NA（°）	19.1	15.4	22.8 ± 5.7
U1-NA（mm）	5.1	2.9	5.0 ± 2.0
L1-NB（°）	32.9	26.3	30.3 ± 5.8
L1-NB（mm）	7.9	5.7	7.0 ± 2.0
U1-L1（°）	122.9	134.4	124.2 ± 8.2
GoGn-Sn（°）	37.5	36.4	32.9 ± 5.2
FMA（°）	30.7	29.6	24.7 ± 4.5
IMPA（°）	94.0	87.4	95.59 ± 5.04
FMIA（°）	55.3	63.0	57.81 ± 6.0
Wits（mm）	-0.7	-2.0	0 ± 2.0

治疗前后头影测量分析可见，患者的下颌有一定程度的生长，因此，患者的骨性Ⅱ类关系有一定的改善，牙性指标也都有一定的变化。

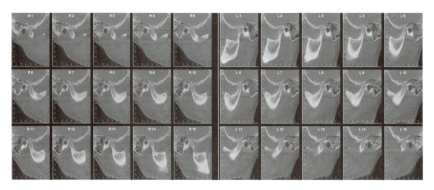

图21　治疗后关节CBCT矢状向切片

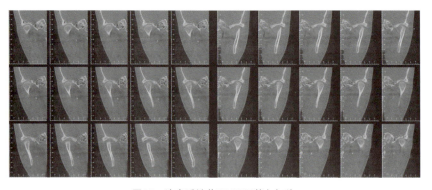

图22　治疗后关节CBCT冠状向切片

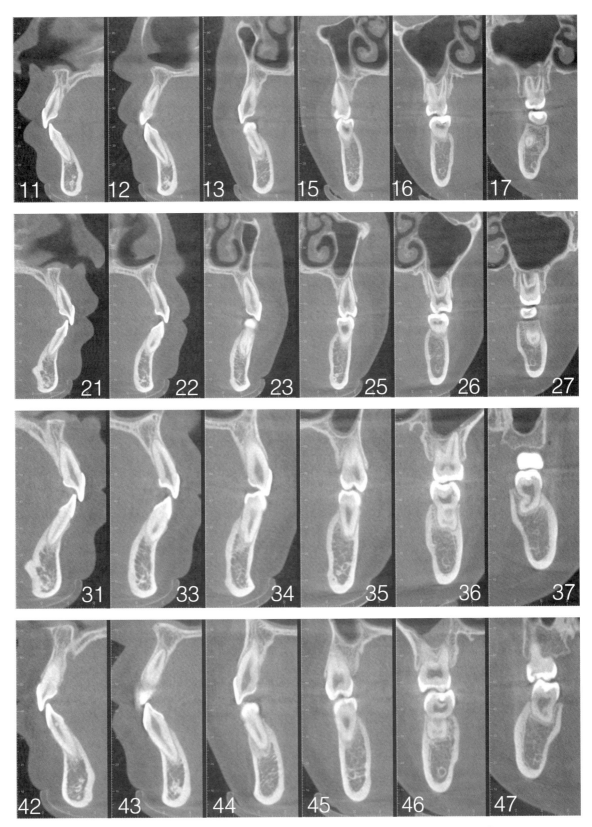

图23　治疗后上下颌全牙列牙齿切片：可见牙根位于牙槽骨基本正中间，根骨关系正常

头影重叠（图24）

治疗前（T0）：黑色

治疗后（T1）：红色

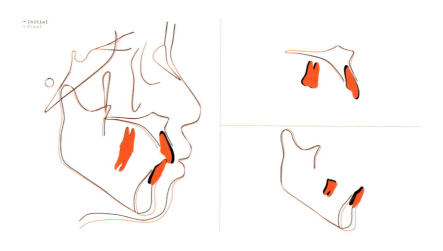

图24　治疗前后的头影重叠：可看到下颌有一定的生长

治疗后评估
Post-treatment evaluation

治疗后照片（图25和图26）

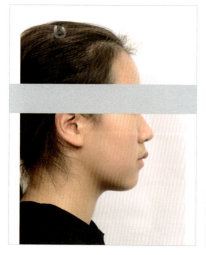
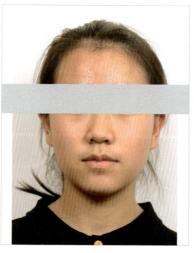
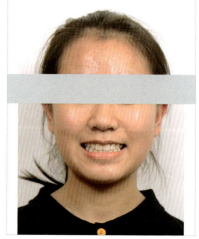

图25　治疗后口外照：患者面下1/3更柔和

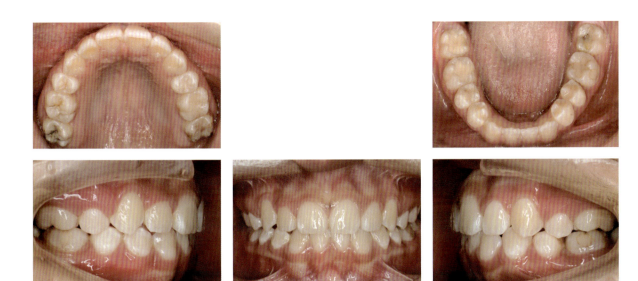

图26 治疗后口内照：上下颌牙列排列整齐无间隙，中线对正，覆𬌗覆盖正常，上下颌咬合紧密，尖牙磨牙I类关系，17𬌗面龋坏，建议患者尽快龋补

治疗后模型（图27）

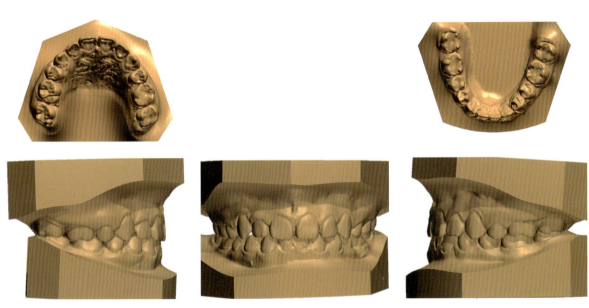

图27 治疗后模型

治疗后照片：保持1年口外和口内（图28和图29）

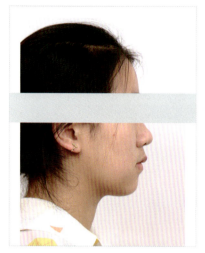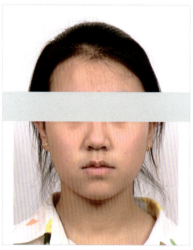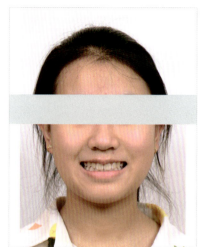

图28　保持1年口外照

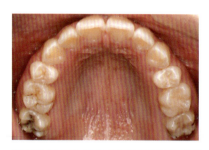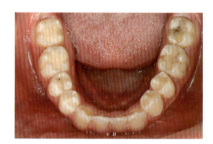

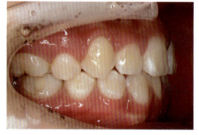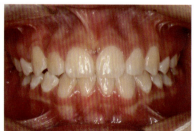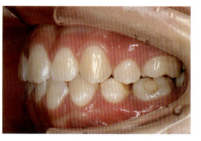

图29　保持1年口内照：口内稳定，上下颌牙齿咬合更加紧密，保持器佩戴从结束时只晚上佩戴

病例总结及病例自我评价
Summary of case and self-evaluation

　　该病例为一例青少年上颌牙列重度拥挤、下颌先天缺失1颗切牙的患者，患者主要诉求为改善拥挤的上牙。从方案选择上而言，对于上颌牙列完整、下颌先天缺失1颗切牙的患

者，因为其切牙的缺失造成的上下Bolton比不协调，很难达到好的前牙覆𬌗覆盖或者后牙的一个良好的I类咬合，通常会选择拔除上颌2颗第一前磨牙，下颌拔除1颗切牙配合下颌的IPR，从而达到后牙I类咬合、前牙相对正常的覆𬌗覆盖。此患者因上颌重度拥挤，13、23弓外牙，因此拔除14、24有助于将尖牙纳入牙弓，但无额外的间隙进一步改善侧面型，患者下颌尖牙代替切牙使得下颌的前牙Bolton比大于上颌，应当配合下颌的IPR来改善前牙Bolton比。对于IPR的选择，通常是在有"黑三角"、Bolton比不调的情况下进行的，对于拥挤的解除其实是非常不建议的。尤其对于青少年患者，IPR一定要非常慎重，青少年因生长激素及自制力差等问题通常使得其口腔卫生不尽如人意，因此部分牙IPR后由于釉质表面变粗糙，如无法保证良好的口腔卫生，可能会增加未来患龋的概率。此患者在正畸治疗前口内就已有龋补，同时还有2颗牙有龋坏，因此推断此患者的龋易感率可能相对较高，和家长

协商后决定下颌不做IPR，上下颌前牙浅覆𬌗浅覆盖。在临床上，如需要IPR一定要取得患者及家长的知情同意，并且IPR后要为患者涂氟，同时也有相应的口腔宣教。

本病例治疗前诊断分析发现，患者为上颌发育稍过度、下颌发育略不足，从而形成的骨性II类，处于生长发育高峰期。对于处于生长发育期的青少年而言，可利用其生长协调骨性的不调。对于此病例而言，患者下颌有一定向前生长的潜力，因此控制好下前牙的角度，同时上下颌有一定的覆盖，利用下颌的生长可以更好地改善其骨性II类关系。

从附件设计上来说，拔除1颗切牙的患者，因缺隙侧牙齿移动的方式是侧向移动。而隐形矫治器对侧向的牙齿移动控制较差，需要在侧向移动的牙齿上设计固位附件辅助正轴帮助侧向移动的牙齿整体移动。上颌使用的是G6附件，有文献报道G6对后牙支抗的控制和传统的水平矩形附件无差别。

简要综述
Brief review

复诊监控在隐形矫治中的重要性

1. 青少年的依从性评估
隐形矫治本质上其实就是活动矫治器，

因此隐形矫治相比固定矫治，更依赖患者的配合。和成人相比，青少年心理和生理处于快速

变化期，缺乏耐心，依从性较成人差。因此青少年选择隐形矫治器要更加慎重。有研究指出，青少年口腔卫生维护不佳，超过50%的戴用隐形保持器的青少年没有进食后刷牙的习惯。因此，在临床上为青少年选择隐形矫治器时，应对其依从性进行合理的评估。一是和青少年的家长进行交流，了解其平时在生活学习中的行为习惯与自律性；二是通过口内检查对青少年的口腔卫生、刷牙习惯等做出评估，据此评估其对隐形矫治后期口腔卫生的维护是否能配合。另外，也可发放人格调查问卷来评估青少年的性格来判断其是否适合隐形矫治器。更重要的是，必须让青少年患者及其家长充分地了解和意识到依从性是隐形矫治成功的最重要因素，由医生、青少年患者及其家长从依从性角度出发共同评估患者是否适合隐形矫治。

2. 复诊临床检查

（1）矫治器就位情况和脱套

隐形矫治复诊时首先应仔细检查矫治器与牙齿的贴合程度，附件是否有脱落等情况，如矫治器与牙齿贴合紧密，牙齿和矫治器之间无透光间隙，说明矫治器就位良好。若矫治器和牙齿之间不贴合，则会出现透光间隙，此时应当询问患者每天佩戴矫治器的时间、摘戴矫治器的频率、是否咬胶、咬胶的次数等，分析矫治不贴合原因是否因为患者每天佩戴矫治器时间不够，是否没有遵医嘱使用咬胶棒，如果确实因为患者戴用时间不足及未认真使用咬胶造成了矫治器的不贴合，需根据不贴合程度选择后续处理方法。如矫治器基本贴合，此时嘱咐患者多咬胶，使用咬胶棒促使牙齿向预定位置移动并延长矫治器戴用的时间，待矫治器彻底就位后再更换下一副矫治器。当矫治器明显无法就位，此时可回退矫治器，如就近的矫治器有能较好就位的，说明此时牙齿移位的失控不严重，可通过重新佩戴就近的矫治器恢复对牙齿的控制。但如果就近戴用过的矫治器均无法就位，说明牙齿移位失控严重，此时需认真考虑重启，若不重启，继续强行戴用后续矫治器，可能造成牙齿的不可控移动，增加矫治难度，并造成牙齿牙周的不可预测风险。

（2）口内情况的检查评估

摘掉矫治器的口内检查时，除了观察牙齿的咬合关系、中线、支抗控制等情况外，首先应该检查的是牙齿的松动度，观察是否有异常的牙松动，是否因为𬌗干扰、早接触等情况造成了牙齿松动，或是因为矫治器摘戴的瞬时应力过大造成了牙齿的松动。有研究报道，无托槽隐形矫治器瞬时摘戴的应力较大，通常这种瞬时的应力对健康的牙周组织是不造成损伤的，但患者本身牙周条件不好的情况下，有可能会造成牙齿松动或其他问题。对患者牙周不好的情况时，从矫治设计阶段，应当放慢牙齿移动的速率。选择形状较小的优化附件，避免使用形状规则的固位附件，以减小矫治器摘戴的应力。同时，矫治器的切割也要注意，尽量不要进入牙齿倒凹区，在临床中也可对矫治器的边缘进行修整，减小其过大的固位力。

其次还应观察是否有部分牙的牙龈萎缩，是否有牙根根型变明显，如发现有牙龈萎缩或根型变明显则需要进一步检查，核对方案中牙冠牙根颊舌侧的移动量，确认是否方案设计时预设在牙根中的移动量过大。临床中经常会发生预设的牙根颊侧移动量过大，加之牙槽骨颊侧骨板较薄而导致牙根移动到颊侧骨皮质之外，临床上表现为牙龈退缩、牙龈处根型明显等情况，较重时表现为骨开窗、骨开裂，更严重时会发生牙根暴露在口腔之中。如果却因设计不当发生这种情况时，应立刻停戴现有的矫治器，在重启中重新设计牙冠牙根的移动量，消除不良的牙根移动后才能继续进行其后续牙齿的移动。

（3）牙齿移动的评估

无托槽隐形矫治复诊中对牙齿移动是否和预设的牙齿移动一致的监控非常重要。理论上，无托槽隐形矫治器应当做到"所见即所得"，即实际的牙齿移动都应当和方案中预设的牙齿移动一致，但在实际矫治情况中，牙齿真实的移动会有轻微的"滞后性"，即预设的牙齿移动会因为各种原因无法达到预设的位移量。研究显示，无托槽隐形矫治可实现60%的预期总体牙移动。因此，在每次复诊时，正畸医生都应当仔细核对计算机中牙齿预设的移动和实际牙移动之间是否存在差异和滞后。还应检查牙根的颊舌侧移动量和口内牙齿牙根现有情况，以免发生不期望的牙齿移动，造成牙周风险。如牙齿移动和预期一致，则正常更换矫治器。但是对于牙齿移动有差异，则应当仔细分析原因并进行相应的处理。

隐形矫治技术是一项个性、精确和美观程度较高的矫治技术，非常依赖正畸医生的矫治设计和细节把控，绝不是将患者资料提交到计算机页面就可高枕无忧。无托槽隐形矫治技术要求正畸医生严格的临床监控，能在每次复诊中及时发现问题，并有足够的能力解决问题，从而保证矫治的顺利进行，达到良好的矫治目标。

参考文献

[1]赖文莉. 浅谈无托槽隐形矫治技术减数矫治的临床体会[J]. 中华口腔医学杂志, 2017, 52(09):534–537.

[2]徐凡, 唐国华. 青少年隐形保持器的适应性和依从性与人格特征的调查[J]. 上海口腔医学, 2017, 26(01):98–101.

[3]陈嵩. 无托槽隐形矫治过程的临床监控[J]. 中国实用口腔科杂志, 2013, 6(11):652–655.

[4]吴彦伟, 袁乐辉, 李立国, 等. 无托槽隐形矫治患者佩戴矫治器依从性的临床研究[J]. 中国美容医学, 2015, 24(05):71–73.

[5]杜丽玲, 陈红, 匡博渊, 等. Invisalign矫治器牙齿移动效率的研究进展[J]. 口腔医学, 2017, 37(02):166–169.

[6]潘晓岗. 无托槽隐形矫治在牙周病患者正畸治疗中的应用[J]. 中华口腔医学杂志, 2020, 55(08):546–550.

[7]Galan-Lopez L, Barcia-Gonzalez J, Plasencia E. A systematic review of the accuracy and efficiency of dental movements with Invisalign®[J]. The Korean Journal of Orthodontics, 2019, 49(3):140.

[8]Robertson L, Kaur H, Fagundes N, et al. Effectiveness of clear aligner therapy for orthodontic treatment: A systematic review[J]. Orthodontics & Craniofacial Research, 2020, 23(2):133–142.

（高洁，金作林）

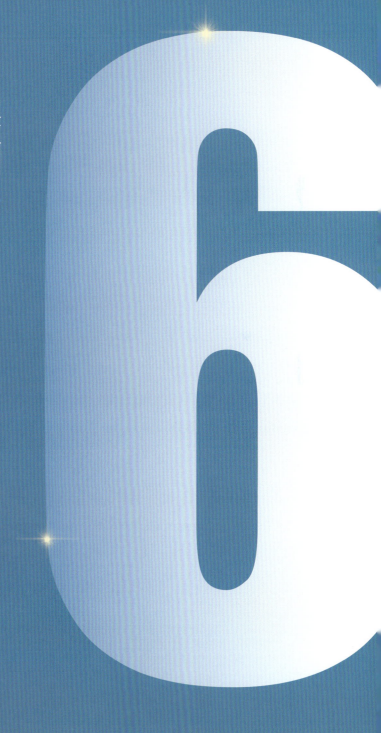

成人骨性Ⅱ类
高角拔牙病例

Class II hyper
divergent adult
with first premolar
extraction case

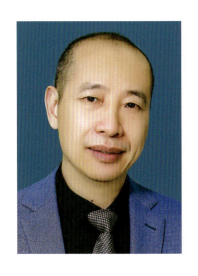

医生简介

熊国平

博士

暨南大学教授，深圳大学兼职教授、硕士生导师、主任医师

暨南大学第二临床医学院深圳市人民医院口腔正畸科主任

中华口腔医学会口腔正畸专业委员会委员

病例简介

该病例在应用隐适美矫治器的病例中，属于高难度病例，患者为一名骨性Ⅱ类高角凸面型、上下牙槽嵴窄的成年女性，矫治方案为：拔除4颗第一前磨牙，使用隐适美无托槽隐形矫治器，最大限度内收前突的上下前牙。矫治时间是28个月，复诊17次，微调1次，全程使用隐形矫治器，未使用片段弓、支抗钉等辅助装置。矫治后达到紧密的尖窝交错中性咬合关系，正常的前牙覆𬌗覆盖，满意的牙根平行度，面型改善明显。休息时口周肌肌肉张力自然，唇齿关系正常，达到了满意的掩饰性治疗目的。

关键词：骨性Ⅱ类，高角，隐形矫治，G6附件，全程隐形矫治，拔牙病例

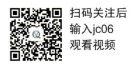

扫码关注后
输入jc06
观看视频

治疗前评估
Pre-treatment evaluation

患者信息

姓名	××
性别	女
初诊年龄/出生日期	28岁/1989年11月14日
主诉	牙齿前突10余年
病史（全身和局部，外伤、不良习惯等）	16年前乳恒牙替换后即出现上述症状，既往体健。父母亲有类似错𬌗畸形
其他相关病史	否认特殊

口外情况

矢状向	上颌前突，下颌后缩
垂直向	垂直生长型
横向（颧骨、下颌角、颏部对称性）	基本对称
软组织特征（唇厚度、唇突度等）	唇厚度、唇突度正常
微笑（上前牙暴露量、低位、中位、高位、笑弧等）	高位笑线
放松状态及微笑时口角高低情况	基本正常

口内情况

上颌拥挤度/间隙（mm）	0
下颌拥挤度/间隙（mm）	1
切牙关系	I类
前牙覆盖（mm）	3
前牙覆𬌗（mm）	浅覆𬌗
后牙覆盖（mm）	浅覆盖
后牙覆𬌗（mm）	浅覆𬌗
中线（和面中线关系）	基本一致
左侧咬合关系（磨牙）	基本中性

左侧咬合关系（尖牙）	基本中性
右侧咬合关系（磨牙）	基本中性
右侧咬合关系（尖牙）	基本中性
锁𬌗（异位、扭转等）	31舌倾，37近舌扭转，12–42对刃
其他口内情况（畸形舌尖舌窝、过小牙等）	无
Bolton分析（3–3）	79.5%
Bolton分析（6–6）	92.3%
牙齿情况（氟斑牙、釉质发育不全等）	无
𬌗平面（是否有倾斜）	无

一般影像学检查

骨性检查（关节形态初步评估，升支、体部是否对称等，生长发育评估）	双侧上颌窦底位于双侧上颌窦底壁之上，双侧下颌升支高度基本一致
牙齿异常（缺失牙、多生牙、牙根长短异常等）	未发现
预后较差的牙齿（根管治疗后，龋坏面积大、釉质发育不全等）	无
TMJ	张口度正常，开口型正常。双侧颞下颌关节区无压痛，双侧颞下颌关节区张闭口期间无明显弹响
其他影像学发现（气道、腺样体、扁桃体等）	未发现

治疗前照片：口外（图1）

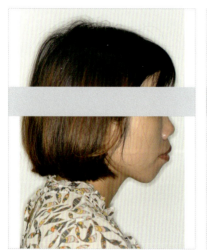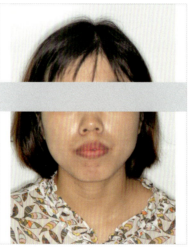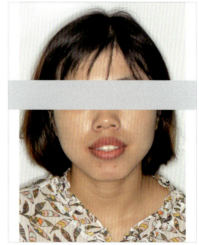

图1 治疗前口外照

治疗前照片：口内（图2）

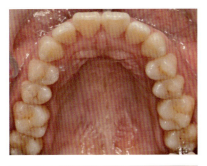 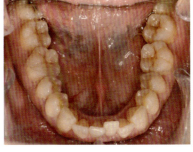

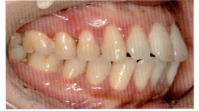 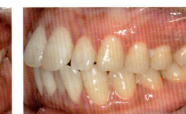

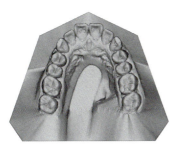 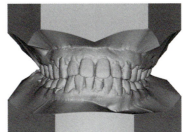 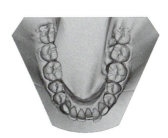

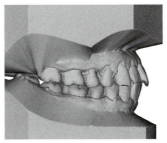 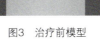 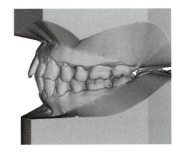

图2　治疗前口内照

治疗前模型（图3）

图3　治疗前模型

治疗前X线片（图4和图5）

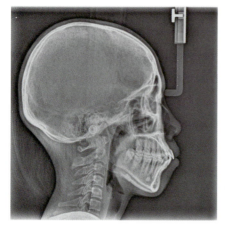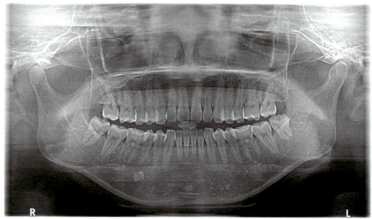

图4　治疗前头颅侧位片与全景片

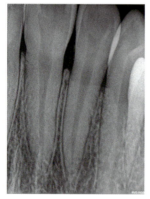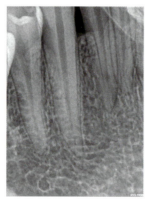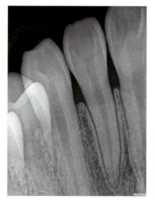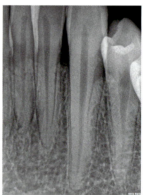

图5　治疗前根尖片：下前牙牙槽骨有轻度水平型吸收

治疗前头影测量描记图（图6）

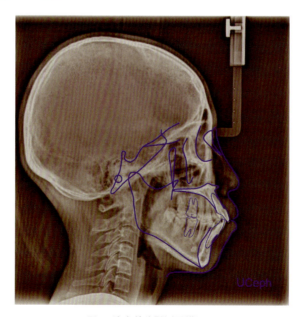

图6　治疗前头影测量描记图

治疗前头影测量分析

测量项目	治疗前	标准值	标准差
骨测量			
SNA (°)	81.8	83.0	4.0
SNB (°)	76.2	80.0	4.0
ANB (°)	5.6	3.0	2.0
Ptm-A (上颌长) (mm)	40.3	45.0	3.0
Ptm-S (上颌位置) (mm)	17.2	18.0	2.0
PP-FH (上颌平面角) (°)	3.2	4.0	3.0
PP-GoGn (矢状角) (°)	31.2	21.0	4.0
OP-SN (°)	17.5	19.0	4.0
Go-Pog (mm)	69.6	73.0	4.0
Go-Co (mm)	50.3	56.0	4.0
Pcd-S (mm)	15.8	17.0	3.0
MP-SN (°)	43.2	33.0	4.0
FH-MP (FMA下颌平面角) (°)	36.0	28.0	4.0
SGn-FH (Y轴角) (°)	69.2	64.0	3.0
NBa-PtGn (面轴角) (°)	83.0	88.0	3.0
N-ANS (上面高) (mm)	47.1	53.0	3.0
S-Go (后面高) (mm)	67.2	75.0	5.0
S-Go/N-Me (后前面高比) (%)	58.1	66.0	4.0
ANS-Me/N-Me (下前面高比) (%)	59.2	53.0	2.0
牙测量			
U1-L1 (上下中切牙角) (°)	111.0	127.0	9.0
U1-SN (°)	107.8	105.7	6.3
U1-NA (mm)	7.3	4.0	2.0
U1-NA (°)	26.0	21.0	6.0
L1-NB (mm)	12.2	6.0	2.0
L1-NB (°)	37.5	28.0	6.0
L1-FH (FMIA) (°)	45.8	57.0	7.0
U1-APo (上中切牙突距) (mm)	12.6	7.0	2.0
L1-APo (下中切牙突距) (mm)	9.5	3.0	2.0
U1-PP (mm)	31.7	28.0	2.0
U6-PP (mm)	26.4	22.0	2.0
L1-MP (mm)	46.4	40.0	2.0
L6-MP (mm)	33.3	33.0	2.0
软组织			
UL-EP (上唇位置) (mm)	3.7	2.0	2.0
LL-EP (下唇位置) (mm)	7.2	3.0	2.0
Z角 (°)	52.4	71.0	5.0
FH-N'Pog' (软组织面角) (°)	85.7	89.0	3.0
N'-SN-Pog' (软组织面突角) (°)	161.8	167.0	4.0

治疗前头影测量数据解读

ANB角度显示为骨性II类面型。下颌平面角FH-MP偏大，提示为高角面型；U1-NA角度及L1-NB角度偏大，提示上下前牙唇倾度较大；U1-L1角度较正常值范围小，提示上下前牙前突。

诊断

1. 安氏I类错𬌗畸形。

2. 骨面型II类，高角。

3. 上牙列无拥挤，下牙列轻度拥挤。

4. 前牙正常覆𬌗覆盖。

5. 上下中线基本一致。

6. 慢性牙周炎。

7. 上下唇基本位于E线前。

问题列表

1. II类高角骨面型。

2. 上下前牙前突。

3. 下牙列不齐。

4. 上下唇前突，口周肌肉紧张，闭唇困难。

治疗计划

矫治器	隐适美
拔牙牙位	14、24、34、44
支抗选择	强支抗
治疗设计：横向考虑	基本维持
治疗设计：矢状向考虑	拟内收上前牙约6mm，拟内收下前牙约4mm

治疗设计：垂直向考虑	通过压低下前牙（约2mm），前移下颌磨牙，达到下颌逆时针旋转的目的，减小下颌平面角
其他设计要点	上颌采用了G6附件组，以期达到获得磨牙最大支抗、前牙转矩良好控制的目的。对于下前牙的转矩控制，则采用在下前牙的初始状态附加5°～8°根舌向转矩，分步压低尖牙与切牙，然后整体内收，利用最后1/3矫治器纠正前牙可能存在的过度唇倾的设计
如有几个方案请都列出，列出利弊，解释选择最终方案的理由	
保持	建议长期保持

治疗进程

治疗时长	28个月
矫治器更换频率/复诊频率	每10天更换1副矫治器，平均8周左右复诊一次 共复诊17次
重启/精调次数	1次
保持时长	2个月

ClinCheck方案设计（图7）

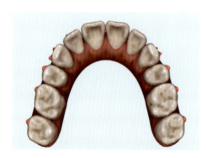
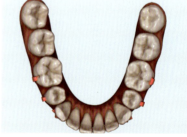
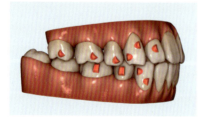
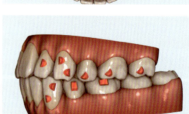
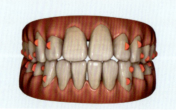
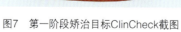

图7　第一阶段矫治目标ClinCheck截图

牙齿移动量（图8～图15）

图8　第一阶段上颌牙冠牙齿移动量

牙位	1.8	1.7	1.6	1.5	P	1.3	1.2	1.1	2.1	2.2	2.3	P	2.5	2.6	2.7	2.8
伸长(E)/压低(I), mm		0.3 E	0.3 E	0.1 I		1.5 I	1.9 I	3.3 I	3.6 I	2.9 I	2.0 I		0	0.6 E	1.2 E	
整体移动(B)/舌侧(L), mm		1.5 L	2.3 L	1.9 L		2.7 L	4.3 L	5.5 L	5.3 L	4.2 L	3.5 L		1.6 L	1.8 L	1.1 L	
整体移动 近中(M)/远中(D), mm		1.0 M	1.2 M	1.4 M		5.6 D	3.8 D	1.0 D	3.4 D	6.3 D	5.0 D		1.2 M	1.0 M	1.0 M	
扭转(M)/远中(D)		1.7°M	4.5°M	5.4°M		1.1°D	5.5°D	11.1°D	5.2°D	6.3°D	5.1°M		1.4°D	3.4°D	2.6°M	
轴倾度(M)/远中(D)		1.3°D	0.9°M	9.7°D		2.2°D	3.3°D	2.0°D	1.8°D	1.8°D	4.3°D		6.3°D	0.8°D	0.9°M	
倾斜度 唇侧(B)/舌侧(L)		0.2°B	2.2°B	1.4°L		4.1°L	6.9°L	10.9°L	10.7°L	10.4°L	4.4°L		2.6°B	7.6°B	11.9°B	

图9　第一阶段上颌牙根牙齿移动量

牙位	1.8	1.7	1.6	1.5	P	1.3	1.2	1.1	2.1	2.2	2.3	P	2.5	2.6	2.7	2.8
伸长(E)/压低(I), mm		0.3 E	0.3 E	0.1 I		1.5 I	1.9 I	3.3 I	3.6 I	2.9 I	2.0 I		0	0.6 E	1.2 E	
整体移动(B)/舌侧(L), mm		1.5 L	2.3 L	1.4 L		1.1 L	2.3 L						2.4 L	4.0 L	4.4 L	
整体移动 近中(M)/远中(D), mm		1.4 M	0.9 M	4.3 M		4.8 D	2.8 D	1.0 D	0.5 D	2.8 D	3.3 D		3.1 M	1.2 M	0.8 M	
扭转(M)/远中(D)		1.7°M	4.5°M	5.4°M		1.1°M	5.5°D	11.1°D	5.2°D	6.3°D	5.1°M		1.4°D	3.4°D	2.6°M	
轴倾度(M)/远中(D)		1.3°M	0.9°M	9.7°M		2.2°M	3.3°M	2.0°M	1.8°M	1.8°M	4.3°M		6.3°M	0.8°M	0.9°D	
倾斜度 唇侧(B)/舌侧(L)		0.2°L	2.2°L	1.4°L		4.1°B	6.9°B	10.9°B	10.7°B	10.4°B	4.4°B		2.6°L	7.6°L	11.9°L	

图10　第一阶段下颌牙冠牙齿移动量

牙位	4.8	4.7	4.6	4.5	P	4.3	4.2	4.1	3.1	3.2	3.3	P	3.5	3.6	3.7	3.8
伸长(E)/压低(I), mm	0.8 I	0.2 E	0.4 E	0.9 E		2.4 I	4.2 I	4.3 I	4.4 I	4.2 I	3.0 I		0	0.3 I	0.7 I	2.1 I
整体移动(B)/舌侧(L), mm	1.4 L	1.8 L	1.7 L	2.3 L		2.3 L	3.9 L	3.5 L	2.4 L	4.2 L	2.3 L		1.2 L	1.0 L	0.8 L	1.2 L
整体移动 近中(M)/远中(D), mm	1.4 M	1.5 M	1.7 M	1.8 M		4.2 D	2.5 D	0.7 D	0.2 D	2.3 D	4.2 D		2.1 M	2.0 M	1.9 M	1.7 M
扭转(M)/远中(D)	10.1°D	12.7°D	6.5°D	8.8°D		4.7°M	7.1°D	2.5°D	6.6°M	6.7°M	4.9°M		15.5°D	0.7°M	14.2°D	23.5°D
轴倾度(M)/远中(D)	1.1°D	1.8°D	6.2°D	11.7°D		9.8°D	1.0°D	3.6°D	4.8°M	1.3°D	9.7°D		12.8°D	5.7°D	4.8°D	7.8°M
倾斜度 唇侧(B)/舌侧(L)	0.9°L	1.8°L	1.8°L	0.2°L		1.8°L	6.9°L	3.8°L	3.4°B	6.8°L	0.2°L		0.6°B	1.8°B	4.1°B	16.7°B

图11　第一阶段下颌牙根牙齿移动量

牙位	4.8	4.7	4.6	4.5	P	4.3	4.2	4.1	3.1	3.2	3.3	P	3.5	3.6	3.7	3.8
伸长(E)/压低(I), mm	0.8 I	0.2 E	0.4 E	0.9 E		2.4 I	4.2 I	4.3 I	4.4 I	4.2 I	3.0 I		0	0.3 I	0.7 I	2.1 I
整体移动(B)/舌侧(L), mm	1.1 L	1.3 L	2.2 L	2.3 L		2.9 L	1.9 L	2.5 L	3.4 L	2.2 L	2.2 L		1.4 L	1.5 L	2.0 L	5.9 L
整体移动 近中(M)/远中(D), mm	1.7 M	2.0 M	3.5 M	5.6 M		0.7 D	2.2 D	0.3 M	1.6 D	1.9 D	0.8 D		6.3 M	3.7 M	3.3 M	0.4 D
扭转(M)/远中(D)	10.1°D	12.7°D	6.5°D	8.8°M		4.7°M	7.1°D	2.5°M	6.6°M	6.7°M	4.9°M		15.5°M	0.7°M	14.2°D	23.5°D
轴倾度(M)/远中(D)	1.1°M	1.8°M	6.2°M	11.7°M		9.8°D	1.0°M	3.6°M	4.8°M	1.3°M	9.7°M		12.8°M	5.7°M	4.8°M	7.8°D
倾斜度 唇侧(B)/舌侧(L)	0.9°B	1.8°B	1.8°B	0.2°L		1.8°L	6.9°L	3.8°L	3.4°B	6.8°B	0.2°L		0.6°L	1.8°L	4.1°L	16.7°L

图12　第二阶段上颌牙冠牙齿移动量

牙位	1.8	1.7	1.6	1.5	1.4	1.3	1.2	1.1	2.1	2.2	2.3	2.4	2.5	2.6	2.7	2.8
伸长(E)/压低(I), mm		0.2 E	0.6 E			0.3 E	0.3 E	0.4 I	0.2 I	0.5 E	0.7 E	0.6 E		0.4 E	0.1 E	
整体移动(B)/舌侧(L), mm		0.4 L	0.2 L			0.1 L	0.5 L	0.6 L	0.5 L	0.2 L	0.1 L			0.2 B	0.1 L	
整体移动 近中(M)/远中(D), mm		0.1 D	0			0.1 D	0.2 D	0.1 D	0.2 D	0.3 D	0.3 D	0.1 D		0.1 M	0	
扭转(M)/远中(D)		5.4°M	0.8°M		2.7°M	13.0°M	6.4°M	0.5°M	1.2°D	2.8°M	2.0°M	7.2°M		0.1°M	1.7°D	
轴倾度(M)/远中(D)		4.7°D	5.3°D	1.3°M	3.7°M	0.9°M	1.1°L	2.7°B	0.1°B	6.6°M	1.1°M	4.5°M		5.6°D	6.7°D	
倾斜度 唇侧(B)/舌侧(L)		5.0°L	1.6°L		0.3°B	0.9°B	1.1°L	2.7°L	4.0°B	3.1°B	2.6°B	3.4°B		3.0°B	0.6°B	

图13　第二阶段上颌牙根牙齿移动量

牙位	1.8	1.7	1.6	1.5	1.4	1.3	1.2	1.1	2.1	2.2	2.3	2.4	2.5	2.6	2.7	2.8
伸长(E)/压低(I), mm		0.2 E	0.6 E			0.3 E	0.3 E	0.4 I	0.2 I	0.5 E	0.7 E	0.6 E		0.4 E	0.1 E	
整体移动(B)/舌侧(L), mm		1.0 B	0.6 L		0.2 L	0.3 L	0.2 L	1.2 L	1.8 L	1.5 L	1.2 L	1.1 L		0.7 L	0.2 L	
整体移动 近中(M)/远中(D), mm		1.2 M	1.6 M			0.5 D	1.4 D	0.2 D	0.1 D	0.8 D	1.5 D			1.7 M	1.9 M	
扭转(M)/远中(D)		5.4°M	0.8°M		2.7°M	13.0°M	6.4°M	0.5°M	1.2°D	2.8°M	2.0°M	7.2°M		0.1°M	1.7°D	
轴倾度(M)/远中(D)		4.7°D	5.3°D	1.3°D	1.8°D	3.7°D	0.5°D	0.1°M	5.6°D	1.1°D	4.5°D			5.6°M	6.7°M	
倾斜度 唇侧(B)/舌侧(L)		5.0°L	1.6°L		0.3°L	0.9°L	1.1°B	2.7°L	4.0°B	3.1°L	2.6°B	3.4°B		3.0°L	0.6°L	

图14　第二阶段下颌牙冠牙齿移动量

牙位	4.8	4.7	4.6	4.5	4.4	4.3	4.2	4.1	3.1	3.2	3.3	3.4	3.5	3.6	3.7	3.8
伸长(E)/压低(I), mm	0	0.3 E	0.7 E		0.7 E	0.2 E	0.2 E	0	0.2 I	0.3 I	0.4 I	0.6 I		0.2 E	0.4 E	0
整体移动(B)/舌侧(L), mm	0	0	0.1 B		0.1 B	0.3 B	0.5 B	0.3 B	0.7 B	0.7 B	0.4 B	0.2 B			0.2 L	
整体移动 近中(M)/远中(D), mm	0	1.7 M	1.8 M		1.7 M	1.3 M	1.3 M	1.1 M	0.8 D	0.5 D	0.4 D			0.1 M		
扭转(M)/远中(D)	0°	2.4°D	3.2°M		0.1°M	1.8°M	0.8°M	3.7°M	4.3°D	6.0°D	12.8°D	5.2°D		4.8°D	9.0°D	0°
轴倾度(M)/远中(D)	0°	3.1°M	2.7°D		1.9°D	8.1°M	7.6°D	1.8°M	1.1°D	4.1°M	6.3°M	0.8°M		2.1°D	3.0°D	0°
倾斜度 唇侧(B)/舌侧(L)	0°	0.8°B	0.3°B		1.2°L	1.6°L	2.7°B	5.3°L	5.2°B	5.5°B	1.6°L	3.7°B		0.6°L	1.1°L	0°

图15　第二阶段下颌牙根牙齿移动量

牙位	4.8	4.7	4.6	4.5	4.4	4.3	4.2	4.1	3.1	3.2	3.3	3.4	3.5	3.6	3.7	3.8
伸长(E)/压低(I), mm	0	0.3 E	0.7 E		0.7 E	0.2 E	0.2 E	0	0.2 I	0.3 I	0.4 I	0.6 I		0.2 E	0.4 E	0
整体移动(B)/舌侧(L), mm	0	0.2 L	0.1 B		0.5 B	0.3 L	0.3 L	1.3 L	0.8 L	0.9 L	0.2 L	1.4 B		0.1 L	0.1 B	0
整体移动 近中(M)/远中(D), mm	0	2.6 M	2.6 M		2.3 M	1.5 D	0.9 D	0.6 M	0.5 D	1.6 D	2.2 D	0.3 D		0.8 M	0.9 M	0
扭转(M)/远中(D)	0°	2.4°D	3.2°M		0.1°M	1.8°M	0.8°M	3.7°M	4.3°D	6.0°D	12.8°D	5.2°D		4.8°D	9.0°D	0°
轴倾度(M)/远中(D)	0°	3.1°M	2.7°M		1.9°M	8.1°D	7.6°D	1.8°D	1.1°M	4.1°D	5.3°D	0.8°D		2.1°M	3.0°M	0°
倾斜度 唇侧(B)/舌侧(L)	0°	0.8°L	0.3°L		1.2°B	1.6°L	2.7°L	5.3°L	5.2°L	5.5°L	1.6°L	3.7°B		0.6°L	1.1°L	0°

（每图右侧"最后一步"图例：要移动量／医生／差异／牙齿基底部／冠／牙根）

牙齿移动分步（图16和图17）

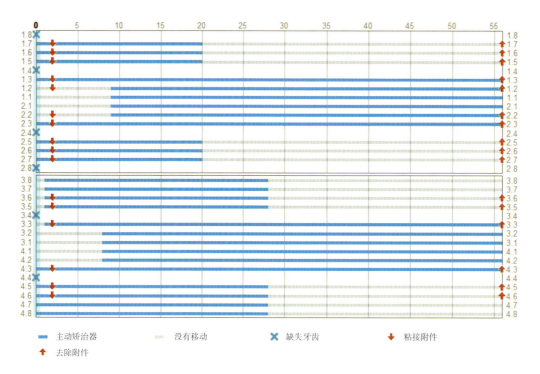

图16　第一阶段牙齿移动分步

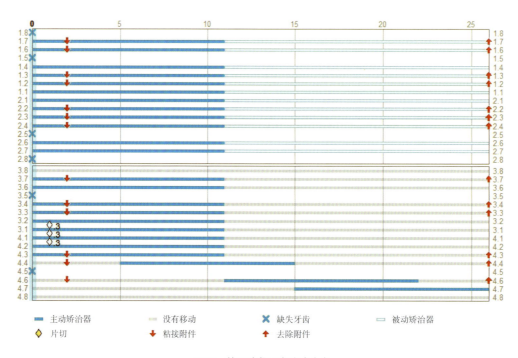

图17　第二阶段牙齿移动分步

治疗过程
Treatment

阶段关键照片、治疗中复诊的情况、临床分析和生物力学分析等（图18～图21）

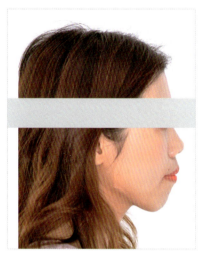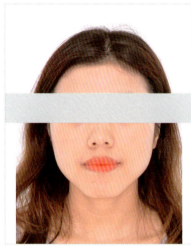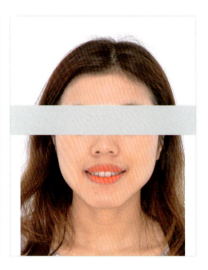

图18　第一阶段第44副矫治器口外照

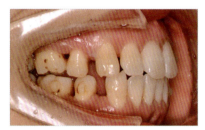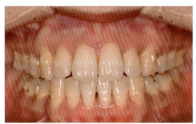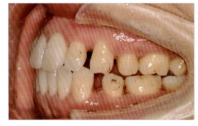

图19　第一阶段第44副矫治器口内咬合照

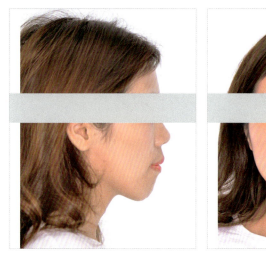
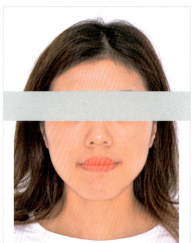
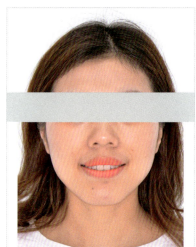

图20　第一阶段结束（第56副矫治器）微调前口外照

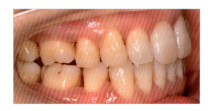
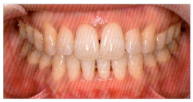
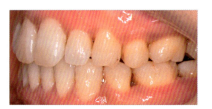

图21　第一阶段结束（第56副矫治器）微调前口内咬合照

ClinCheck方案设计（图22和图23）

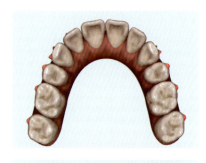
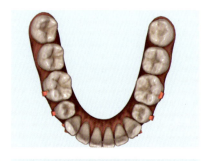

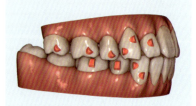
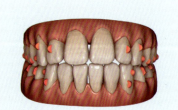
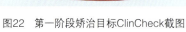
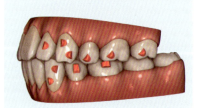

图22　第一阶段矫治目标ClinCheck截图

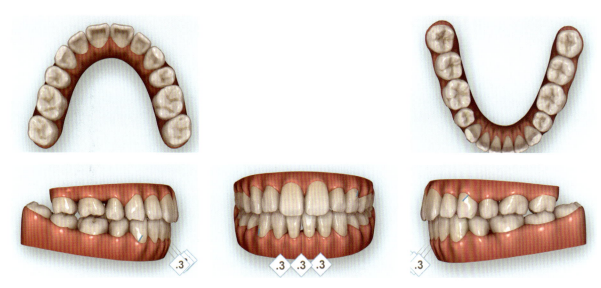

图23　第一阶段矫治后实际效果ClinCheck截图

　　从图21看来，该病例拔除上下前磨牙后，应用隐适美无托槽矫治器内收上前牙，第一阶段结束时覆𬌗覆盖属于比较理想的状态，这除了由于患者初始覆𬌗较小外，还得益于ClinCheck设计中对上前牙转矩的控制（见上颌牙齿移动量）及终末状态覆𬌗覆盖的设定，从图19与图21、图22与图23的前牙转矩对比，可看出前牙内收对前牙正转矩存在一定的消耗。

　　此病例上颌应用G6优化附件，基本能达到利用拔牙间隙进行最大化的内收，但仍存在部分问题。由图19与图20对比，患者佩戴第44副矫治器复诊的口内照可见，16存在一定程度上的支抗丢失以及后牙开𬌗的现象，这与矫治过程中设计的ClinCheck不符合，这是隐形矫治系统应用与拔牙内收病例中的常见问题，经过第二阶段微调，设计了优化伸长附件，解决了后牙开𬌗及16近中倾斜的问题。

治疗中X线片（图24和图25）

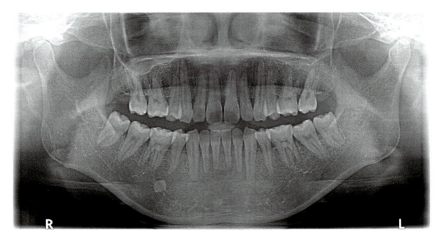

图24　第一阶段结束后全景片：上下牙列牙根基本平行

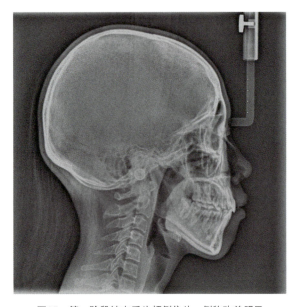

图25　第一阶段结束后头颅侧位片：侧貌改善明显

第一阶段结束后头影测量分析

测量项目	第一阶段结束	标准值	标准差
骨测量			
SNA（°）	82.8	83.0	4.0
SNB（°）	77.3	80.0	4.0
ANB（°）	5.5	3.0	2.0
Ptm-A（上颌长）(mm)	45.7	45.0	3.0
Ptm-S（上颌位置）(mm)	19.0	18.0	2.0
PP-FH（上颌平面角）（°）	4.6	4.0	3.0
PP-GoGn（矢状角）（°）	31.3	21.0	4.0
OP-SN（°）	18.5	19.0	4.0
Go-Pog（mm）	83.5	73.0	4.0
Go-Co（mm）	56.0	56.0	4.0
Pcd-S（mm）	23.2	17.0	3.0
MP-SN（°）	42.9	33.0	4.0
FH-MP（FMA下颌平面角）（°）	37.1	28.0	4.0
SGn-FH（Y轴角）（°）	70.5	64.0	3.0
NBa-PtGn（面轴角）（°）	81.4	88.0	3.0
N-ANS（上面高）(mm)	55.4	53.0	3.0
S-Go（后面高）(mm)	77.3	75.0	5.0
S-Go/N-Me（后前面高比）(%)	57.4	66.0	4.0
ANS-Me/N-Me（下前面高比）(%)	58.9	53.0	2.0
牙测量			
U1-L1（上下中切牙角）（°）	139.5	127.0	9.0
U1-SN（°）	94.6	105.7	6.3
U1-NA（mm）	3.2	4.0	2.0
U1-NA（°）	11.7	21.0	6.0
L1-NB（mm）	8.2	6.0	2.0
L1-NB（°）	23.4	28.0	6.0
L1-FH（FMIA）（°）	59.7	57.0	7.0
U1-APo（上中切牙突距）(mm)	9.7	7.0	2.0
L1-APo（下中切牙突距）(mm)	5.6	3.0	2.0
U1-PP（mm）	37.0	28.0	2.0
U6-PP（mm）	31.4	22.0	2.0
L1-MP（mm）	51.8	40.0	2.0
L6-MP（mm）	39.7	33.0	2.0
软组织			
UL-EP（上唇位置）(mm)	2.0	2.0	2.0
LL-EP（下唇位置）(mm)	4.5	3.0	2.0
Z角（°）	59.5	71.0	5.0
FH-N′Pog′（软组织面角）（°）	83.7	89.0	3.0
N′-SN-Pog′（软组织面突角）（°）	164.9	167.0	4.0

治疗后评估
Post-treatment evaluation

治疗后照片：口外（图26）

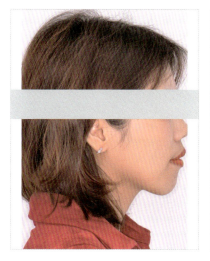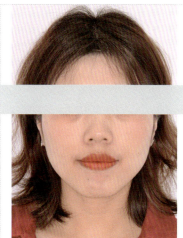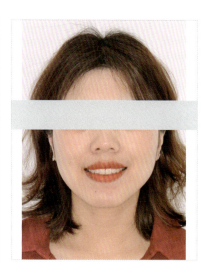

图26　治疗后口外照

治疗后照片：口内（图27）

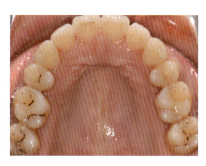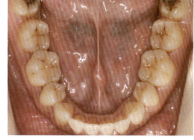
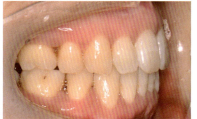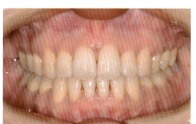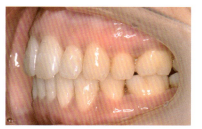

图27　治疗后口内照

治疗后模型（图28）

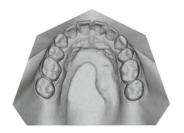
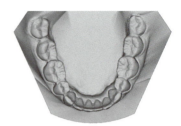

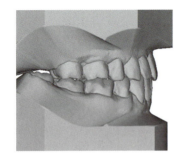
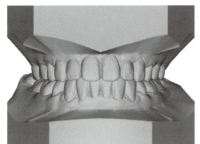
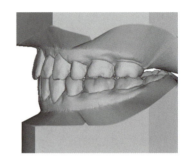

图28 治疗后模型

治疗后X线片（图29～图32）

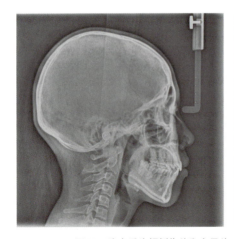
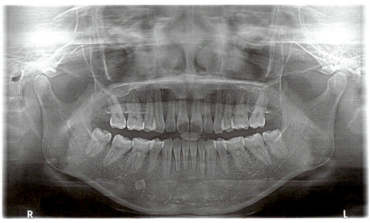

图29 治疗后头颅侧位片和全景片：侧貌改善明显，因患者拒绝拔除38、48、37、47，所以未完全竖直

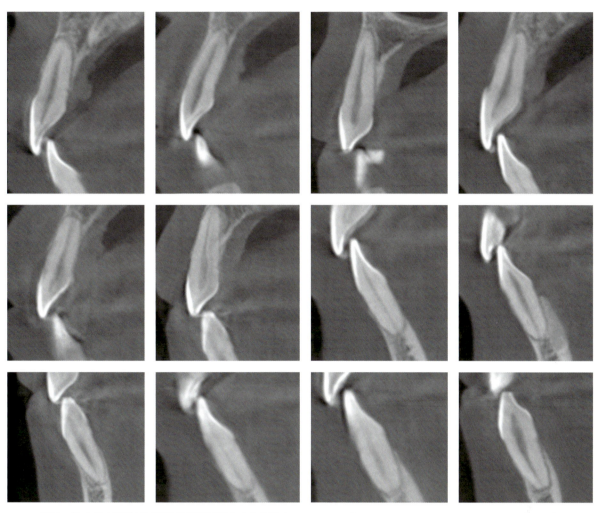

图30 治疗后上下前牙牙根均位于牙槽骨内（从左到右：11、12、13、21、22、23、31、32、33、41、42、43）

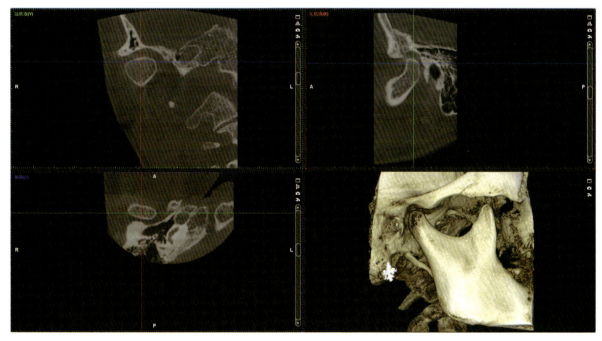

图31 右侧关节影像：关节形态、位置正常

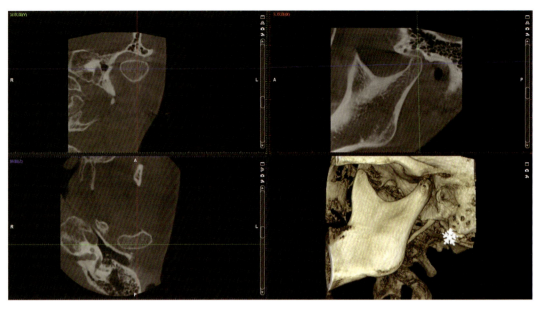

图32 治疗后左侧关节影像：关节形态、位置正常

治疗后头影测量描记图（图33）

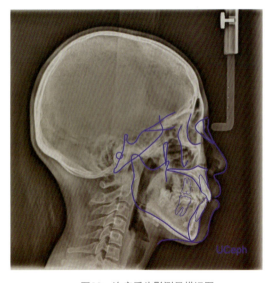

图33 治疗后头影测量描记图

治疗后头影测量分析

测量项目	治疗前	治疗后	标准值	标准差
骨测量				
SNA (°)	81.8	82.8	83.0	4.0
SNB (°)	76.2	77.7	80.0	4.0
ANB (°)	5.6	5.1	3.0	2.0
Ptm-A (上颌长) (mm)	40.3	38.9	45.0	3.0
Ptm-S (上颌位置) (mm)	17.2	17.4	18.0	2.0
PP-FH (上颌平面角) (°)	3.2	1.8	4.0	3.0
PP-GoGn (矢状角) (°)	31.2	32.3	21.0	4.0
OP-SN (°)	17.5	18.7	19.0	4.0
Go-Pog (mm)	69.6	71.0	73.0	4.0
Go-Co (mm)	50.3	49.0	56.0	4.0
Pcd-S (mm)	15.8	18.9	17.0	3.0
MP-SN (°)	43.2	41.8	33.0	4.0
FH-MP (FMA下颌平面角) (°)	36.0	34.7	28.0	4.0
SGn-FH (Y轴角) (°)	69.2	68.6	64.0	3.0
NBa-PtGn (面轴角) (°)	83.0	82.2	88.0	3.0
N-ANS (上面高) (mm)	47.1	46.6	53.0	3.0
S-Go (后面高) (mm)	67.2	66.7	75.0	5.0
S-Go/N-Me (后前面高比) (%)	58.1	58.0	66.0	4.0
ANS-Me/N-Me (下前面高比) (%)	59.2	59.5	53.0	2.0
牙测量				
U1-L1 (上下中切牙角) (°)	111.0	139.1	127.0	9.0
U1-SN (°)	107.8	96.2	105.7	6.3
U1-NA (mm)	7.3	3.0	4.0	2.0
U1-NA (°)	26.0	13.4	21.0	6.0
L1-NB (mm)	12.2	6.2	6.0	2.0
L1-NB (°)	37.5	22.5	28.0	6.0
L1-FH (FMIA) (°)	45.8	62.3	57.0	7.0
U1-APo (上中切牙突距) (mm)	12.6	8.1	7.0	2.0
L1-APo (下中切牙突距) (mm)	9.5	4.2	3.0	2.0
U1-PP (mm)	31.7	31.5	28.0	2.0
U6-PP (mm)	26.4	26.3	22.0	2.0
L1-MP (mm)	46.4	43.8	40.0	2.0
L6-MP (mm)	33.3	34.6	33.0	2.0
软组织				
UL-EP (上唇位置) (mm)	3.7	0.9	2.0	2.0
LL-EP (下唇位置) (mm)	7.2	2.8	3.0	2.0
Z角 (°)	52.4	63.6	71.0	5.0
FH-N′Pog′ (软组织面角) (°)	85.7	87.6	89.0	3.0
N′-SN-Pog′ (软组织面突角) (°)	161.8	166.1	167.0	4.0

头影重叠（图34）

治疗前（T0）：黑色

治疗后（T1）：橙色

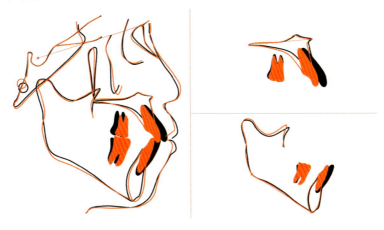

图34　头影重叠

病例总结及病例自我评价
Summary of case and self-evaluation

此病例中，患者为一名凸面型的成年女性，II类高角骨面型，安氏I类，仅下牙列轻度拥挤的双牙弓前突，改善面型的要求十分强烈。矫治方案为：拔除4颗第一前磨牙，使用隐适美无托槽隐形矫治器，最大限度内收前突的上下前牙。矫治时间是28个月，复诊17次，微调1次。全程使用隐形矫治器，未使用片段弓等固定装置，最终关闭拔牙间隙，大幅度内收上下前牙，达到紧密的尖窝交错中性咬合关系，正常的覆𬌗覆盖，满意的牙根平行度，面型改善明显，休息时口周肌肉张力自然，唇齿关系正常，达到了掩饰性治疗的目的。

该病例上前牙较直立、上下前牙牙槽嵴宽度较窄，几乎与上下前牙牙根等宽，而矫治目标要求上前牙需内收6mm左右，下前牙需平均压低2mm、内收4mm左右。该患者的解剖结构特点决定如内收上前牙过程中前牙转矩控制不当，很容易产生根尖穿越唇侧骨皮质。下前牙压低时，又需避免唇倾至唇侧骨开裂或骨开窗；下前牙内收过程中如果没有控制好前牙转矩，则可致使牙根在舌侧发生骨开窗。为避免上述风险，第一阶段3D方案设计时，上颌采用了G6附件组，以期达到获得磨牙最大支抗、前牙转矩控制良好的目的。对于下前牙的转矩控制，则采用在下前牙的初始状态附加5°～8°根舌向转矩，分步压低尖牙与切牙，然后整体内收、利用最后1/3矫治器纠正前牙可能存在的过度唇倾的设计。第一阶段结束后的X线影像检查表明，矫治设计目的基本实现，微调阶段仅需解决纠正右偏下中线、轻度后牙开𬌗及上颌第一磨牙近中倾斜，微调时无须使用牵引、片段弓等固定矫治手段即可解决，提升了患者的矫治体验。美中不足之处在于个别牙的轴倾度仍可进一步改善，但由于患者不愿意继续接受治疗，咬合关系也比较理想，故未继续纠正。

此病例第一阶段设计的终末状态覆𬌗覆盖为0mm，并预加上下前牙正转矩，内收过程中设计分步压低下前牙，第一阶段结束后，未出现磨牙甚至前磨牙大面积的开𬌗或明显的"过山车"效应，下颌平面角基本维持不变，垂直向得到了良好的控制，上下前牙大幅度内收，上下唇距离E线更靠近，鼻唇角变小，面部更协调。隐形矫治器有其自身的优缺点，矫治效果的决定因素，取决于医生的正畸专业水平。医生只有在对该矫治器特点充分了解、掌握的前提下，做到扬长避短，才能获得满意的矫治效果。

简要综述
Brief review

自20世纪40年代美国Kesling首次提出使用正位器进行正畸牙齿移动以来，经历了几十年的发展，现在已在临床上得到越来越多患者的青睐。但发展至今，对于使用无托槽隐形矫治器进行正畸减数矫治仍存在大量争议，双牙弓前突病例无托槽隐形减数治疗对大多数医生而言，仍属于困难病例，矫治过程中对前牙转矩的控制、垂直向的控制、牙齿移动的实现率、"过山车"效应的出现等仍是许多正畸医生的困扰。

虽然传统观点认为，无托槽矫治器由于材料特性及患者配合度等的限制，对前牙转矩的控制不如固定矫治器，但近期的回顾性研究对39例接受隐形矫治的前牙转矩分析结果表明，无托槽矫治中设计的前牙转矩通常可以实现，已基本能达到矫治的目标需求。一项对44例轻度拥挤病例的随机试验显示，在固定矫治及无托槽隐形矫治中对下前牙的唇倾度控制的差别无统计学意义，无托槽隐形矫治器少量、分段地移动牙齿可以减少倾斜移动的发生，同时矫治器对整个牙面施力的特性，也可能产生更靠近阻抗中心的力。Simon的研究表明，无托槽隐形矫治器对上颌切牙的转矩表达率为42%，添加Power Ridge后为49%，可考虑添加Power Ridge等设计进一步加强对前牙转矩的控制。对于前牙内收量较多的病例，可考虑预设10°～20°的冠唇向转矩（视患者具体情况而定）。

隐形矫治技术对应的适应证范围有一定限制，但其对于垂直高度的控制也有自身的优势。隐形矫治系统能够有效避免垂直高度的增加，对高角病例的矫治比固定矫治更加友好，隐形矫治器在远移磨牙的同时设计磨牙压低可避免磨牙伸长。一般病例的终末状态设置为覆𬌗覆盖1mm；深覆𬌗病例可设置覆𬌗为0mm；开𬌗病例终末状态的可设置覆𬌗为1.5～2.0mm。

无托槽隐形矫治器的刚度认为是与镍钛方丝相近，因此排齐效果让人满意，在无托槽隐形矫治器的减数矫治中，由于透明矫治器刚性不如固定矫治器，需要大量内收前牙或者前移磨牙时，"过山车"效应很容易出现，牙齿的移动并不会完全按照动画设计那么顺利，因此我们需要结合生物力学效应来考虑动画实现的可能性。有研究表明，隐形矫治器大约可以有效控制1.5mm以内的上颌磨牙整体运动。为了预防"过山车"效应的出现，设计方案时可以在前牙内收时设计蛙跳式的移动方式，预设一定量前牙的压低以便缓解牙弓纵𬌗曲线的加深。同时，G6附件的应用，备抗的概念在很大程度上预防了磨牙近中倾斜的发生。

相信随着隐形矫治器的材料与技术的不断革新，加上正畸医生的不断学习、思考与总结，无托槽隐形矫治技术作为正畸的一种工具，必将日益完善，临床应用范围也将越来越广泛。

参考文献

[1]Kesling HD. Coordinating the predetermined pattern and tooth positioner with conventional treatment[J]. Am J Orthod Oral Surg, 1946, 32:285-293.

[2]Tepedino M, Paoloni V, Cozza P, et al. Movement of anterior teeth using clear aligners: a three-dimensional, retrospective evaluation[J]. Progress in Orthod, 2018, 19(1):9.

[3]Hennessy J, Garvey T, Al-Awadhi EA. A randomized clinical trial comparing mandibular incisor proclination produced by fixed labial appliances and clear aligners[J]. Angle Orthodontist, 2016, 86(5):706-712.

[4]Fleming PS, Ama J, Nikolaos P. The effectiveness of laceback ligatures during initial orthodontic alignment: a systematic review and meta-analysis[J]. European Journal of Orthodontics, 2013, (4):539-546.

[5]Isaacson RJ, Lindauer SJ, Davidovitch M. On tooth movement[J]. Angle Orthodontist, 1993, 63(4):305-309.

[6]Simon M, Keilig L, Schwarze J, et al. Treatment outcome and efficacy of an aligner technique-regarding incisor torque, premolar derotation and molar distalization[J]. BMC Oral Health, 2014, 14(1):68.

[7]赖文莉. 浅谈无托槽隐形矫治技术减数矫治的临床体会[J]. 中华口腔医学杂志, 2017, 52(9):534-537.

[8]Ravera S, Castroflorio T, Garino F, et al. Maxillary molar distalization with aligners in adult patients: a multicenter retrospective study[J]. Progress in orthodontics, 2016, 17(1):12.

[9]Dai FF, Xu TM, Shu G. Comparison of achieved and predicted tooth movement of maxillary first molars and central incisors: First premolar extraction treatment with Invisalign[J]. Angle Orthod, 2019, 89: 679-687.

[10]Rossini G, Parrini S, Castroflorio T, et al. Efficacy of clear aligners in controlling orthodontic tooth movement: a systematic review[J]. Angle Orthod, 2015:1-9.

（熊国平）

一例双牙弓前突患者的隐适美拔牙矫治

An extraction case of an adult patient with bimaxillary protrusion treated by Invisalign system

7

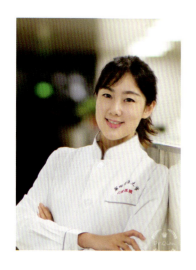

医生简介

刘倩

博士，副教授，副主任医师

空军军医大学（第四军医大学）第三附属医院正畸科

英国皇家爱丁堡牙外科学院正畸专科院士

Tweed国际正畸矫治协会中国区教官

隐适美矫治技术讲师

病例简介

该32岁成年女性为典型的双颌前突病例，上下前牙有唇倾并伴有少量开𬌗。患者自小有口呼吸习惯，伴有唇部较厚、干裂、舌体位置偏低等特征。矫治方案为拔除4颗第一前磨牙，强支抗设计，前牙最大程度内收。本病例用时较短，总疗程19个月，患者配合度良好，在第一阶段42步后顺利关闭间隙，前牙覆𬌗覆盖及转矩控制良好。精调阶段19步后达到了十分良好的咬合关系，极大地改善了患者的前突面型。值得关注的是，全程对于该成人患者口呼吸不良习惯的关注及纠正，要求患者进行高强度唇肌及舌肌训练，取得了良好的效果，易于矫治效果的长期稳定。

关键词：拔牙矫治，双牙弓前突，开𬌗，口呼吸

 扫码关注后
输入jc07
观看视频

治疗前评估
Pre-treatment evaluation

患者信息

姓名	××
性别	女
初诊年龄/出生日期	32岁/1988年
主诉	嘴突、牙齿突影响美观
病史（全身和局部，外伤、不良习惯等）	自幼有口呼吸习惯，目前尚有
其他相关病史	无

口外情况

矢状向	凸面型
垂直向	面下1/3略长，均角
横向（颧骨、下颌角、颏部对称性）	左右面部不对称，右侧丰满
软组织特征（唇厚度、唇突度等）	唇部突，闭唇时唇肌紧张；较厚，干裂
微笑（上前牙暴露量、低位、中位、高位、笑弧等）	上前牙暴露量适中，中位笑弧
放松状态及微笑时口角高低情况	双侧口角对称，高低一致

口内情况

上颌拥挤度/间隙（mm）	2
下颌拥挤度/间隙（mm）	3
切牙关系	I类
前牙覆盖（mm）	0
前牙覆𬌗（mm）	−1.5
后牙覆盖（mm）	正常
后牙覆𬌗（mm）	正常
中线（和面中线关系）	上牙列中线与面中线一致，下牙列中线较上中线偏右侧1mm

左侧咬合关系（磨牙）	I类
左侧咬合关系（尖牙）	I类
右侧咬合关系（磨牙）	III类
右侧咬合关系（尖牙）	III类
锁𬌗（异位、扭转等）	无
其他口内情况（畸形舌尖舌窝、过小牙等）	无
Bolton分析（3-3）	80.7%
Bolton分析（6-6）	92.1%
牙齿情况（氟斑牙、釉质发育不全等）	无异常
𬌗平面（是否有倾斜）	无异常

一般影像学检查

骨性检查（关节形态初步评估，升支、体部是否对称等，生长发育评估）	左侧升支长度稍长于右侧，左右升支形态不一致。头颅侧位片可见双侧下颌下缘不能重叠
牙齿异常（缺失牙、多生牙、牙根长短异常等）	18、48阻生，28、38萌出正常
预后较差的牙齿（根管治疗后，龋坏面积大、釉质发育不全等）	26根管治疗术后，16、17、26、36、37、45、46、47可见大面积充填物，18、28、38𬌗面可见明显龋坏
TMJ	双侧关节前、后、上斜面有磨损，但骨皮质表面基本连续。口外检查张大口有弹响，无疼痛、压痛、张口受限等
其他影像学发现（气道、腺样体、扁桃体等）	未见明显异常

治疗前照片：口外（图1）

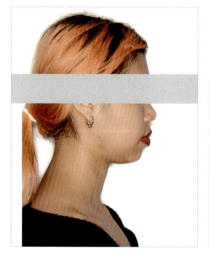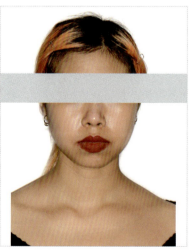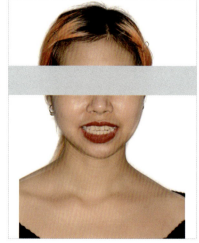

图1 治疗前口外照

治疗前照片：口内（图2）

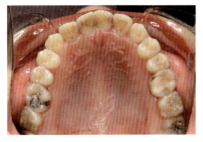
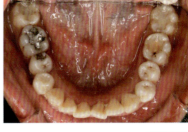
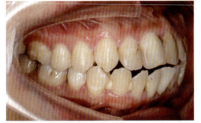
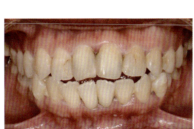
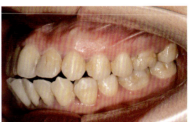

图2　治疗前口内照

治疗前模型（图3）

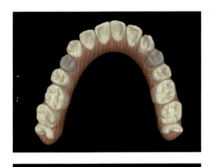
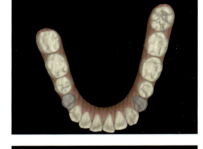
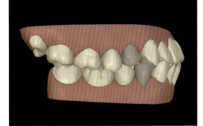
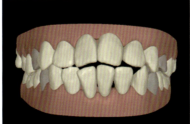
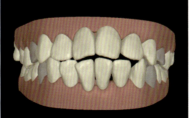
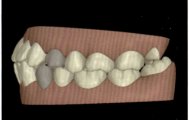

图3　治疗前模型

治疗前X线片（图4～图8）

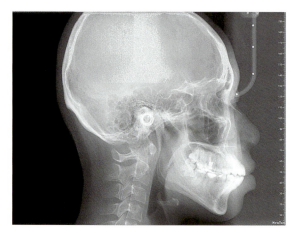

图4 治疗前头颅侧位片

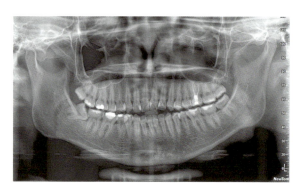

图5 治疗前全景片

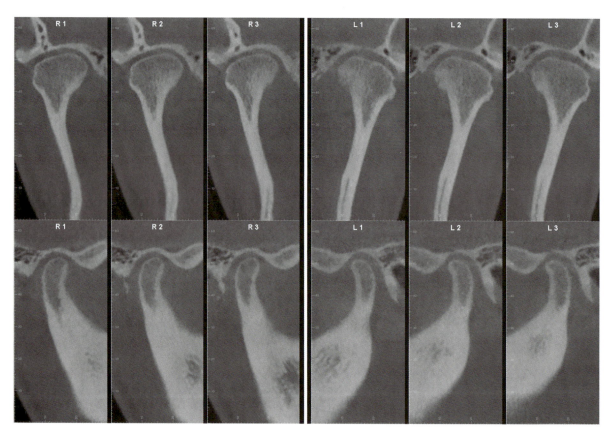

图6 双侧TMJ冠状向与矢状向切片

图7　治疗前上下前牙CBCT切片：可见上下前牙唇侧骨皮质薄，牙齿较唇倾

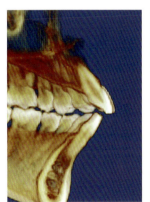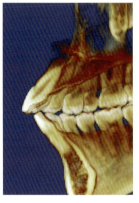

图8　治疗前11、21、31、41牙根与骨皮质关系剖面图

治疗前头影测量描记图（图9）

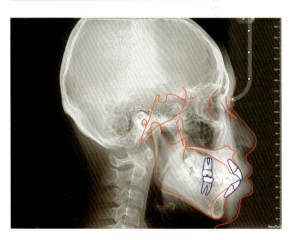

图9　治疗前头影测量描记图

治疗前头影测量分析

测量项目	治疗前	标准值
SNA (°)	83.8	82.8 ± 4.0
SNB (°)	79.5	80.1 ± 3.9
ANB (°)	4.3	2.7 ± 2.0
SND (°)	73.9	77.3 ± 3.8
U1-NA (mm)	6.9	5.1 ± 1.4
U1-NA (°)	28.4	22.8 ± 5.7
L1-NB (mm)	10.3	6.7 ± 2.1
L1-NB (°)	40.5	30.3 ± 5.8
PO-NB (mm)	-2.0	1.0 ± 1.5
U1-L1 (°)	104.4	124.2 ± 8.2
OP-SN (°)	15.1	16.1 ± 5.0
GoGn-SN (°)	32.3	32.5 ± 5.2
Wits (mm)	-1.0	-1.0 ± 1.0
FMA (°)	30.0	31.3 ± 5.0
IMPA (°)	102.9	93.9 ± 6.2
FMIA (°)	47.2	54.9 ± 6.1

治疗前头影测量数据解读

1. 骨性I类偏II类关系。

2. 上前牙稍唇倾、下前牙唇倾度较大。

3. 垂直向骨性为均角。

诊断

1. 安氏III类错殆。

2. 骨性II类错殆。

3. 双牙弓前突。

4. 开殆。

5. 18、48阻生。

6. 龋坏。

7. 牙龈炎。

问题列表

问题列表 **1**	矢状向	垂直向	水平向
牙列	磨牙III类关系 尖牙I类关系	前牙开殆	牙弓宽度基本正常
颌骨	骨II类错殆畸形	下颌后缩、偏均角	上下颌骨宽度匹配
软组织	突面型，唇部较厚	下颌稍后缩 颏部尚可	基本对称

问题列表 **2**			
TMJ	无明显 关节症状	前斜面磨损 骨表面稳定	成人 改建比较困难
不良习惯	自幼有张口呼吸	目前尚有口呼吸	需要关注及治疗
动态咬合	咬合稳定	CO-CR基本一致	不需殆位重建
心理	矫治欲望强烈，本人支持		评估：配合良好

治疗计划

矫治器	隐适美
拔牙牙位	14、24、34、44
支抗选择	强支抗设计
治疗设计：横向考虑	基本维持
治疗设计：矢状向考虑	上颌磨牙稍近移，与下颌磨牙达到I类咬合；下颌磨牙设计不移动
治疗设计：垂直向考虑	后牙垂直向维持不动，前牙内收后达到正常覆殆
其他设计要点	后牙近移设计推后
如有几个方案请都列出，列出利弊，解释选择最终方案的理由	无
保持	压膜保持器保持

治疗进程

治疗时长	19个月
矫治器更换频率/复诊频率	每7天更换1副矫治器，每隔8～10周复诊（实际患者为5个月就诊一次）
重启/精调次数	重启（精调）2次
保持时长	至今6个月

第一阶段ClinCheck方案设计（图10）

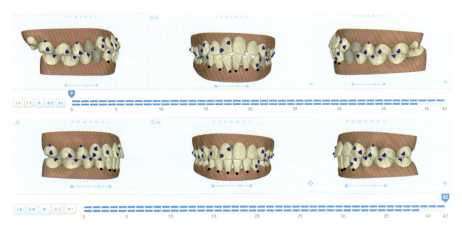

图10　第一阶段ClinCheck方案设计

牙齿移动量（图11）

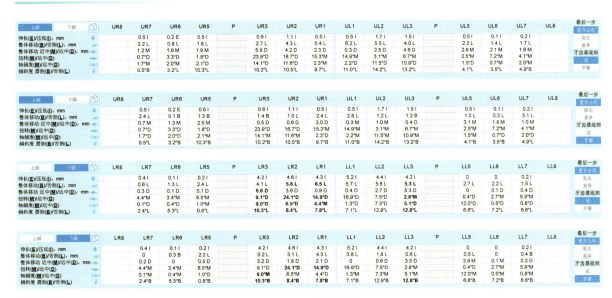

上颌

	UR8	UR7	UR6	UR5	P	UR3	UR2	UR1	UL1	UL2	UL3	P	UL5	UL6	UL7	UL8
伸长(E)/压低(I), mm		0.5 I	0.2 E	0.5 I		0.6 I	1.1 I	0.5 I	0.5 I	1.7 I	1.5 I		0.5 I	0.1 I	0.2 I	
整体移动(B)/舌侧(L), mm		2.2 L	0.8 L	1.8 L		2.7 L	4.3 L	5.4 L	6.2 L	5.5 L	4.0 L		2.2 L	1.4 L	1.7 L	
整体移动 近中(M)/远中(D), mm		1.2 M	1.9 M	1.9 M		5.9 D	4.2 D	2.3 D	0.3 D	2.5 D	4.6 D		2.6 M	2.1 M	1.6 M	
扭转(M)/近中(D)		0.7 D	3.3 D	1.8 D		23.9 D	16.7 D	15.3 M	14.9 M	3.1 M	6.7 M		2.5 M	7.2 M	4.1 M	
轴倾度(M)/远中(D)		1.7 M	2.0 M	2.1 D		14.1 D	11.6 D	2.3 D	2.2 D	11.5 D	10.9 D		1.5 D	0.7 M	2.0 M	
倾斜度 唇侧(B)/舌侧(L)		0.5 B	3.2 L	10.3 L		10.2 L	10.5 L	9.7 L	11.0 L	14.2 L	13.2 L		4.1 L	3.5 L	4.9 B	

上颌

	UR8	UR7	UR6	UR5	P	UR3	UR2	UR1	UL1	UL2	UL3	P	UL5	UL6	UL7	UL8
伸长(E)/压低(I), mm		0.5 I	0.2 E	0.5 I		0.6 I	1.1 I	0.5 I	0.5 I	1.7 I	1.5 I		0.5 I	0.1 I	0.2 I	
整体移动(B)/舌侧(L), mm		2.4 L	0.1 B	1.3 B		1.4 B	1.0 L	2.4 L	2.8 L	1.2 L	1.2 B		1.0 L	0.3 L	3.1 L	
整体移动 近中(M)/远中(D), mm		0.7 M	1.3 M	2.5 M		0.5 D	0.6 D	3.0 D	0.3 M	1.0 M	0.4 D		3.1 M	7.2 M	4.1 M	
扭转(M)/近中(D)		0.7 D	3.3 D	1.8 D		23.9 D	16.7 D	15.3 D	14.9 M	3.1 M	6.7 M		2.5 M	7.2 M	4.1 M	
轴倾度(M)/远中(D)		1.7 M	2.0 D	2.1 M		14.1 M	11.6 M	2.3 D	2.2 M	11.5 M	10.9 M		1.5 M	0.7 D	2.0 D	
倾斜度 唇侧(B)/舌侧(L)		0.5 L	3.2 B	10.3 B		10.2 B	10.5 B	9.7 B	11.0 B	14.2 B	13.2 B		4.1 B	3.5 B	4.9 L	

下颌

	LR8	LR7	LR6	LR5	P	LR3	LR2	LR1	LL1	LL2	LL3	P	LL5	LL6	LL7	LL8
伸长(E)/压低(I), mm		0.4 I	0.1 I	0.2 I		4.2 I	4.6 I	4.3 I	5.2 I	4.4 I	4.2 I		0	0	0.2 I	
整体移动(B)/舌侧(L), mm		0.6 L	1.3 L	2.4 L		4.1 L	5.6 L	6.5 L	5.7 L	5.6 L	5.3 L		2.7 L	2.2 L	1.5 L	
整体移动 近中(M)/远中(D), mm		0.3 D	0.1 D	0.1 D		6.6 D	3.6 D	0.4 D	2.7 D	5.3 D	0.4 D		0.1 D	0.4 D		
扭转(M)/近中(D)		4.4 M	3.4 M	6.5 M		9.1 D	24.1 D	14.9 D	16.9 D	7.5 D	2.8 M		0.4 D	2.7 M	5.9 M	
轴倾度(M)/远中(D)		0.1 D	0.4 D	1.0 M		9.0 D	6.5 D	4.4 M	1.3 D	7.3 D	5.1 D		12.0 D	0.5 D	0.8 D	
倾斜度 唇侧(B)/舌侧(L)		2.4 L	5.3 L	0.8 L		10.3 L	8.4 L	7.8 L	7.1 L	12.9 L	12.8 L		6.6 L	7.2 L	6.6 L	

下颌

	LR8	LR7	LR6	LR5	P	LR3	LR2	LR1	LL1	LL2	LL3	P	LL5	LL6	LL7	LL8
伸长(E)/压低(I), mm		0.4 I	0.1 I	0.2 I		4.2 I	4.6 I	4.3 I	5.2 I	4.4 I	4.2 I		0	0	0.2 I	
整体移动(B)/舌侧(L), mm		0	0.3 B	2.2 L		0.2 L	3.1 L	4.3 L	3.8 L	1.8 L	0.6 L		0.5 L	0	0.4 B	
整体移动 近中(M)/远中(D), mm		0.2 D	0.2 M			3.2 D	1.8 D	2.1 D	0.6 D	3.5 D			3.9 M	0.1 M	0.2 D	
扭转(M)/近中(D)		4.4 M	3.4 M	6.5 M		9.1 D	24.1 D	14.9 D	16.9 D	7.5 D	2.8 M		0.4 D	2.7 M	5.9 M	
轴倾度(M)/远中(D)		0.1 M	0.4 M	1.0 D		9.0 M	6.5 M	4.4 D	1.3 M	7.3 M	5.1 M		12.0 M	0.5 M	0.8 M	
倾斜度 唇侧(B)/舌侧(L)		2.4 B	5.3 B	0.8 B		10.3 B	8.4 B	7.8 B	7.1 B	12.9 B	12.8 B		6.6 B	7.2 B	6.6 B	

图11　牙齿移动量

牙齿移动分步（图12）

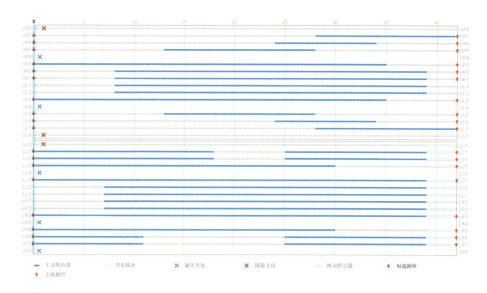

图12　牙齿移动分步

治疗过程
Treatment

第一阶段治疗中口外照（图13）

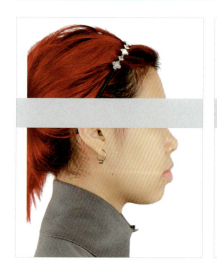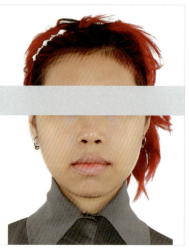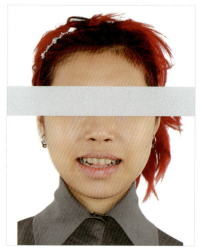

图13　第一阶段治疗中口外照

第一阶段治疗中口内照（图14）

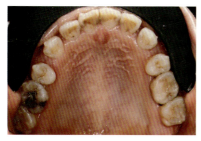
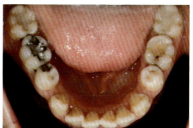
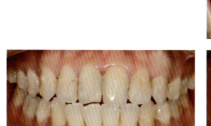
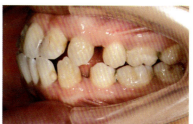

图14　第一阶段治疗中口内照

第一次重启ClinCheck方案设计（图15）

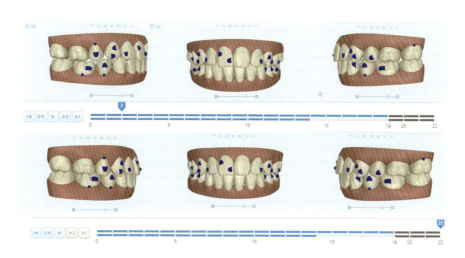

图15　第一次重启ClinCheck方案设计

第一次重启牙齿移动量（图16）

上颌 / 下颌		UR8	UR7	UR6	UR5	UR4	UR3	UR2	UR1	UL1	UL2	UL3	UL4	UL5	UL6	UL7	UL8	最后一步 复齐公司
伸长(E)/压低(I), mm			0.5 I	0.2 E	0.9 E		0.7 E	0.4 E	0.3 E	0.1 I	0.1 I	0.2 E		0.3 E	0.1 E	0.6 I		医生
整体移动(B)/舌侧(L), mm			1.9 L	0.4 L	0.5 L		0.4 L	0.8 L	0.5 L	0.7 L	0.5 L	0.3 L		0	0.4 B	0.9 L		差异
整体移动 近中(M)/远中(D), mm			0.7 D	0	0.1 D		0.1 D	0	0.2 M	0.5 D	0.8 D	1.0 D		0.8 D	0.9 D	1.2 D		牙齿基底部
扭转(M)/远中(D)			0.1 D	2.3 D	2.5 D		5.3 M	4.1 D	3.5 M	2.3 M	2.1 D	1.9 D		2.8 D	3.3 D	2.4 M		冠
轴倾度(M)/远中(D)			3.3 M	5.0 D	0.2 D		6.6 M	6.9 M	3.1 D	0.2 M	3.3 M	0.3 D		2.8 M	0.9 D	4.1 D		牙根
倾斜度 唇侧(B)/舌侧(L)			5.6 L	1.8 L	1.8 B		1.6 L	0.8 L	2.2 B	1.4 B	0.5 L	0.7 B		2.7 B	3.8 B	0.9 L		

上颌 / 下颌		UR8	UR7	UR6	UR5	UR4	UR3	UR2	UR1	UL1	UL2	UL3	UL4	UL5	UL6	UL7	UL8	最后一步 复齐公司
伸长(E)/压低(I), mm			0.5 I	0.2 E	0.9 E		0.7 E	0.4 E	0.3 E	0.1 I	0.1 I	0.2 E		0.3 E	0.1 E	0.6 I		医生
整体移动(B)/舌侧(L), mm			0.3 L	0.1 B	1.0 L		0.2 B	0.5 L	1.2 L	1.2 L	0.4 L	0.6 L		0.8 L	0.8 L	0.6 L		差异
整体移动 近中(M)/远中(D), mm			1.6 D	1.5 M	0		2.7 D	2.1 D	1.2 M	0.6 D	1.8 D	0.9 D		1.7 D	0.6 D	0		牙齿基底部
扭转(M)/远中(D)			0.1 D	2.3 D	2.5 D		5.3 M	4.1 D	3.5 M	2.3 M	2.1 D	1.9 D		2.8 D	3.3 D	2.4 M		冠
轴倾度(M)/远中(D)			3.3 D	5.0 M	0.2 M		6.6 D	6.9 D	3.1 M	0.2 D	3.3 M	0.3 M		2.8 D	0.9 M	4.1 M		牙根
倾斜度 唇侧(B)/舌侧(L)			5.6 B	1.8 B	1.8 L		1.6 B	0.8 B	2.2 L	1.4 L	0.5 B	0.7 L		2.7 L	3.8 L	0.9 B		

上颌／下颌	LR8	LR7	LR6	LR5	LR4	LR3	LR2	LR1	LL1	LL2	LL3	LL4	LL5	LL6	LL7	LL8
伸长(E)/压低(I), mm		0	0.7 E	0.9 E		0.1 I	0.3 I	0.5 I	0.7 I	0.5 I	0.1 I		0.6 E	0.4 E	0.2 E	
整体移动 颊侧(B)/舌侧(L), mm		0.2 L	0.5 B	0.3 L		0.1 L	0.3 L	0.3 L	0.1 D	0.3 D	0.2 D		0	0.5 D	0.2 M	
整体移动 近中(M)/远中(D), mm		0.2 D	0	0		0	0.1 D	0.1 D	0.1 D	0.3 D	0.2 D		0	0.2 M	0.1 D	
扭转(M)/远中(D)		1.5°D	9.2°D	2.5°M		2.3°D	9.3°D	1.3°D	0.2°D	0.4°D	5.9°D		5.5°D	5.4°D	1.2°D	
轴倾度(M)/远中(D)		3.9°D	3.9°D	3.3°M		2.1°M	4.2°M	7.8°M	3.1°D	2.6°M	2.2°D		2.3°D	6.4°D	2.4°D	
倾斜度 唇侧(B)/舌侧(L)		11.3°L	8.6°L	1.6°L		0.2°L	2.5°L	0.4°B	1.2°B	0.5°L	0.2°B		2.4°B	3.5°L	3.2°L	

（右侧"最后一步"栏：爱齐公司／医生／牙齿基底部／冠／牙根）

上颌／下颌	LR8	LR7	LR6	LR5	LR4	LR3	LR2	LR1	LL1	LL2	LL3	LL4	LL5	LL6	LL7	LL8
伸长(E)/压低(I), mm		0	0.7 E	0.9 E		0.1 I	0.3 I	0.5 I	0.7 I	0.5 I	0.1 I		0.6 E	0.4 E	0.2 E	
整体移动 颊侧(B)/舌侧(L), mm		2.9 B	3.1 B	0.8 L		0	0.4 B	0.4 L	0.4 L	0.4 L	0.1 B		0.8 L	1.5 B	0.4 B	
整体移动 近中(M)/远中(D), mm		0.9 M	1.2 M	1.1 D		0.8 D	1.4 D	2.3 D	0.8 M	1.1 D	0.6 M		0.7 M	2.1 M	0.6 M	
扭转(M)/远中(D)		1.5°D	9.2°D	2.5°D		2.3°D	9.3°D	1.3°D	0.2°D	0.4°D	5.9°D		5.5°D	5.4°D	1.2°D	
轴倾度(M)/远中(D)		3.9°M	3.9°M	3.3°D		2.1°D	4.2°D	7.8°D	3.1°M	2.6°M	2.2°M		2.3°M	6.4°M	2.4°M	
倾斜度 唇侧(B)/舌侧(L)		11.3°B	8.6°B	1.6°L		0.2°B	2.5°B	0.4°L	1.2°L	0.5°B	0.2°L		2.4°L	3.5°B	3.2°B	

（右侧"最后一步"栏：爱齐公司／医生／差异／牙齿基底部／冠／牙根）

图16　第一次重启牙齿移动量

第一次重启牙齿移动分步（图17）

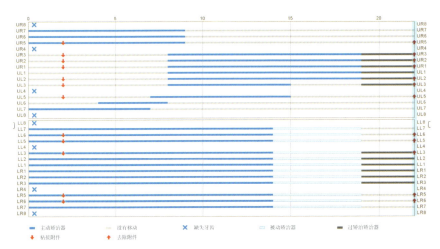

图例：主动矫治器　没有移动　缺失牙齿　被动矫治器　过矫治矫治器　粘接附件　去除附件

图17　第一次重启牙齿移动分步

第一次重启口外照（图18）

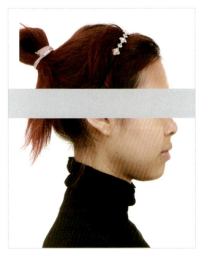
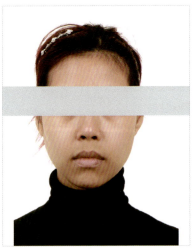
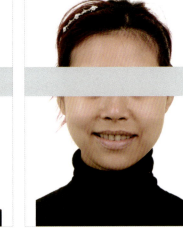

图18　第一次重启口外照

第一次重启口内照（图19）

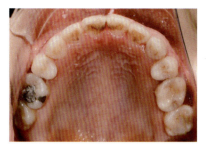
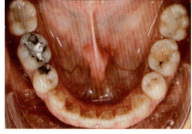
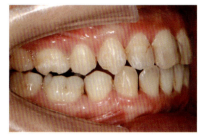
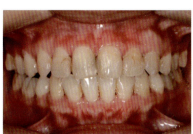
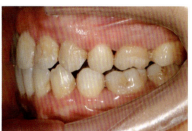

图19　第一次重启口内照

第二次重启（精调）口外照（图20）

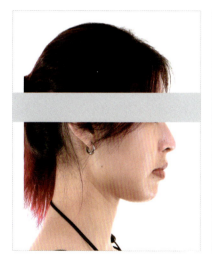
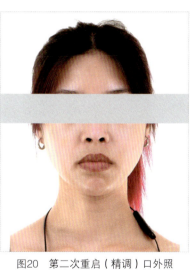

图20　第二次重启（精调）口外照

第二次重启（精调）口内照（图21）

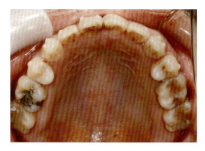
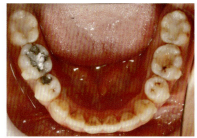
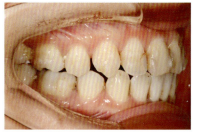
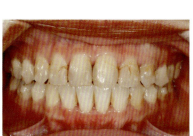
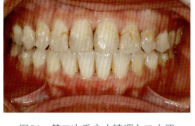
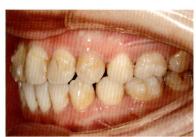

图21　第二次重启（精调）口内照

治疗后X线片（图22～图27）

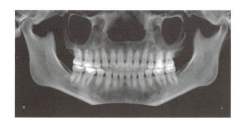

图22　治疗后全景片

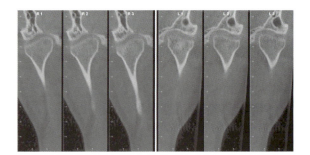

图24　治疗后关节CBCT冠状向截图

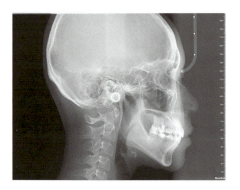

图23　治疗后头颅侧位片

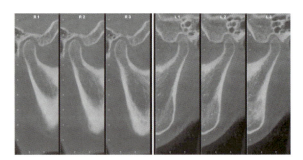

图25　治疗后关节CBCT矢状向截图

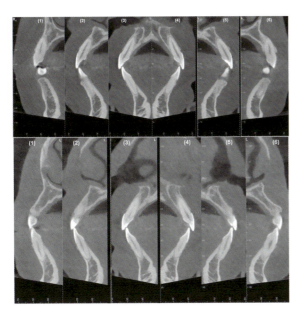

图26　治疗后上下前牙CBCT截图

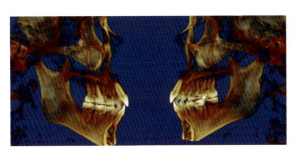

图27　治疗后11、21、31、42牙根与牙槽骨关系剖面图

治疗后头影测量分析

测量项目	治疗前	治疗后	标准值
SNA (°)	83.8	83.0	82.8 ± 4.0
SNB (°)	79.5	79.1	80.1 ± 3.9
ANB (°)	4.3	4.2	2.7 ± 2.0
SND (°)	73.9	74.1	77.3 ± 3.8
U1-NA (mm)	6.9	4.3	5.1 ± 1.4
U1-NA (°)	28.4	19.5	22.8 ± 5.7
L1-NB (mm)	10.3	8.5	6.7 ± 2.1
L1-NB (°)	40.5	27.6	30.3 ± 5.8
PO-NB (mm)	-2.0	-1.5	1.0 ± 1.5
U1-L1 (°)	104.4	129.3	124.2 ± 8.2
OP-SN (°)	15.1	14.2	16.1 ± 5.0
GoGn-SN (°)	32.3	32.9	32.5 ± 5.2
Wits (mm)	-1.0	-0.8	-1.0 ± 1.0
FMA (°)	30.0	30.9	31.3 ± 5.0
IMPA (°)	102.9	92.0	93.9 ± 6.2
FMIA (°)	47.2	57.1	54.9 ± 6.1

头影重叠（图29）

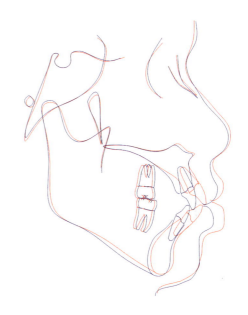

图29　头影重叠

治疗后头影测量描记图（图28）

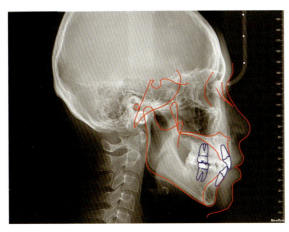

图28　治疗后头影测量描记图

治疗后评估
Post-treatment evaluation

治疗后照片：口外（图30）

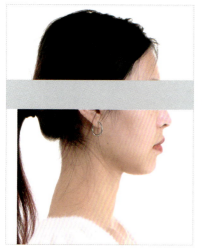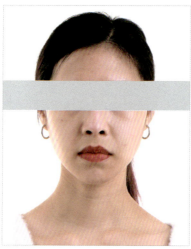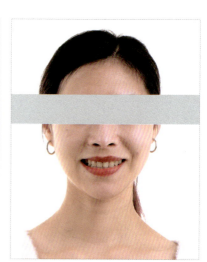

图30　治疗后口外照

治疗后照片：口内（图31）

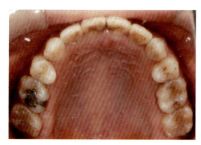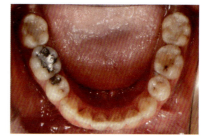

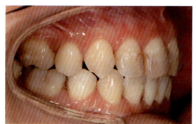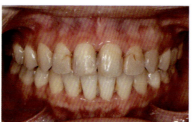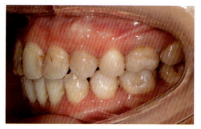

图31　治疗后口内照

治疗后模型（图32）

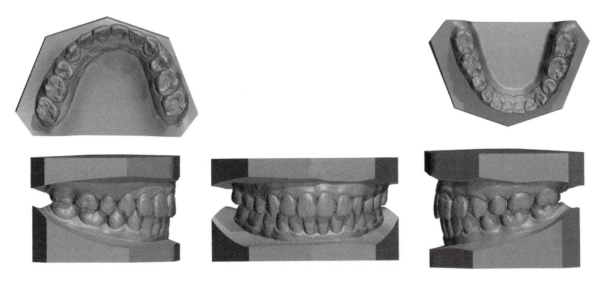

图32　治疗后模型

治疗前后口外照对比（图33）

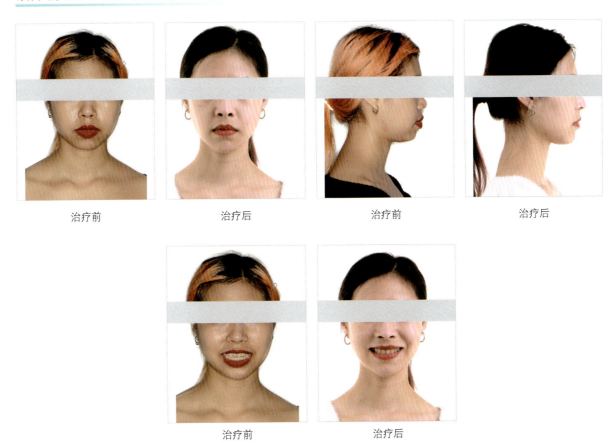

治疗前　　　　　　治疗后　　　　　　治疗前　　　　　　治疗后

治疗前　　　　　　治疗后

图33　治疗前后口外照对比

治疗前后3D面像扫描对比（图34）

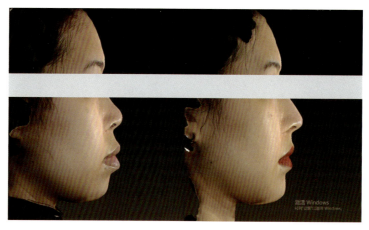

图34　治疗前后3D面像扫描对比

3D面像重叠对比，系统分析面部软组织变化（图35）

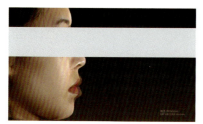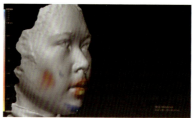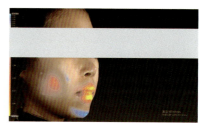

图35　3D面像重叠对比，系统分析面部软组织变化

矫治过程中牙齿移动效率进展评估（图36～图42）

操作方法：

选取牙齿移动的关键阶段，第一阶段作为进展评估对象：共42步，戴42副重启。

评估第42步的牙齿设计及口内牙齿移动结果之间的差异。

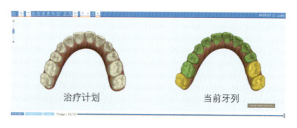

图37　上颌牙列对比，后牙宽度控制欠佳

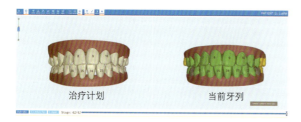

图36　前牙移动效率较高

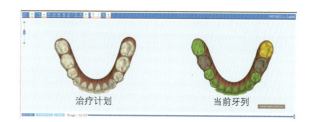

图38　下颌牙列移动效率表达较好

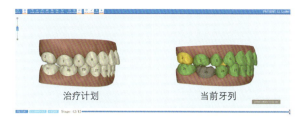

图39　17舌侧移动欠佳　　　　　　　　　　图40　26、27舌侧移动欠佳

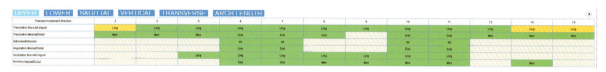

图41　上颌牙列分析

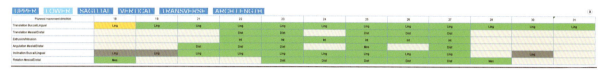

图42　下颌牙列分析

病例总结及病例自我评价
Summary of case and self-evaluation

　　该病例为一例成人女性双突患者，要求改善牙齿及唇部突度。治疗前诊断分析后可见为骨性I类偏II类，口内情况牙列却为安氏III类；上下前牙唇倾，前牙段开𬌗1.5mm左右，舌体较大，经问诊及进一步检查后发现患者常年具有口呼吸习惯，上下唇较厚、外翻，唇部干裂；影像学检查显示双侧升支发育不对称，双侧髁突有明显磨耗，目前处于稳定期。

　　对该患者的矫治方案为拔除4颗第一前磨牙，采用强支抗内收前牙。患者前牙唇倾和小开𬌗利于抵制内收过程中的"过山车"效应。

ClinCheck方案设计中启用G6方案，对前牙内收和后牙倾斜度控制良好，第一阶段42步基本完成治疗目标。精调时19步，进一步调整了牙齿排列及咬合关系。治疗全程仅19个月，精调2次，高效、圆满地完成了既定矫治目标。其中全程要求患者进行高强度肌功能训练以及夜间封口贴治疗口呼吸习惯，取得了很大程度的改善，在后期的保持中要求患者定时复查，进一步克服口呼吸及不良舌体位置，才能达到更稳定的治疗效果。

简要综述
Brief review

1. 无托槽隐形矫治牙移动效率研究的变化

（1）拔牙病例增加影响研究结果

近20年来，关于无托槽隐形矫治牙齿移动效率的探讨从未停止，并且经常将隐形矫治与固定矫治进行对比。曾经的研究中对牙齿移动方式做以区分，认为隐形矫治器对解除拥挤和压低更易，而扭转和伸长更难，尤其对控制牙根转矩以及整体移动较难。2005年前后没有隐形矫治牙移动效率相关的系统评价报道，Deju也认为隐形矫治器对牙根的控制十分不理想。10年后则发生了很大的变化，2014年的一篇综述中认为，隐形矫治和固定矫治的病例的完成度方面没有明显差异；2015年Li总结了隐形矫治器对前牙控制中，认为隐形矫治器对压低和颊舌向的倾斜非常有效，但是对前牙转矩的控制较难。其另外一篇报道中对拔牙矫治的成年患者研究后发现固定和隐形矫治在牙齿排列、边缘嵴、咬合关系、覆盖、邻接关系和牙根平行度上没有差别，但在咬合解除和颊舌向倾斜度控制中出现差异，对于咬合关系和覆盖研究的结果也有所变化；然而Ke等认为，Li的报道中选取样本为52名拔牙矫治的成年患者，而拔牙这种方式会有利于覆盖的调整。近年的多篇研究可见，由于拔牙病例纳入临床研究样本数量的增加，对牙移动效率研究的结果有很大影响。可见，随着隐形矫治器材料、配套技术的革新，以及对难度较大病例的应用增加，其在牙移动效率的实现率上要重新考量。

（2）本研究小组认为横向控制需引起更多关注

无托槽隐形矫治器扩弓的移动效率：早在2001年，Vlaskalic报道隐形矫治横向扩弓后可以解除牙列拥挤，改善牙弓形态，但扩弓范围应控制在2～4mm。Houle对隐形矫治设计及实际牙移动对比后发现上颌牙弓、下颌牙弓扩展的平均实现率分别为72.8%、87.7%，其中牙尖处为98.9%，牙齿横向扩展主要以倾斜移动为主，扩展效率从牙弓前端到后端逐渐降低。郭泾教授等研究隐形矫治器对上颌第一磨牙、第一前磨牙和尖牙牙尖处的平均扩弓效率分别是68.31%、73.27%和76.1%，认为牙根的解剖形态和牙槽骨骨皮质厚度是造成扩弓效率从前牙段到后牙段逐渐降低的主要原因，并指出，治疗前牙根的转矩设计可以减小扩弓时出现的牙齿颊向倾斜。Kassas等通过对牙齿模型评分（MGS）发现隐形矫治器在颊舌向控制方面不如固定矫治器，后牙段的表现尤为明显。然而对于拔牙病例，由于要匹配前牙段牙弓常需要缩弓，本研究小组在前期对拔牙病例前后进行系统进展评估以及3D牙移动测量研究后发现，对2mm以上的横向扩弓和缩弓的实现率在30%～60%之间（未报道结果），目前正在进行大样本拔牙临床病例的研究中。

2. 更换频率、治疗时间与稳定性

目前通常使用的矫治器更换频率在7～14天。有报道认为，正畸牙齿移动造成的组织修复可能发生在7～14天，不建议在3周之内频繁加力。但是隐形矫治器的加力为每2周或者更多频率，这是造成倾斜移动以及复发的重要原因。另外，有学者认为，非拔牙病例中隐形矫治器能够很好地控制牙齿倾斜移动，但是这在后期的保持中其复发率要高于固定矫治。关于治疗时间，一篇Meta分析文章结果显示，在轻到中等难度的病例中，隐形矫治比固定矫治时间短，还能减少椅旁的操作时间，但文章报道的是非拔牙病例。Li认为在治疗时间上，隐形矫治拔牙病例要比固定多44%的时间。本病例的矫治时间仅19个月，在第一阶段佩戴基本完毕后进行了重启，除与医生较好的方案设计有关，还与患者的密切配合密不可分。

3. 拔牙矫治对成人女性患者面部软组织的影响

（1）面部软组织测量设备的发展

经历了结构光技术、激光扫描测量技术、CBCT技术后，目前立体摄影技术由于其快门时间短、迅速获得图像、便于使用等成为目前最先进的技术，其中3dMD面部系统是各大院校和研究机构较多选择的研究系统。近期，随着3D图像获取设备的动态发展，可移动式

3D成像系统受到临床医生的青睐，其对图像的捕捉也不仅局限于静态图像的获取而是动态图像的捕捉，使得到的图像信息更加写实。如可移动扫描仪FastSCAN利用Polhemus系统来定位被扫描物体的影像，以及本病例中使用的Vectra 3D成像系统等，可获得面部12万个点的信息，极大提高了3D图像的准确性；并且其配套的软件系统可以精准测量面部软组织的变化量。

（2）正畸拔牙后患者面部软组织变化

有学者认为，无论拔牙还是非拔牙治疗，患者的颊部丰满度均下降，拔牙与非拔牙组之间并没有明显统计学差异。也有人提出，拔牙会增加面部凹陷。目前对正畸治疗后面部软组织变化的影响因素主要有以下几个方面：①对矫治器适应性较低。戴固定矫治器后患者疼痛、进食困难等导致面部出现消瘦凹陷，并且成人的适应能力较青少年相比更弱，所以发生率较高。②垂直高度的变化可能造成面部变化。有学者认为拔除第一前磨牙后会导致患者垂直高度的降低，还有学者认为青少年无论拔牙还是非拔牙矫治都会使面部垂直距离增加，影响面部丰满度；而成人拔牙患者的垂直向变化与非拔牙患者无任何差别。③第二磨牙是否纳入治疗。第二磨牙的纳入可能会加大后牙区的垂直向高度，有人推测成人面部软组织的变化与第二磨牙的排齐有关，造成了面部的拉长。本研究小组的前期研究认为，在正畸3个月时面部的变化就已经出现，此时矫治初

期第二磨牙未纳入治疗，而且非拔牙治疗中很少会发生后牙垂直向的改变，所以垂直高度可能不是主要原因（未发表结果）。④牙弓宽度缩窄不会导致软组织变化。有报道认为，拔牙矫治会导致牙弓缩窄，从而减小颊旁间隙。但是Gianelly等多数研究者认为，拔牙矫治不会造成牙弓前段与后段的缩窄，甚至可以增大尖牙间宽度；即使设计缩窄的牙弓也不会对面部软组织造成影响。⑤女性年龄影响因素。有研究提到中年女性与青年女性面部比较有明显的改变，但是短期内年轻成人女性的面部变化并不明显，本研究小组在前期研究中发现未正畸自然人群面部软组织在2年中几乎无变化，而正畸后女性面部凹陷明显，所以正畸治疗中出现的面部软组织改变还是与正畸因素相关（未发表结果）。⑥咀嚼效率下降。Henrikson及Akeel都认为正畸治疗过程中，患者的咀嚼效率会明显下降，在正畸结束后患者的咀嚼效率会明显加强和正常人无区别，正畸当中影响咀嚼效率是最为明显的因素。⑦面部脂肪分布变化。Rohrich等的观点认为，肌肉的松弛张力下降是造成面部软组织向下移位的原因。随着时间的推移，面部表情肌的反复收缩也会影响下方脂肪的分布情况。综上可见，正畸拔牙矫治可能通过影响患者咀嚼效率、面部脂肪分布、增龄性变化等来影响面部软组织形态。但是目前尚未有研究对隐形矫治拔牙病例后面部软组织变化的大样本报道，本研究小组在正畸治疗对面部软组织影响结果的基础上，已对隐形矫治拔牙病例后的相关病例进行了收集和数据测量，旨在为拔牙对女性脸形影响率做出进一步探究。

参考文献

[1]Djeu G, Shelton C, Maganzini A. Outcome assessment of Invisalign and traditional orthodontic treatment compared with the American Board of Orthodontics objective grading system[J]. American Journal of Orthodontics & Dentofacial Orthopedics, 2005, 128(3):292–298; discussion 298.

[2]Zheng M, Liu R, Ni Z, et al. Efficiency, effectiveness and treatment stability of clear aligners: A systematic review and meta–analysis[J]. Orthod Craniofac Res, 2017, 20(3):127–133.

[3]Esfahanian V, Shamami MS. Relationship between osteoporosis and periodontal disease: review of the literature[J]. Journal of Dentistry, 2012, 9(4):256–264.

[4]Li WH, Wang SM, Zhang YZ. The effectiveness of the Invisalign appliance in extraction cases using the the ABO model grading system– a multicenter randomized controlled trial[J]. Int J Clin Exp Med, 2018, 8(5):8276–8282.

[5]Rossini G, Parrini S, Castroflorio T, et al. Efficacy of clear aligners in controlling orthodontic tooth movement: a systematic review[J]. The Angle orthodontist, 2015, 85(5):881–889.

[6]Ke Y, Zhu Y, Zhu M. A comparison of treatment effectiveness between clear aligner and fixed appliance therapies[J]. BMC Oral Health, 2019, 19(1):24.

[7]Vlaskalic V, Boyd R. Orthodontic treatment of a mildly crowded malocclusion using the Invisalign System[J]. Australian Orthodontic Journal, 2001, 17:41–46.

[8]Houle JP, Piedade L, Todescan R, et al. The predictability of transverse changes with Invisalign[J]. The Angle orthodontist, 2017, 87(1):19–24.

[9]Zhou N, Guo J. Efficiency of upper arch expansion with the Invisalign system[J]. The Angle orthodontist, 2020, 90(1):23-30.

[10]Kassas W, Al-Jewair T, Preston CB, et al. Assessment of Invisalign treatment outcomes using the ABO Model Grading System[J]. Journal of the World Federation of Orthodontists, 2013, 2(2):e61-e64.

[11]Proffit WR, Fields HW, Sarver DM. Contemporary orthodontics[M]. 2000, 296-361, 594-614.

[12]Kuncio D, Maganzini A, Shelton C, et al. Invisalign and traditional orthodontic treatment postretention outcomes compared using the American Board of Orthodontics objective grading system[J]. The Angle orthodontist, 2007, 77(5):864-869.

[13]Lane C, Harrell W. Completing the 3-dimensional picture[J]. American journal of orthodontics and dentofacial orthopedics, 2008, 133(4):612-620.

[14]Chan B, Auyeung J, Rudan JF, et al. Intraoperative application of hand-held structured light scanning: a feasibility study[J]. Int J Comput Assist Radiol Surg, 2016, 11(6):1101-1108.

[15]靳远, 李炜鹏, 杨艳, 等. 正畸治疗对成年女性颊部丰满度影响的初步研究[J]. 中华口腔正畸学杂志, 2015, 22(1):24-27.

[16]Wyatt WE. Preventing adverse effects on the temporomandibular joint through orthodontic treatment[J]. American Journal of Orthodontics and Dentofacial Orthopedics, 1987, 91(6):493-499.

[17]Kumari M, Fida M. Vertical facial and dental arch dimensional changes in extraction vs. non-extraction orthodontic treatment[J]. J Coll Physicians Surg Pak, 2010, 20(1):17-21.

[18]Paquette DE, Beattie JR, Johnston LE. A long-term comparison of nonextraction and premolar extraction edgewise therapy in "borderline" Class II patients[J]. American Journal of Orthodontics & Dentofacial Orthopedics, 1992, 102(1):1-14.

[19]董作英, 刘东旭, 王铁军,等. 拔牙与非拔牙矫治前后牙弓宽度的变化[J]. 上海口腔医学, 2007, 16(4):355-357.

[20]Gianelly AA. Arch width after extraction and nonextraction treatment[J]. American journal of orthodontics and dentofacial orthopedics, 2003, 123(1):25-28.

[21]Henrikson T, Ekberg EC, Nilner M. Can orthodontic treatment improve mastication? A controlled, prospective and longitudinal study[J]. Swedish Dental Journal, 2009, 33(2):59-65.

[22]Akeel R, Nilner M, Nilner K. Masticatory efficiency in individuals with natural dentition[J]. Swed Dent J Suppl, 1992, 16(5):191-198.

[23]Rohrich RJ, Pessa PJ, Ristow B. The youthful cheek and the deep medial fat compartment[J]. Plast Reconstr Surg, 2008, 121:2107-2112.

（刘倩，高洁）

双颌前突的拔牙矫治一例

Premolar extraction
treatment of
bimaxillary protrusion
with Invisalign system

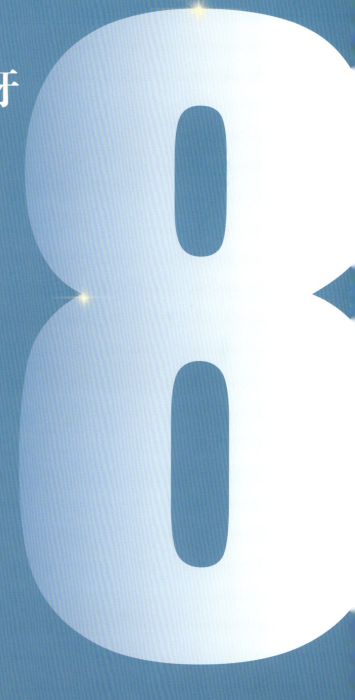

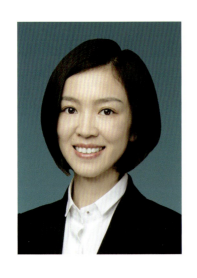

医生简介

关心

北京大学口腔正畸学临床医学、理学双博士

赛德阳光口腔医疗培训总监

中国隐适美（Invisalign）白金医生、资深认证讲师

中国隐适美（Invisalign）中心主任、首席培训专家

病例简介

患者主诉嘴突、没下巴，希望通过矫治改善面型。通过设计减数4颗第一前磨牙，并使用隐适美G6 SmartForce技术，在未使用种植体支抗的情况下，最大程度内收上下前牙，使患者侧貌得到了有效改善，并最终获得了良好且稳定的咬合结果。患者常年在国外读书，治疗期间复诊间隔至少为12个月，因此矫治器的设计制作的副数需要结合复诊周期，以保证患者在国外一直有可佩戴的矫治器。尽管总疗程略长，但在长时间不复诊的情况下，矫治依然可以顺利进行，这是传统固定矫治无法比拟的。

关键词：隐适美矫治系统，前突，拔牙矫治

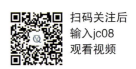

扫码关注后
输入jc08
观看视频

治疗前评估
Pre-treatment evaluation

患者信息

姓名	××
性别	男
初诊年龄/出生日期	23岁/1993年10月22日
主诉	嘴突，没下巴
病史（全身和局部，外伤、不良习惯等）	无特殊
其他相关病史	无特殊

口外情况

矢状向	上颌前突，下颌后缩
垂直向	面下1/3较短
横向（颧骨、下颌角、颏部对称性）	面部基本对称
软组织特征（唇厚度、唇突度等）	嘴唇较厚、外翻
微笑（上前牙暴露量、低位、中位、高位、笑弧等）	中位笑线
放松状态及微笑时口角高低情况	放松状态时双侧嘴角高度基本一致，微笑时左侧嘴角高于右侧

口内情况

上颌拥挤度/间隙（mm）	拥挤1.5mm
下颌拥挤度/间隙（mm）	4
切牙关系	I类
前牙覆盖（mm）	4
前牙覆𬌗（mm）	2
后牙覆盖（mm）	1.5
后牙覆𬌗（mm）	0.5~2
中线（和面中线关系）	上颌中线与面中线一致，下颌中线右偏1mm
左侧咬合关系（磨牙）	中性

左侧咬合关系（尖牙）	中性
右侧咬合关系（磨牙）	中性
右侧咬合关系（尖牙）	中性
锁𬌗（异位、扭转等）	无
其他口内情况（畸形舌尖舌窝、过小牙等）	无
Bolton分析（3–3）	76.2%
Bolton分析（6–6）	89.0%
牙齿情况（氟斑牙、釉质发育不全等）	无
𬌗平面（是否有倾斜）	无

一般影像学检查

骨性检查（关节形态初步评估，升支、体部是否对称等，生长发育评估）	髁突形态基本正常，双侧升支长度基本对称，下颌体部基本对称
牙齿异常（缺失牙、多生牙、牙根长短异常等）	无特殊
预后较差的牙齿（根管治疗后，龋坏面积大、釉质发育不全等）	无特殊
TMJ	无特殊
其他影像学发现（气道、腺样体、扁桃体等）	无特殊

治疗前照片：口外（图1）

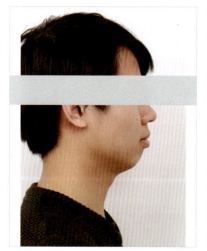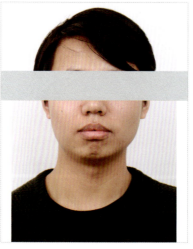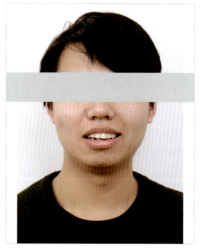

图1　治疗前口外照

治疗前照片：口内（图2）

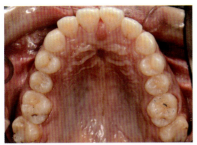
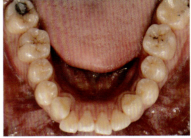
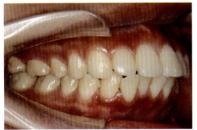
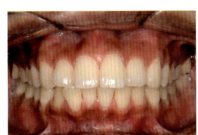
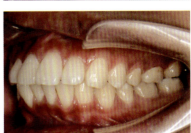

图2 治疗前口内照

治疗前模型（图3）

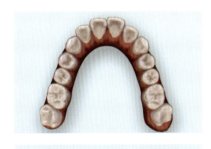
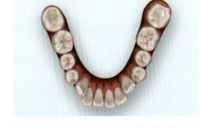
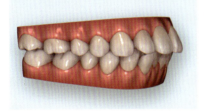
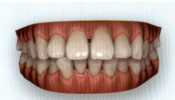
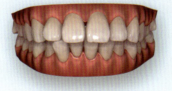
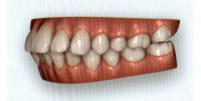

图3 治疗前模型

治疗前X线片（图4）

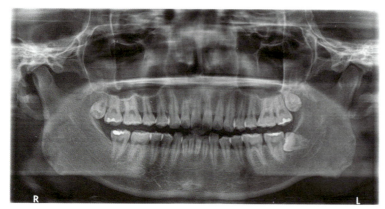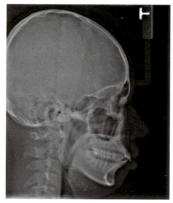

图4 治疗前全景片和头颅侧位片

治疗前头影测量描记图（图5）

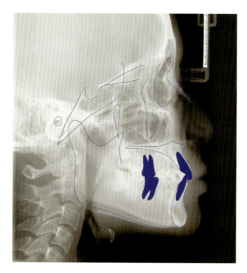

图5 治疗前头影测量描记图

治疗前头影测量分析

测量项目	治疗前	标准值	标准差
SNA (°)	85.5	83.0	4.0
SNB (°)	80.9	80.0	4.0
ANB (°)	4.5	3.0	2.0
FH-N' Pg' (S.T. Facial Angle) (°)	87.2	85.0	3.0
NA-PO (convexity) (°)	8.8	6.0	4.0
U1-NA (mm)	20.9	5.0	2.0
U1-NA (°)	21.6	23.0	5.0
L1-NB (mm)	26.4	7.0	2.0
L1-NB (°)	47.3	30.0	6.0
U1-L1 (Interincisal Angle) (°)	96.6	124.0	8.0
U1-SN (°)	117.0	106.0	6.0
SN-MP (°)	25.0	30.0	6.0
IMPA (L1-MP) (°)	121.4	97.0	6.0
Y轴角 (SGn-FH) (°)	62.4	64.0	2.0
PO-NB (mm)	1.3	4.0	2.0

治疗前头影测量数据解读

头影测量分析中，出现异常的数值包括：

1. U1-NA距的测量值大于2倍标准差，U1-SN角的测量值大于1倍标准差。这2项提示上颌切牙存在过度前突及唇倾。

2. L1-NB距、L1-NB角、IMPA，这3项测量值均大于2倍标准差，提示下切牙存在过度前突及唇倾。

3. U1-L1角，测量值小于2倍标准差，同样提示上下切牙过度唇倾。

4. Po-NB距小于1倍标准差，提示颏部发育不足。

诊断

安氏I类。

问题列表

1. 凸面型，双颌前突。

2. 上下切牙过度唇倾。

治疗计划

矫治器	隐适美（Invisalign Full）
拔牙牙位	14、24、34、44
支抗选择	强支抗，颌内支抗
治疗设计：横向考虑	维持初始磨牙宽度
治疗设计：矢状向考虑	最大量内收上下前牙
治疗设计：垂直向考虑	不伸长上下前牙，维持初始覆𬌗
其他设计要点	无
如有几个方案请都列出，列出利弊，解释选择最终方案的理由	无
保持	透明压膜保持器

治疗进程

治疗时长	36个月
矫治器更换频率/复诊频率	每7～10天更换1副矫治器，每隔52周复诊
重启/精调次数	2次
保持时长	12个月

牙齿移动量（上颌牙冠，上颌牙根，下颌牙冠，下颌牙根）（图6）

Teeth (crown)	1.7	1.6	1.5	1.3	1.2	1.1	2.1	2.2	2.3	2.5	2.6	2.7
Extrusion/Intrusion, mm	0	0.2 E	0.1 E	2.4 I	4.6 I	5.5 I	6.0 I	4.6 I	2.9 I	0.2 I	0.2 E	0.2 I
Translation Buccal/Lingual	0.9 L	0.1 L	0.4 L	3.0 L	7.1 L	8.5 L	8.9 L	6.6 L	3.8 L	0.6 L	0	0.9 L
Translation Mesial/Distal	0.1 D	0.4 M	0.3 M	7.5 D	5.0 D	2.4 D	1.3 D	4.3 D	6.6 D	0.3 M	0.2 M	0.3 D
Rotation, °	0.7 D	0.3 M	1.3 D	1.0 M	13.5 D	3.9 D	3.5 M	0.3 M	9.5 M	9.4 M	0.1 M	0.2 D
Angulation, °	1.9 D	0.1 M	7.4 D	5.1 D	4.9 D	6.5 D	3.2 D	5.6 D	2.1 D	1.5 D	0.1 M	2.1 D
Inclination, °	4.6 L	0	2.4 L	1.6 L	13.0 L	7.9 L	8.4 L	10.1 L	9.7 L	1.7 L	0	4.5 L

Teeth (crown)	3.7	3.6	3.5	3.3	3.2	3.1	4.1	4.2	4.3	4.5	4.6	4.7
Extrusion/Intrusion, mm	0.1 E	0.1 E	0.1 E	3.0 I	5.0 I	6.2 I	6.1 I	5.3 I	2.6 I	0	0	0.1 E
Translation Buccal/Lingual	0.7 L	0.3 B	0.7 L	1.8 L	6.8 L	7.4 L	6.9 L	7.6 L	2.1 L	0.9 L	0.5 B	0
Translation Mesial/Distal	0.4 M	0.4 M	0.7 M	6.8 D	3.7 D	1.7 D	0.3 D	2.1 D	6.5 D	0.4 M	0.2 M	0
Rotation, °	5.9 D	2.7 M	2.1 M	8.9 D	3.8 M	17.9 D	3.3 D	5.0 D	7.0 M	11.1 M	16.7 M	0
Angulation, °	0.1 D	0.1 D	5.3 D	2.1 D	1.9 M	3.5 D	0.1 D	3.3 M	5.0 D	0.7 M	0.1 M	0
Inclination, °	0.1 L	0.1 L	8.8 L	11.1 L	10.7 L	14.7 L	13.4 L	18.2 L	11.5 L	12.2 L	0.1 L	0.1 L

Teeth (root)	1.7	1.6	1.5	1.3	1.2	1.1	2.1	2.2	2.3	2.5	2.6	2.7
Extrusion/Intrusion, mm	0	0.2 E	0.1 E	2.4 I	4.6 I	5.5 I	6.0 I	4.6 I	2.9 I	0.2 I	0.2 E	0.2 I
Translation Buccal/Lingual	0.4 B	0.1 L	0.3 B	2.4 L	3.0 L	6.1 L	6.4 L	3.5 L	0.1 L	0.1 L	0	0.5 B
Translation Mesial/Distal	0.4 M	0.3 M	2.6 M	5.5 D	3.5 D	0.4 D	0.3 D	2.6 D	5.8 D	0.8 M	0.2 M	0.3 M
Rotation, °	0.7 D	0.3 M	1.3 D	1.0 M	13.5 D	3.9 D	3.5 M	0.3 M	9.5 M	9.4 M	0.1 M	0.2 D
Angulation, °	1.9 M	0.1 D	7.4 M	5.1 M	4.9 M	6.5 M	3.2 M	5.6 M	2.1 M	1.5 M	0.1 D	2.1 M
Inclination, °	4.6 B	0	2.4 B	1.6 B	13.0 B	7.9 B	8.4 B	10.1 B	9.7 B	1.7 B	0	4.5 B

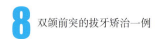

Teeth (root)	3.7	3.6	3.5	3.3	3.2	3.1	4.1	4.2	4.3	4.5	4.6	4.7
Extrusion/Intrusion, mm	0.1 E	0.1 E	0.1 E	3.0 I	5.0 I	6.2 I	6.1 I	5.3 I	2.6 I	0	0	0.1 E
Translation Buccal/Lingual	0.7 L	0.3 B	2.1 B	2.2 B	3.7 L	3.2 L	3.0 L	2.5 L	2.1 B	3.1 B	0.5 B	0
Translation Mesial/Distal	0.4 M	0.4 M	2.3 M	6.0 D	4.2 D	0.8 D	0.3 D	3.0 D	4.7 D	0.2 M	0.1 M	0
Rotation, °	5.9 D	2.7 M	2.1 M	8.9 D	3.8 M	17.9 D	3.3 D	5.0 D	7.0 M	11.1 M	16.7 M	0
Angulation, °	0.1 M	0.1 M	5.3 M	2.1 M	1.9 D	3.5 M	0.1 M	3.3 D	5.0 M	0.7 D	0.1 D	0
Inclination, °	0.1 L	0.1 L	8.8 L	11.1 L	10.7 L	14.7 L	13.4 L	18.2 L	11.5 L	12.2 L	0.1 L	0.1 L

图6 牙齿移动量

牙齿移动分步（图7）

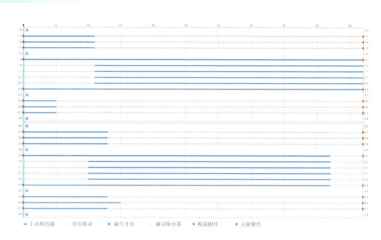

图7 牙齿移动分步

治疗过程
Treatment

阶段关键照片、治疗中复诊的情况、临床分析和生物力学分析等（图8和图9）

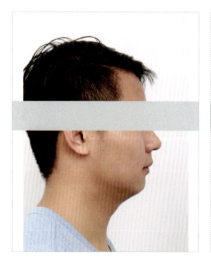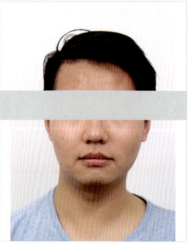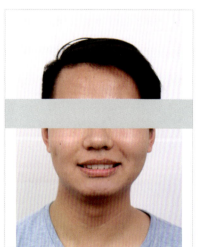

图8

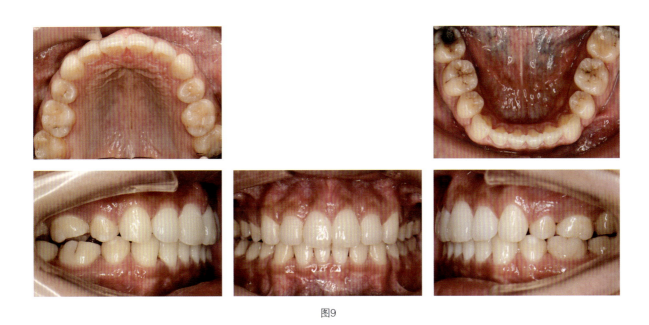

图9

患者在初次佩戴矫治器1个月后即出国，再次回国已戴完全部矫治器。可以看到上下牙列排齐，拔牙间隙完全关闭，前牙覆𬌗略加深，左侧尖牙及磨牙关系良好，右侧上下颌磨牙略向近中倾斜。

ClinCheck方案设计（图10）

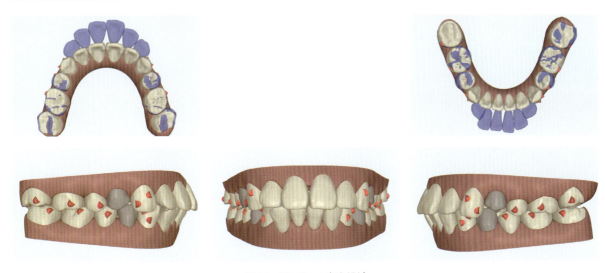

图10　ClinCheck方案设计

治疗后X线片（图11）

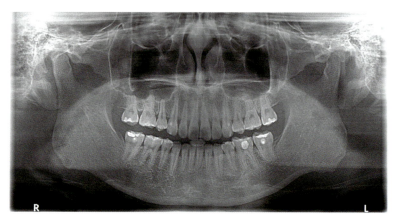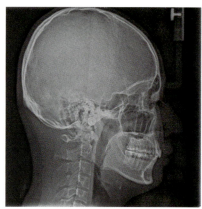

图11　治疗后全景片和头颅侧位片

治疗后头影测量描记图（图12）

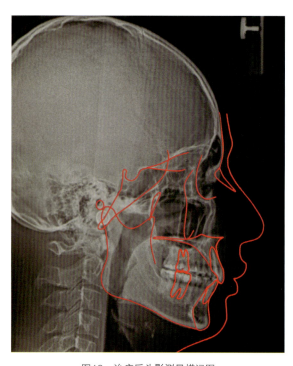

图12　治疗后头影测量描记图

治疗后头影测量分析

测量项目	治疗前	治疗后	标准值	标准差
SNA (°)	85.5	83.8	83.0	4.0
SNB (°)	80.9	81.2	80.0	4.0
ANB (°)	4.5	2.6	3.0	2.0
FH-N′Pg′ (S.T. Facial Angle) (°)	87.2	85.3	85.0	3.0
NA-PO (convexity) (°)	8.8	3.4	6.0	4.0
U1-NA(mm)	20.9	8.9	5.0	2.0
U1-NA (°)	21.6	17.2	23.0	5.0
L1-NB (mm)	26.4	11.0	7.0	2.0
L1-NB (°)	47.3	28.9	30.0	6.0
U1-L1 (Interincisal Angle) (°)	96.6	131.2	124.0	8.0
U1-SN (°)	117.0	101.0	106.0	6.0
SN-MP (°)	25.0	24.5	30.0	6.0
IMPA (L1-MP) (°)	121.4	103.3	97.0	6.0
Y轴角 (SGn-FH) (°)	62.4	64.5	64.0	2.0
PO-NB (mm)	1.3	4.0	4.0	2.0

头影重叠（图13）

治疗前（T0）：蓝色

治疗后（T1）：红色

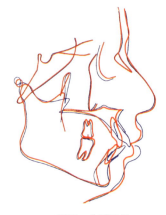

图13　头影重叠

治疗后评估
Post-treatment evaluation

治疗后照片：口外（图14）

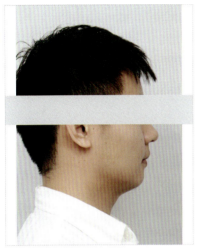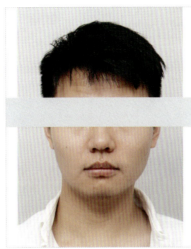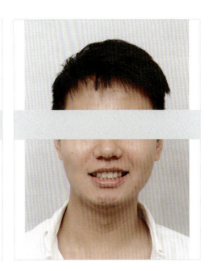

图14　治疗后口外照

治疗后照片：口内（图15）

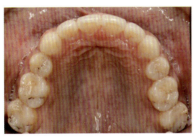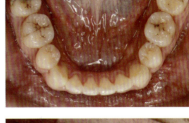

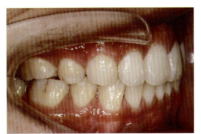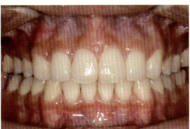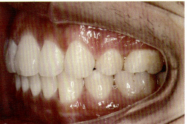

图15　治疗后口内照

治疗后模型（图16）

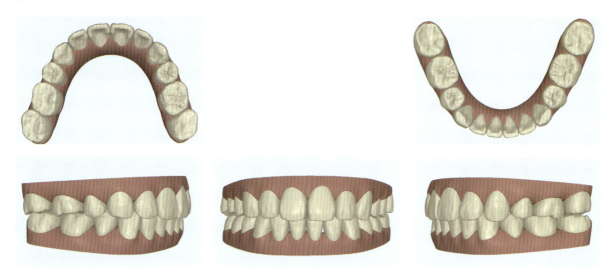

图16 治疗后模型

治疗后1年保持照片：口外和口内（图17和图18）

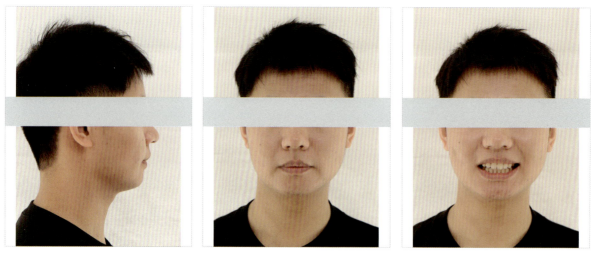

图17 保持期口外照

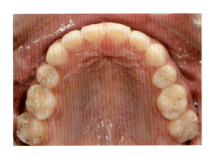
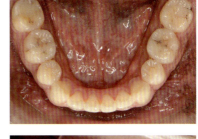
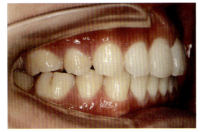
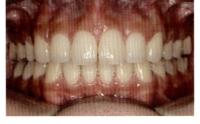
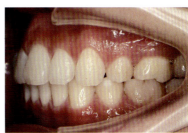

图18　保持期口内照

病例总结及病例自我评价
Summary of case and self-evaluation

本病例使用了G6 SmartForce技术，最大程度内收上下前牙。在未辅助种植体支抗的情况下，上下前牙得到了有效的内收，使患者的面型得到了显著的改善。最终的口内咬合状态良好，前牙覆殆覆盖正常，上下前牙转矩得到了有效控制，维持了原本的中性磨牙及尖牙关系。

本病例治疗前的主要问题是上下前牙过度前突，从而导致凸面型，放松状态下嘴唇闭合不全，影响美观。治疗前上下牙有轻度拥挤，前牙覆殆覆盖基本正常，全口牙临床冠高度正常，牙根平行度无异常，根据患者的主诉设计减数4颗第一前磨牙，因此，从治疗难度上，并不属于复杂病例。但因为患者长期不在国内，没有办法常规复诊监控，因此，初始的治疗方案设计以及患者的配合就显得尤为重要。在第一阶段矫治器佩戴期间，患者会定期按照要求拍摄口内照片，虽然医生并不能根据治疗进度来调整方案，但可以和患者保持良好的沟通，并不断鼓励患者遵医嘱佩戴矫治器，这对于矫治的成功也是必不可少的。在矫治器副数设计方案上，要考虑患者的复诊间隔，可以适当放慢牙齿移动速度，从而保证患者一直有矫治器可以佩戴。

总的来说，本病例提示我们，不太复杂的隐适美拔牙矫治病例，在患者不能定期复查的情况下，只要方案设计合理、患者配合良好，最终也能取得良好的效果。

简要综述
Brief review

双颌前突是一类临床中常见的错𬌗畸形，这类错𬌗畸形以上下颌牙前突，同时伴有开唇露齿为主要表现。双颌前突对患者的颜面美观有着较为严重的影响，同时有可能出现一定程度的心理影响。双颌前突在不同人群中均较为多见。双颌前突患者的临床特点主要表现为上下颌切牙明显前突唇倾，口唇部外翻或突出，双唇常突出于E线前方；若合并唇功能不良，当患者强行闭合口唇时，口周围肌群明显紧张，颏唇沟消失；若合并有颏部的相对后缩，则更加重了鼻、唇、颏三者之间的不协调性，影响患者的面部外形。双颌前突患者的口腔牙列可以表现为磨牙中性关系，轻度骨性II类关系，均角或者高角型的下颌生长型。对于双颌前突患者，正畸治疗的目标通常为回收上下前牙，从而改善唇部突度。为了最大限度地回收前牙，正畸医生通常会设计减数4颗第一前磨牙，并且使用最大支抗。隐形无托槽矫治技术（Invisalign System）在1999年于美国问世，并应用于口腔临床中，至今全球已经有超过400万的患者使用。近年来该矫治器应用发展迅速，矫治范围也得到不断地拓展。从最开始的仅仅治疗轻度拥挤或少量散在间隙等简单病例，不断改进牙齿移动的程序与矫治精度，其适应证范围也逐渐拓宽。由于双颌前突病例

拔牙矫治的治疗过程需要远距离移动牙齿，期间涉及控根、前牙转矩控制以及后牙强支抗等一系列问题，长时间以来都被视为隐适美矫治的困难病例。然而有研究显示，我国的正畸治疗中需要拔牙矫治的比例高达50%～60%，这一点与欧美国家差异较大。如何通过运用隐形矫治技术高效成功地治疗双颌前突病例，对该技术在我国的普及推广具有重要意义。

隐形矫治技术是无托槽隐形矫治技术的一种，相比传统的固定矫治技术，在美观、舒适和易于清洁等方面有较大优势。而在移动牙齿的机制上，也同样与固定矫治技术有很大不同。隐形矫治技术问世十几年来，从短距离单向移动少数牙齿、治疗轻度拥挤等简单错𬌗畸形，慢慢向有效控制长距离的三维方向牙齿移动，治疗深覆𬌗、开𬌗和牙齿前突等复杂错𬌗畸形方向发展。由于双颌前突的拔牙矫治需要较长距离移动多颗牙齿，治疗过程中涉及前牙转矩控制、整体移动、前牙压低、下颌曲线整平、尖牙控根、后牙直立，后牙加强支抗以及垂直向控制等多个难度较高的牙齿移动，相当长时间内被视为隐形矫治中较为困难的一部分。

隐形矫治牙齿移动特点与传统唇侧固定矫治技术有较大不同。固定矫治技术在关闭拔

牙间隙过程中，较硬的正畸弓丝作为牙齿移动的导轨和支撑，可有效避免牙齿倾斜移动。无托槽隐形矫治器材料质地较软，且对牙齿的固位作用弱于正畸弓丝，在关闭拔牙间隙的过程中，更易发生上前牙伸长、上前牙舌倾、下前牙舌倾、尖牙牙冠远中倾斜、前磨牙与磨牙压低及近中倾斜等一系列牙齿移动，也即"过山车"效应。上前牙的伸长以及下前牙的舌倾不仅可造成下颌曲线加深，还可引起前牙早接触和后牙区开𬌗。前磨牙、磨牙的近中倾斜和压低不仅可影响后牙咬合关系，还可使后牙区矫治器不贴合，从而降低后牙支抗。为纠正隐形矫治中出现的上述问题，部分医生需借助片段弓等传统固定矫治技术直立已倾斜的牙齿。然而，片段弓的使用可影响患者矫治期间的舒适度，增加口腔清洁难度，而修剪矫治器的同时也会降低其对牙齿的固位。因此，在方案设计阶段要保证支抗的合理设计，灵活运用优化附件，回收阶段遵循多数牙推动少数牙原则，前牙适度设计过矫治及合理运用Power Ridge附件。矫治过程中重视医患沟通，避免由于患者配戴不良造成的牙齿移动不到位。复诊检查时重点监控上述可能出现问题的牙位，适时应用种植体支抗和颌间牵引等加强支抗的临床方法。总的来说，通过合理的方案设计和复诊监控，运用隐适美矫治技术在拔牙矫治的治疗中，也可以取得良好的效果。

参考文献

[1]Bills DA, Handelman CS, BeGole EA. Bimaxillary dentoalveolar protrusion: traits and orthodontic correction[J]. Angle Orthod, 2005, 75(3):333–339.

[2]Tan TJ. Profile changes following orthodontic correction of bimaxillary protrusion with a preadjusted edgewise appliance[J]. Int J Adult Orthodon Orthognath Surg, 1996, 11(3):239–251.

[3]Scott SH, Johnston LE. The perceived impact of extraction and nonextraction treatments on matched samples of African American patients[J]. Am J Orthod Dentofacial Orthop, 1999, 116(3):352–360.

[4]Rosa RA, Arvystas MG. An epidemiologic survey of malocclusions among American Negroes and American Hispanics[J]. Am J Orthod, 1978, 73(3): 258–273.

[5]Lew K. Profile changes following orthodontic treatment of bimaxillary protrusion in adults with the Begg appliance[J]. Eur J Orthod, 1989, 11(4):375–381.

[6]Farrow AL, Zarrinnia K, Azizi K. Bimaxillary protrusion in black Americans–an esthetic evaluation and the treatment considerations[J]. Am J Orthod Dentofacial Orthop, 1993, 104(3):240–250.

[7]Dandajena TC, Nanda RS. Bialveolar protrusion in a Zimbabwean sample[J]. Am J Orthod Dentofacial Orthop, 2003, 123(2):133–137.

[8]McLaughlin, Bennett, Trevisi . 系统化正畸治疗技术[M]. 曾祥龙译. 天津: 天津科技翻译出版公司, 2002, 139–140.

[9]Orhan C. Tuncay . 口腔正畸无托槽隐形矫治临床指南[M]. 白玉兴译 . 北京: 人民军医出版社, 2008, 193–204.

[10]Schupp W, Haubrich J. Aligner orthodontics[M]. Chicago: QuintessencePublishing, 2016:134–136.

（关心）

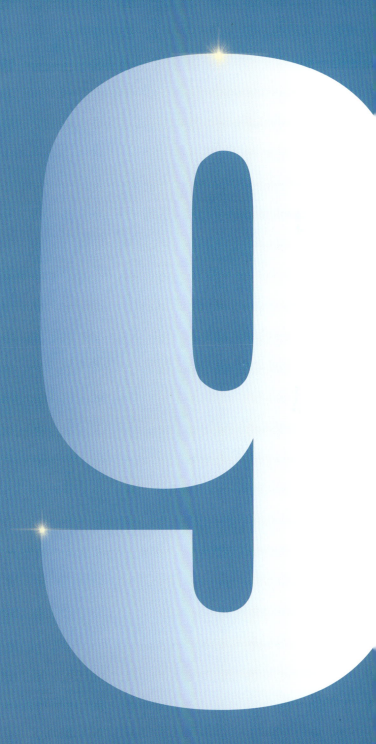

开张型下颌后旋患者的隐形拔牙矫治

Extraction treatment of a hyperdivergent case

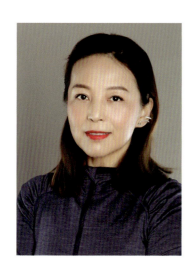

医生简介

郭泾

口腔正畸学博士，教授，主任医师，临床博士生导师

杭州医学院特聘教授，硕士生导师

宁波口腔医院集团院长

中华口腔正畸专业委员会常务委员

病例简介

患者女性；于2015年7月初诊；主诉嘴突。

诊断：1. III度深覆盖，骨性I类；2. 下颌顺时针生长倾向。

治疗计划：1.口腔卫生宣教，牙周基础治疗。2.拔除14、24、34、44。3. 排齐整平上下牙列，上前牙内收4～5mm，压低上前牙2mm以控制前牙良好的覆𬌗和上切牙暴露量；压低下前牙，其矢状向位置需直立2mm；建立中性尖牙磨牙关系。4. 精调。5. 保持。

ClinCheck方案设计：排齐整平，上磨牙中度以上支抗，整体内收并压低。下颌磨牙弱支抗，压低下前牙，其矢状向位置需直立2mm。患者于2015年9月初戴矫治器，佩戴至35副矫治器，牙齿基本排齐整平；拔牙间隙尚未完全关闭但所剩间隙不多；尖牙关系尚未达到理想的I类关系。

2017年8月重新收集数据，生产设计附加矫治器，关闭剩余间隙，调整尖牙磨牙咬合关系至I类。佩戴至2019年10月结束。

关键词：垂直生长型，可视化治疗目标，隐形矫治

扫码关注后
输入jc09
观看视频

治疗前评估
Pre-treatment evaluation

患者信息

姓名	××
性别	女
初诊年龄/出生日期	19岁
主诉	自觉牙突，前来矫治
病史（全身和局部，外伤、不良习惯等）	慢性鼻炎，夜磨牙 青霉素过敏，11外伤牙折
其他相关病史	无

口外情况

矢状向	凸面畸形
垂直向	下颌顺时针生长/下颌后旋
横向（颧骨、下颌角、颏部对称性）	左侧面部较丰满，颧骨平宽，右侧颧骨窄高；左侧下颌角宽，右侧下颌角内收；颏部右偏
软组织特征（唇厚度、唇突度等）	颏部肌肉紧张，唇厚
微笑（上前牙暴露量、低位、中位、高位、笑弧等）	低位笑线
放松状态及微笑时口角高低情况	微笑时左侧嘴角较右侧高

口内情况

上颌拥挤度/间隙（mm）	+2
下颌拥挤度/间隙（mm）	+2.5
切牙关系	II类
前牙覆盖（mm）	9mm，III度深覆盖
前牙覆𬌗（mm）	4mm，I度深覆𬌗
后牙覆盖（mm）	正常
后牙覆𬌗（mm）	正常
中线（和面中线关系）	对正

左侧咬合关系（磨牙）	近中关系
左侧咬合关系（尖牙）	远中关系
右侧咬合关系（磨牙）	中性关系
右侧咬合关系（尖牙）	远中关系
锁𬌗（异位、扭转等）	未见
其他口内情况（畸形舌尖舌窝、过小牙等）	38、48萌出；18、28牙胚存在；35根尖周炎，17、27、36、37、47龋坏
Bolton分析（3–3）	83.3%
Bolton分析（6–6）	95.0%
牙齿情况（氟斑牙、釉质发育不全等）	个别牙表面脱矿
𬌗平面（是否有倾斜）	未见

一般影像学检查

骨性检查（关节形态初步评估，升支、体部是否对称等，生长发育评估）	双侧升支高度基本一致，髁突顶部形态较细长，颈椎分期为生长发育IV期
牙齿异常（缺失牙、多生牙、牙根长短异常等）	38、48萌出，18、28牙胚存在，35根尖周炎，17、27、36、37、47龋坏
预后较差的牙齿（根管治疗后，龋坏面积大、釉质发育不全等）	11外伤牙折
TMJ	颞下颌关节区曾有疼痛弹响史
其他影像学发现（气道、腺样体、扁桃体等）	无明显异常

治疗前照片：口外（图1~图4）

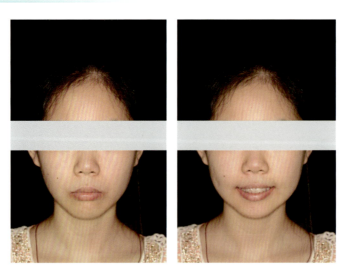

图1

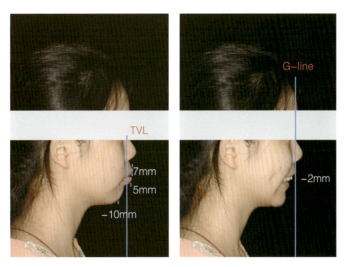

图2

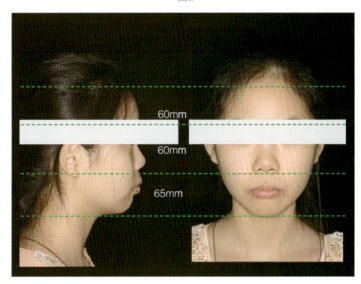

图3

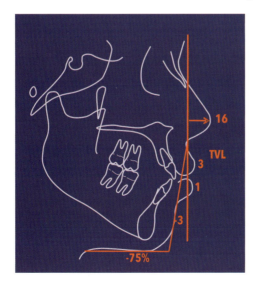

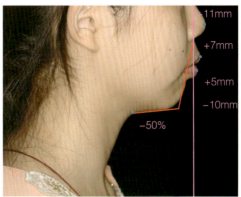

图4

治疗前照片：口内（图5）

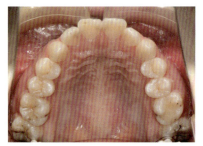
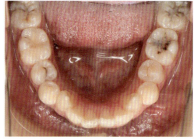
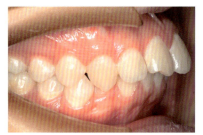
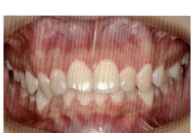
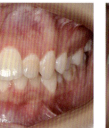
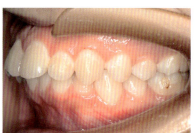

图5　治疗前口内照

治疗前模型（图6）

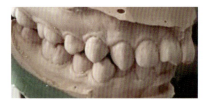
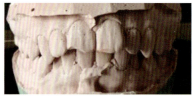
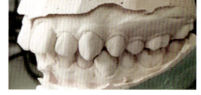

图6　治疗前模型

治疗前X线片（图7～图9）

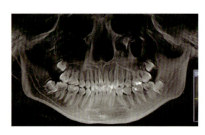
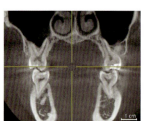
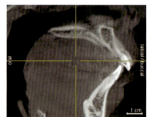

图7　上下颌骨宽度协调

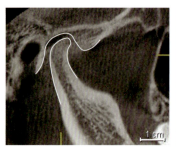
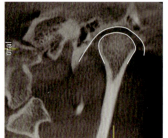
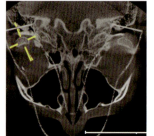

图8　关节CBCT（右）

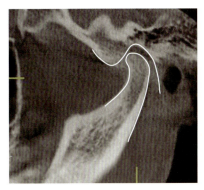
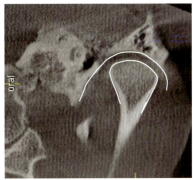
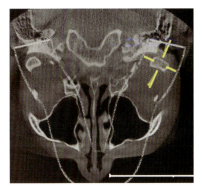

图9　关节CBCT（左）

治疗前头影测量描记图（图10）

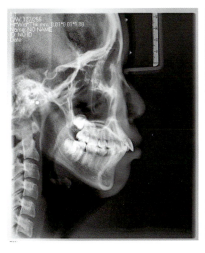
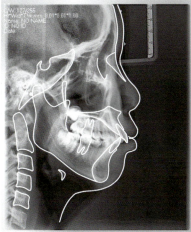
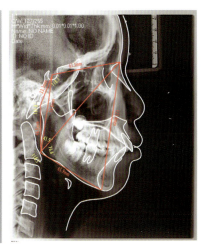

图10　治疗前头影测量描记图

治疗前头影测量分析

测量项目	治疗前	标准值	备注
APDI (°)	76.7	↓	骨性II类
Pog-TVL (mm)	-10.0	↑	下颌后旋
Gall line (mm)	+3.0	↑	上切牙唇倾
U1-PP (°)	118.0	↑	上切牙唇倾
L1-MP (°)	97.0	↑	下切牙唇倾
S-Go/N-Me (%)	61.4	↓	垂直生长型
Sum (°)	398.6	↑	开张型生长
GoGn-SN (°)	36.5	31.5	32.0±5.0

诊断（图11和图12）

1. III度深覆盖（9mm）；上颌微突，下颌后旋。

2. 下颌顺时针生长型。

3. 夜磨牙，颏部肌肉紧张。

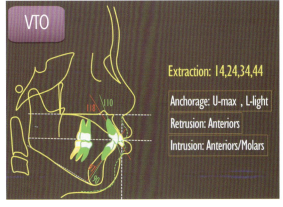

图11

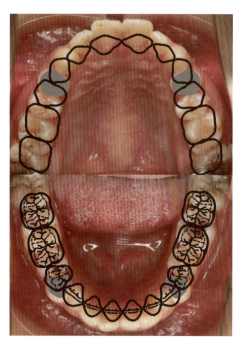

图12

问题列表

1. 骨面型

（1）垂直向：顺时针生长型（S-Ar-Go=163° 偏大），Sum=398.6°，FHI=61.4%↑，ANB=6° 偏大，FH-MP=34.5° 偏大，MP-SN=42.5° ↑。

（2）矢状向：骨性II类倾向（APDI=76.7° ↓），ANB=5° ↑。

2. 牙

（1）拥挤度：上颌+2mm，下颌+2.5mm。

（2）Bolton比：83.33（AR），95.05%（OR）；11牙根管治疗。

（3）横向：上牙弓中线正，下牙弓中线右偏约0.5mm。

（4）垂直向：前牙I度覆𬌗，ODI=69°。

（5）矢状向：前牙III度深覆盖（+9mm），尖牙磨牙关系I类。

3. 面

颏部肌肉紧张；侧貌：凸面型；FALL/FA点+2mm。

4. 口腔副功能

夜磨牙。

治疗计划

矫治器	隐适美
拔牙牙位	14、24、34、44
支抗选择	上颌中度以上支抗，下颌弱支抗
治疗设计：横向考虑	纠正下颌中线
治疗设计：矢状向考虑	整体内收上前牙，下前牙矢状向少量后退，I类尖牙、磨牙关系
治疗设计：垂直向考虑	整平Spee曲线：压低上下前牙，维持前磨牙高度，控制磨牙高度；促进下颌逆时针旋转表达颏部，放松肌肉
其他设计要点	（1）下前牙压低的同时关注其支抗预备以消耗后牙支抗，利于获得I类磨牙关系。（2）关注横𬌗曲线的优化（充分的上后牙根舌转矩及适当的下后牙根舌转矩）
如有几个方案请都列出，列出利弊，解释选择最终方案的理由	无
保持	咬合平衡+哈氏保持器

治疗进程

治疗时长	48个月
矫治器更换频率/复诊频率	每2周1副，10周至10个月/复诊（英国读书）
重启/精调次数	1次
保持时长	14个月

ClinCheck方案设计（图13）

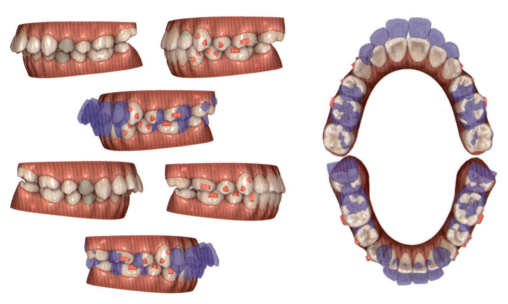

图13　ClinCheck方案设计

牙齿移动量（图14）

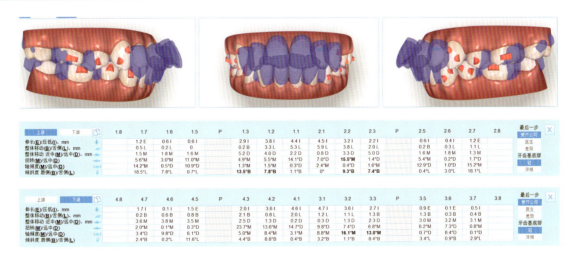

图14　2015年8月初始矫治器：牙齿前后移动对比及牙齿移动量截图

牙齿移动分步（图15）

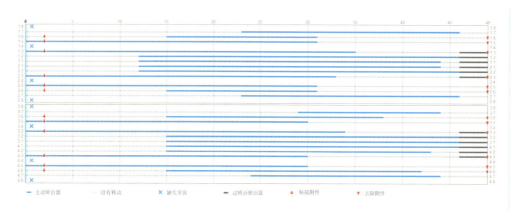

图15　2015年8月初始矫治器：牙齿移动分步

治疗过程
Treatment

阶段关键照片、治疗中复诊的情况、临床分析和生物力学分析等（图16~图28）

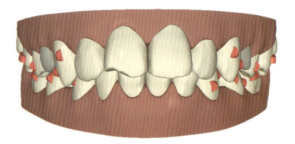

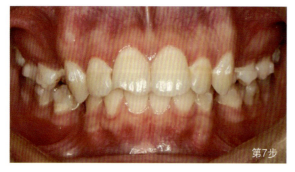

第7步

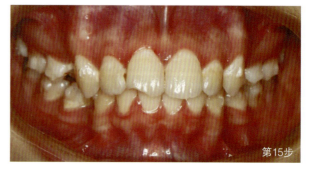

第15步

图16

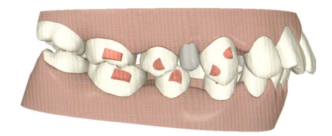

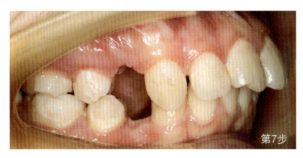
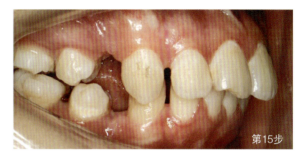

第7步　　第15步

图17

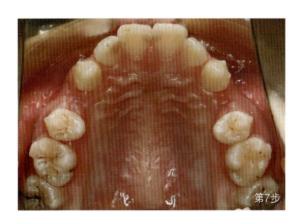
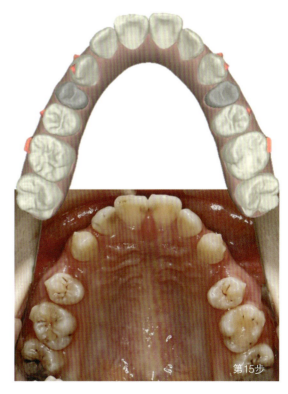

第7步　　第15步

图18

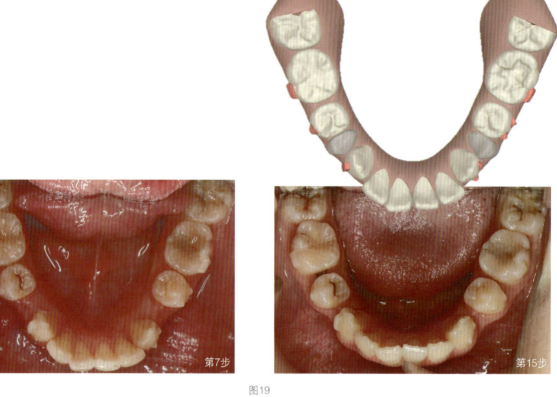

图19

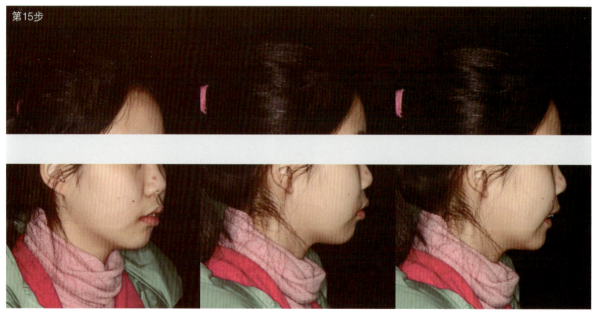

图20

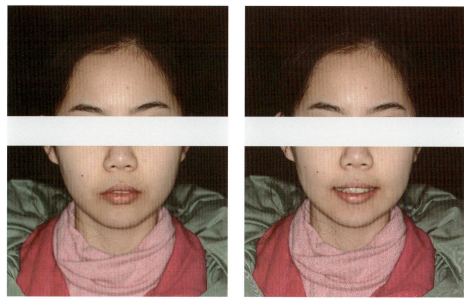

图21

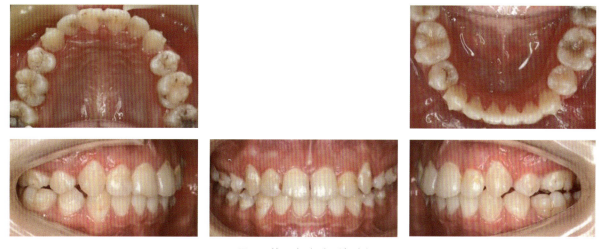

图22　第45步（1年后复诊）

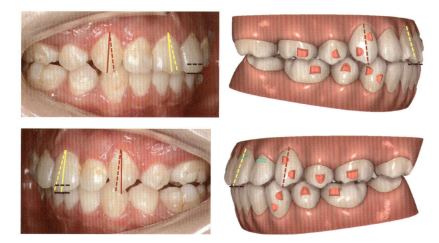

图23　隐形矫治器在关闭拔牙间隙过程中，上下前牙压低和转矩的过矫治设计是必要的

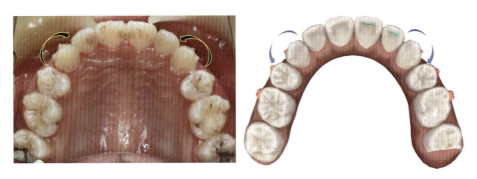

图24 隐形矫治器在拔除第一前磨牙的矫治设计中，尖牙的转矩、扭转设计要充分

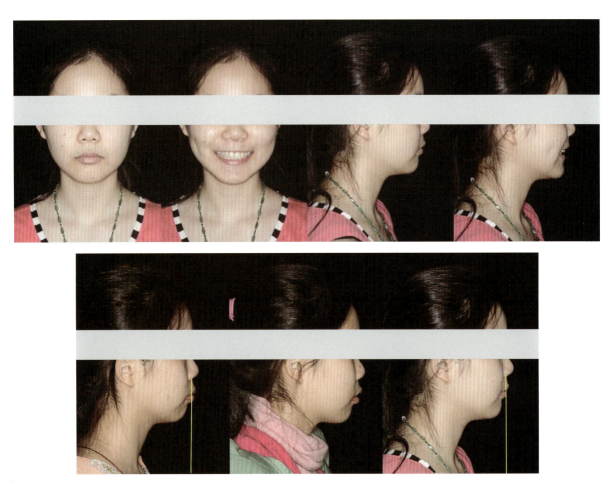

图25 正确的诊断和合理的力学机制是获得良好治疗反应的必要条件

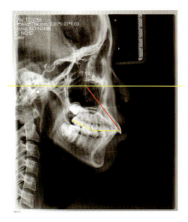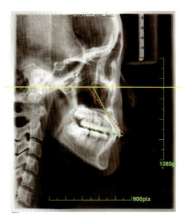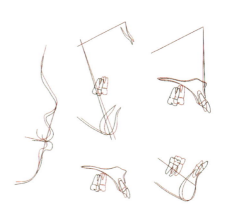

图26 Spee曲线整平和上前牙内收过程中转矩的控制，对下颌逆时针旋转有贡献

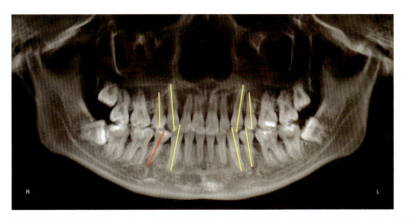

图27 过矫治设计和患者的良好配合，隐形矫治器基本上可以做到拔牙间隙的关闭及两侧牙牙根的控制

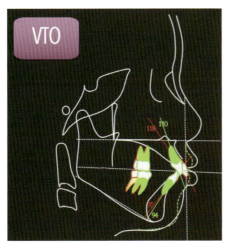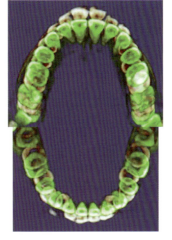

图28 可视化的治疗目标，实施合理的治疗计划，并实现可预测疗效的良好方法

2017年8月附加矫治器：牙齿前后移动对比及牙齿移动量截图（图29）

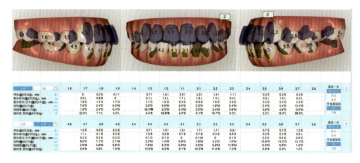

图29

2017年8月附加矫治器：牙齿移动分步（图30）

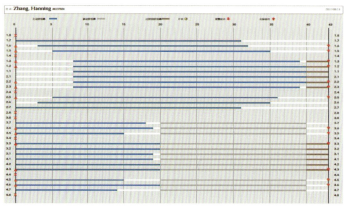

图30

附加矫治器：整平纵𬌗、横𬌗平面；三维方向上精细控根（图31和图32）

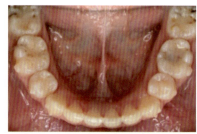
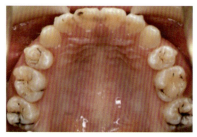
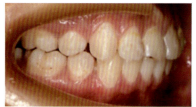
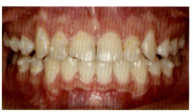
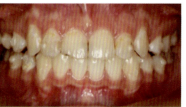
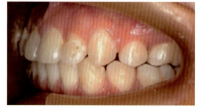

图31

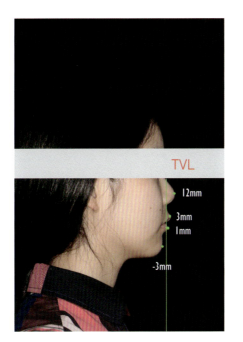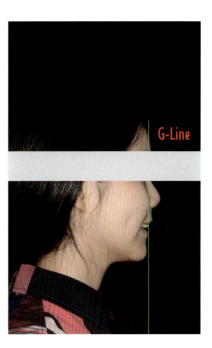

图32

治疗后评估
Post–treatment evaluation

治疗后照片：口外（图33）

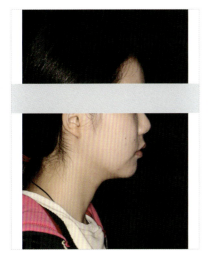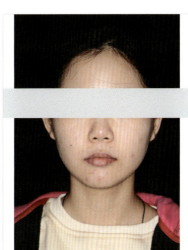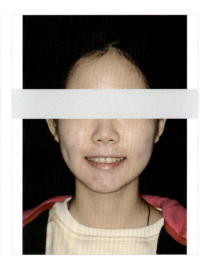

图33　治疗后口外照

治疗后照片：口内（图34）

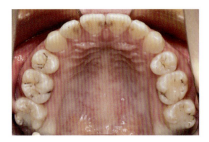
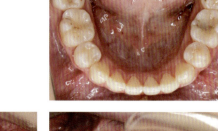
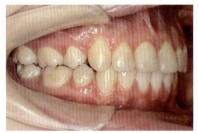
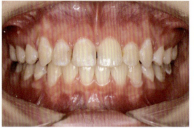
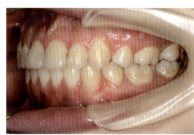

图34　治疗后口内照

治疗前后头颅侧位片对比（图35）

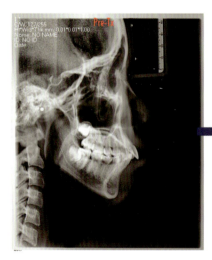
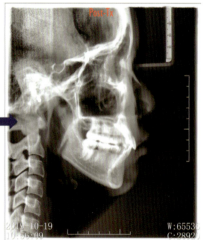

图35　治疗前后头颅侧位片对比

治疗过程中不同阶段的头颅侧位片对比（图36）

2015年7月20日	2017年7月26日	2019年10月19日

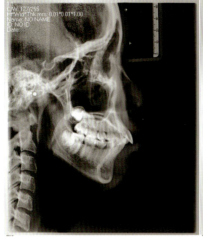 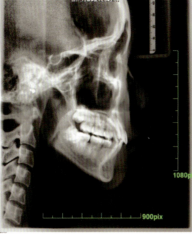 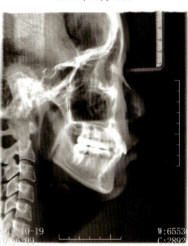

图36 治疗过程中不同阶段的头颅侧位片对比

治疗过程中不同阶段的头影测量值的对比（图37）

2015年7月20日	2017年7月26日	2019年10月19日

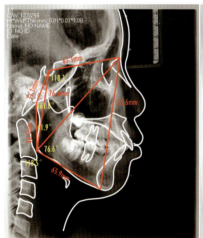 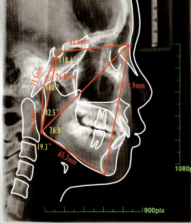 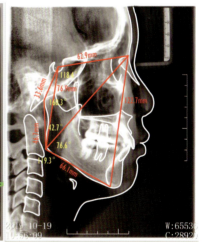

Sum=398.6°	Sum=398.2°	Sum=398.0°

图37 治疗过程中不同阶段的头影测量值的对比

头影重叠（图38）

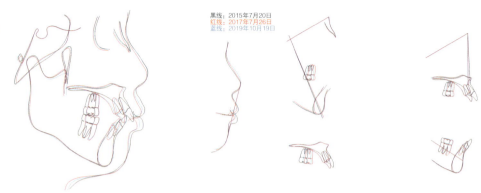

黑线：2015年7月20日
红线：2017年7月26日
蓝线：2019年10月19日

黑线：2015年7月20日
红线：2017年7月26日
蓝线：2019年10月19日

图38　治疗过程中不同阶段的头影测量描记的重叠图是了解疗效获得原理的最佳途径

病例总结及病例自我评价
Summary of case and self-evaluation

矫治结果：矫治完成后患者上前牙突度得以改善；前牙建立良好的覆𬌗覆盖关系。

上下牙列排列整齐，上下牙弓协调，中线对正；双侧磨牙及尖牙均达到中性关系。

颏部得到向前表达，软组织侧貌得以改善。

颞下颌关节无弹响、压痛，开口型、开口度正常；CBCT评估颞下颌关节髁窝关系与正畸前相比，无明显改变。

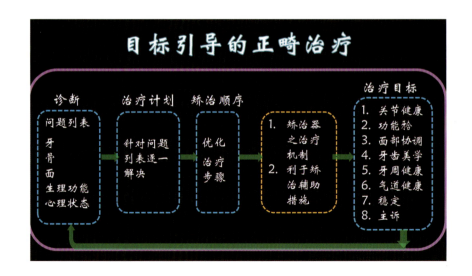

（1）患者11曾受外伤致冠折，在治疗过程中密切关注11的症状及定期拍摄根尖片与牙体科会诊，关注11牙髓及根尖情况。

（2）矫治过程实时关注髁突位置稳定，患者未觉关节区不适，经CBCT及临床关节检查未见异常。

（3）通过治疗前后气道的对比评估，可见治疗后气道容积增加，气道最小截面积较治疗前明显变大，患者的呼吸功能得到改善。

（4）首先对于开张倾向的前突伴下颌后旋的患者，上下前牙压低是内收前牙减少覆盖、解决唇部突度，并获得理想覆𬌗和改善侧貌的关键；其次，上后牙转矩控制、下后牙垂直向的控制，使咬合平面得以整平及逆时针旋转也尤为重要；再者，使用硬度不足的SmartTrack矫治器在关闭拔牙间隙之前切牙、尖牙及后牙三维方向的备抗和过矫治设计不可或缺。

（5）因患者出国上学不能及时复诊，嘱其14～18天更换1副矫治器，因此使疗程拖延。加之患者在英国饮食习惯不佳，使口腔内大多牙齿发生脱矿现象。

（6）隐形矫治结束之后，我们运用了𬌗平衡技术使后牙咬合更加紧密，保证了正中𬌗平衡；同时树脂修复了外伤缺角的11，以确保其功能𬌗的前伸引导。

（7）建议患者拔除了4颗智齿，制作改良哈式保持器，嘱患者按时佩戴。

顺利完成隐形矫治的关键与传统矫治一致。明确的治疗目标、正确的诊断、合理的治疗机制尤为重要。

参考文献

[1]Dianiskova S, Rongo R, Buono R, et al. Treatment of mild Class II malocclusion in growing patients with clear aligners versus fixed multibracket therapy: A retrospective study[J]. Orthod Craniofac Res, 2021.

[2]Kassam SK, Stoops FR. Are clear aligners as effective as conventional fixed appliances?[J]. Evid Based Dent, 2020, 21(1):30-31.

[3]Robertson L, Kaur H, Fagundes NCF, et al. Effectiveness of clear aligner therapy for orthodontic treatment: A systematic review[J]. Orthod Craniofac Res, 2020, 23(2):133-142.

（郭泾）

边缘病例拔除4颗
第二前磨牙矫治的
隐形解决方案探索

Exploration of
Invisalign solution for
removing 4 second
premolars case to
correct crowding-
marginal case

医生简介

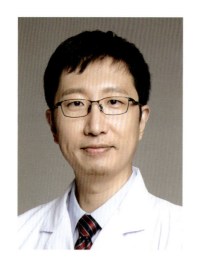

陈奕嘉

博士

中山大学光华口腔医学院附属口腔医院主治医师，讲师

博士毕业于四川大学华西口腔医学院

广东省口腔医学会正畸专业委员会委员

广东省医院协会口腔数字化技术与管理专业委员会委员

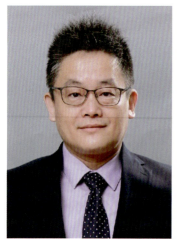

曹阳

博士，主任医师，博士生导师

中山大学光华口腔医学院附属口腔医院正畸科主任

中华口腔医学会正畸专业委员会副主任委员

广东省口腔医学会正畸专业委员会副主任委员

病例简介

该病例为拔除4颗第二前磨牙解除拥挤的隐形矫治成人病例，属于拔牙矫治的边缘病例，可选的治疗方案包括拔牙与非拔牙方案。该病例采用拔牙矫治的方案，除了考虑面型以及支抗设计外，也综合考量了其高角的骨面型。该病例总治疗时间约32个月，仅微调1次，配合个别牙牵引，治疗后覆𬌗覆盖正常，拥挤、面型改善，观察约36个月效果稳定，牙颌健康良好，说明只要设计得当，隐形矫治对于拔除4颗第二前磨牙的边缘病例也能达到美观与稳定并存的效果。

扫码关注后
输入jc10
观看视频

关键词：拔除第二前磨牙，边缘病例，拥挤病例

治疗前评估
Pre–treatment evaluation

患者信息

姓名	××
性别	女
初诊年龄/出生日期	28岁
主诉	牙列不齐
病史（全身和局部，外伤、不良习惯等）	无特殊
其他相关病史	无

口外情况

矢状向	颏部稍后缩
垂直向	偏高角面型，面部三等分协调
横向（颧骨、下颌角、颏部对称性）	对称性较好
软组织特征（唇厚度、唇突度等）	双唇位于E线前约1mm，正面稍前突
微笑（上前牙暴露量、低位、中位、高位、笑弧等）	上前牙暴露量基本正常，笑弧好
放松状态及微笑时口角高低情况	微笑时口角位置左侧高于右侧

口内情况

上颌拥挤度/间隙（mm）	7，中度拥挤
下颌拥挤度/间隙（mm）	10，重度拥挤
切牙关系	I类
前牙覆盖（mm）	1
前牙覆𬌗（mm）	0.5
后牙覆盖（mm）	正常
后牙覆𬌗（mm）	正常
中线（和面中线关系）	居中
左侧咬合关系（磨牙）	中性

左侧咬合关系（尖牙）	偏近中
右侧咬合关系（磨牙）	中性
右侧咬合关系（尖牙）	中性
锁𬒗（异位、扭转等）	无锁𬒗
其他口内情况（畸形舌尖舌窝、过小牙等）	35、45畸形中央尖
Bolton分析（3-3）	下颌牙量多0.19mm
Bolton分析（6-6）	上颌牙量多1.71mm
牙齿情况（氟斑牙、釉质发育不全等）	46根管治疗后
𬒗平面（是否有倾斜）	否

一般影像学检查

骨性检查（关节形态初步评估，升支、体部是否对称等，生长发育评估）	生长发育停止期，关节未见异常
牙齿异常（缺失牙、多生牙、牙根长短异常等）	35根尖孔未闭合
预后较差的牙齿（根管治疗后，龋坏面积大、釉质发育不全等）	35、45可能预后较差
TMJ	无特殊
其他影像学发现（气道、腺样体、扁桃体等）	无特殊

治疗前照片：口外（图1）

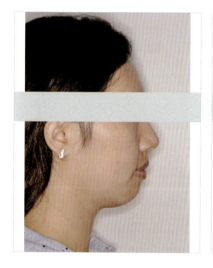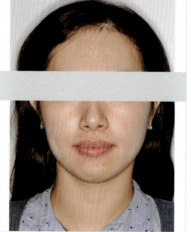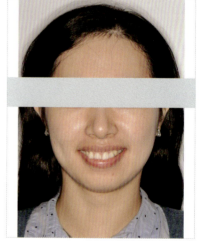

图1 治疗前口外照

治疗前照片：口内（图2）

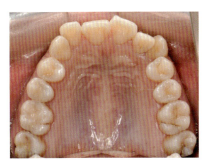
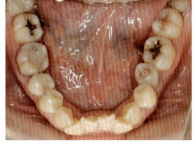
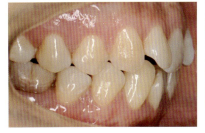
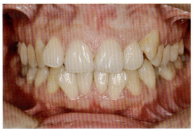
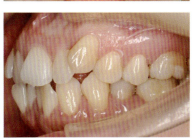

图2 治疗前口内照

治疗前模型（图3）

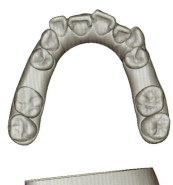
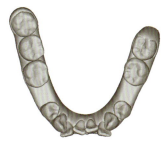
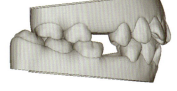
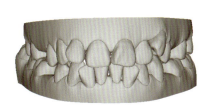
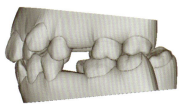

图3 治疗前模型

治疗前X线片（图4）

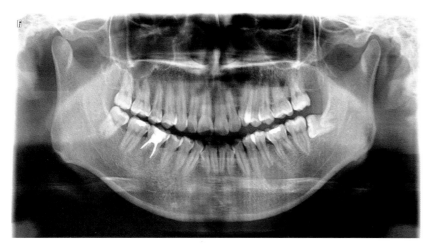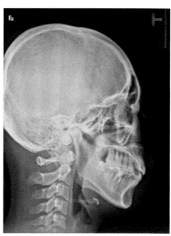

图4　38、48阻生；35根尖孔未闭，根尖囊肿；15、45邻面龋；46根管治疗后；双侧颞下颌关节对称性较好，余牙牙根情况尚可

治疗前头影测量描记图（图5）

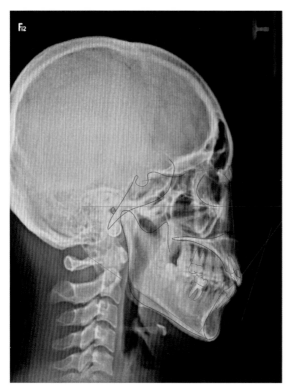

图5　治疗前头影测量描记图

治疗前头影测量分析

测量项目	治疗前	标准值
SNA（°）	84.0	82.0
SNB（°）	78.1	79.0
ANB（°）	5.9	3.0
MP-FH（°）	31.3	28.0
GoGn-SN（°）	35.2	32.0
Occl-SN（°）	25.3	14.0
U1-SN（°）	103.0	106.0
L1-MP（°）	96.0	95.0
U1-L1（°）	122.1	124.0

治疗前头影测量数据解读

1. ANB=5.9°，提示骨性II类，下颌后缩。

2. U1-SN=103°，偏直立；L1-MP=96°，偏唇倾。

3. MP-FH=31.3°，偏高角。

诊断

1. 安氏I类。

2. 牙列拥挤。

问题列表

1. 牙列拥挤。上颌拥挤度为7mm，下颌拥挤度为10mm，U1-SN为103°，低于正常均值，显示上颌切牙较直立。

2. 高角面型。MP-FH为32°，在正常值的上限，结合SNA、SNB与ANB角，可得出此病例为II类下颌后缩为主，偏高角面型。

3. 35根尖囊肿。全景片以及临床检查可见，35因畸形中央尖磨耗导致根尖周囊肿，牙体变色。

治疗计划

矫治器	隐适美（Invisalign Full）
拔牙牙位	15、25、35、45
支抗选择	上颌左侧、下颌双侧中等支抗，上颌右侧弱支抗
治疗设计：横向考虑	维持宽度（上下颌前后段牙弓均维持，上颌3-3宽度可在治疗中稍微扩展，以利减少干扰）
治疗设计：矢状向考虑	拔牙牙位两侧牙齿牙根平行，上前牙基本维持矢状向位置
治疗设计：垂直向考虑	控制上下前牙稍唇倾角度
其他设计要点	分步移动后牙向前，在拔牙间隙两侧牙齿移动到位关闭间隙后再前移第二磨牙，尽量在排齐过程中保持矫治器长度不变；第一磨牙、第二磨牙均设计5°~8°的根向近中的过矫治预备设计
如有几个方案请都列出，列出利弊，解释选择最终方案的理由	不拔牙方案：不利于高角型 拔除4颗第一前磨牙方案：支抗太强，容易失转矩 拔除15、24、35、45方案：上颌两侧Bolton比不调
保持	透明保持器全天戴用6个月；6个月后仅夜间佩戴Begg保持器

治疗进程

治疗时长	32个月
矫治器更换频率/复诊频率	每14天更换1副矫治器，每隔6周复诊
重启/精调次数	1次
保持时长	47个月

牙齿移动量（图6～图9）

上颌牙冠	1.8	1.7	1.6	P	1.4	1.3	1.2	1.1	2.1	2.2	2.3	2.4	P	2.6	2.7	2.8
伸长(E)/压低(I), mm		0.8 E	0.3 E		0.8 I	0.4 I	1.2 I	1.5 I	1.7 I	1.0 I	1.1 E	0.1 E		0.2 I	0.7 E	
整体移动(B)/舌侧(L), mm		0.1 L	0.3 L		0.4 B	0.2 B	2.7 L	0.3 L	1.4 L	0.4 B	1.6 L	1.6 B		0.1 L	0.6 L	
整体移动 近中(M)/远中(D), mm		4.9 M	4.8 M		2.7 D	3.0 D	1.5 D	0.8 D	0.1 D	1.4 D	0.4 D	4.4 D		3.5 M	3.4 M	
扭转(M)/远中(D)		5.0°M	0.1°M		9.1°D	7.2°M	12.0°D	2.5°D	15.2°D	10.7°D	23.1°M	0°		2.7°D	4.1°M	
轴倾度(M)/远中(D)		3.0°M	5.5°M		3.0°M	8.4°D	3.5°M	2.3°D	3.6°D	1.9°M	8.2°D	4.9°D		3.6°D	2.9°M	
倾斜度 唇侧(B)/舌侧(L)		1.4°L	4.3°L		2.8°L	2.8°L	11.1°L	7.8°L	0.7°L	2.7°B	3.7°L	0°		1.3°B	4.2°L	

图6　上颌牙冠移动量

上颌牙根	1.8	1.7	1.6	P	1.4	1.3	1.2	1.1	2.1	2.2	2.3	2.4	P	2.6	2.7	2.8
伸长(E)/压低(I), mm		0.8 E	0.3 E		0.8 I	0.4 I	1.2 I	1.5 I	1.7 I	1.0 I	1.1 E	0.1 E		0.2 I	0.7 E	
整体移动(B)/舌侧(L), mm		0.3 B	0.1 B		1.2 B	1.3 B	0.7 B	2.8 L	1.2 L	0.5 L	0.2 L	1.6 B		0.1 L		
整体移动 近中(M)/远中(D), mm		4.0 M	6.5 M		1.9 D	0.3 M	2.6 D	0	1.0 M	1.4 D	0.4 D	2.9 D		4.5 M	2.5 M	
扭转(M)/远中(D)		5.0°M	0.1°M		9.1°D	7.2°M	12.0°D	2.5°D	15.2°M	10.7°D	23.1°D	0°		2.7°D	4.1°M	
轴倾度(M)/远中(D)		3.0°D	5.5°M		3.0°M	8.4°D	3.5°M	2.3°M	3.6°M	1.9°M	8.2°M	4.9°M		3.6°D	2.9°M	
倾斜度 唇侧(B)/舌侧(L)		1.4°B	4.3°B		2.8°B	2.8°L	11.1°B	7.8°L	0.7°B	2.7°L	3.7°B	0°		1.3°L	4.2°B	

图7　上颌牙根移动量

下颌牙冠	4.8	4.7	4.6	P	4.4	4.3	4.2	4.1	3.1	3.2	3.3	3.4	P	3.6	3.7	3.8
伸长(E)/压低(I), mm	0.3 E	1.1 I	0.2 E		0.4 I	1.5 I	1.0 E	0.5 E	0.1 E	1.0 E	0.1 I	1.0 I		0	0.6 I	
整体移动(B)/舌侧(L), mm	0.1 B	0.5 B	0.4 L		0.2 B	0.5 B	2.9 L	0.5 L	0.3 B	2.4 L	0.5 B	0.5 B		0	0.1 L	
整体移动 近中(M)/远中(D), mm	0.6 M	3.6 M	3.9 M		3.8 D	3.7 D	1.1 D	0.3 M	0.4 D	2.4 D	4.0 D	3.9 D		3.9 M	3.8 M	
扭转(M)/远中(D)	0°	4.2°M	6.8°M		7.5°M	0.9°M	36.5°D	14.9°M	7.9°M	32.9°D	7.6°M	3.4°M		4.3°D	0°	
轴倾度(M)/远中(D)	0°	11.1°D	13.4°D		9.7°D	13.7°D	7.5°M	4.4°M	1.5°D	4.5°M	10.0°D	4.5°D		12.5°D	7.9°D	
倾斜度 唇侧(B)/舌侧(L)	0°	0.2°B	3.5°B		0.5°B	2.1°B	6.4°L	3.1°B	6.3°B	4.3°B	5.7°B	0.5°L		2.4°B	0.4°L	

图8　下颌牙冠移动量

下颌牙根	4.8	4.7	4.6	P	4.4	4.3	4.2	4.1	3.1	3.2	3.3	3.4	P	3.6	3.7	3.8
伸长(E)/压低(I), mm	0.3 E	1.1 I	0.2 E		0.4 I	1.5 I	1.0 E	0.5 E	0.1 E	1.0 E	0.1 I	1.0 I		0	0.6 I	
整体移动(B)/舌侧(L), mm	0.1 B	0.5 B	0.7 B		0	0.2 L	1.0 L	1.4 L	1.5 L	1.1 L	1.6 L	0.6 B		0.7 L	0.1 B	
整体移动 近中(M)/远中(D), mm	0.6 M	6.7 M	7.9 M		0.9 D	1.2 M	3.4 D	1.0 D	0.1 M	3.7 D	0.3 D	2.6 D		7.7 M	6.1 M	
扭转(M)/远中(D)	0°	4.2°M	6.8°M		7.5°M	0.9°M	36.5°D	14.9°M	7.9°M	32.9°D	7.6°M	3.4°M		4.3°D	0°	
轴倾度(M)/远中(D)	0°	11.1°M	13.4°M		9.7°M	13.7°M	7.5°M	4.4°M	1.5°M	4.5°M	10.0°M	4.5°D		12.5°M	7.9°M	
倾斜度 唇侧(B)/舌侧(L)	0°	0.2°L	3.5°B		0.5°L	2.1°L	6.4°L	3.1°L	6.3°L	4.3°L	5.7°B	0.5°B		2.4°L	0.4°B	

图9　下颌牙根移动量

牙齿移动分步（图10）

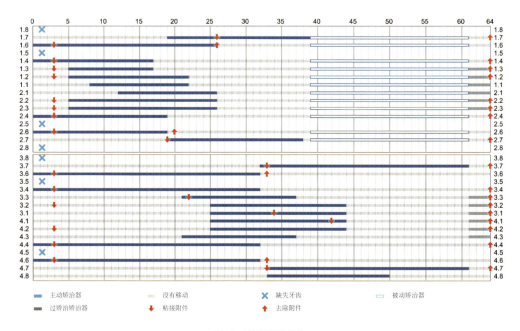

图10　牙齿移动分步

图例：
■ 主动矫治器　　■ 没有移动　　✕ 缺失牙齿　　▭ 被动矫治器
■ 过矫治矫治器　　↓ 粘接附件　　↑ 去除附件

治疗过程
Treatment

阶段图片一（图11）

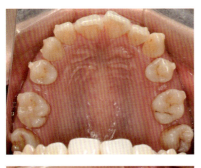
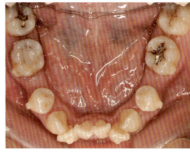
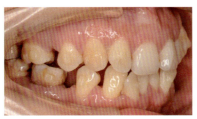
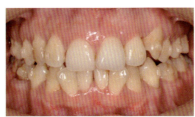
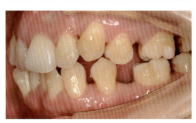

图11

　　佩戴第16副矫治器：第一前磨牙与第一磨牙相向移动关闭拔牙间隙，此时第二磨牙未动，右侧磨牙咬合尚可，左下磨牙有前倾趋势。

阶段图片二（图12）

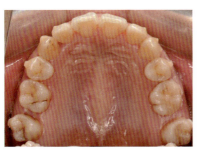
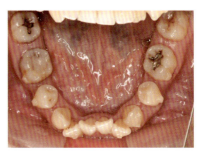
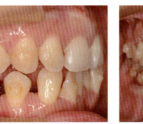
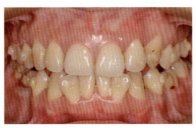
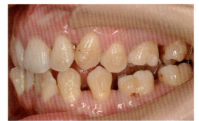

图12

佩戴第25副矫治器：上颌拔牙间隙已经关闭，26/36开𬌗比16/46严重，说明有牙齿倾斜的因素存在（而不仅仅是因为末端牙齿的干扰）。

阶段图片三（图13）

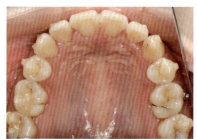
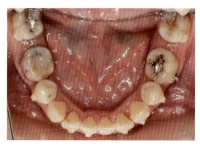
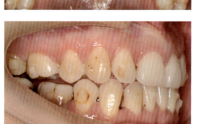
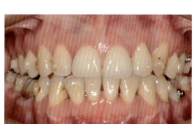
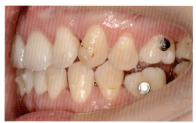

图13

佩戴第43副矫治器：上颌已经完成主动矫治过程，下颌处在第二磨牙前移过程中，36前倾严重，通过粘接金属附件垂直牵引试图改善咬合。

阶段图片四（图14）

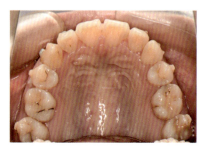
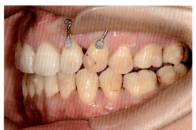
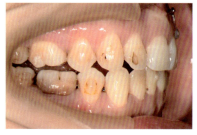
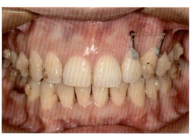
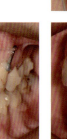

图14

佩戴第57副矫治器：做微调前准备，尽量缩短微调时长，所以采用22、23的Power Arm预先改善轴倾，下颌正处在第二磨牙前移的最后阶段。

阶段图片五（图15）

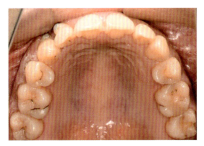
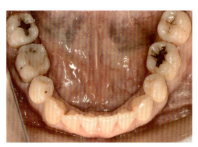
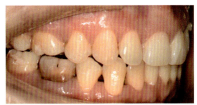
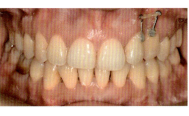
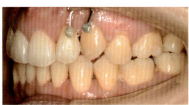

图15

佩戴第61副矫治器：上下颌均完成主动矫治过程，准备开始微调/重启过程。现阶段23扭转，36稍前倾，上下切牙均较为直立，间隙基本关闭，48未拔除。

ClinCheck方案设计

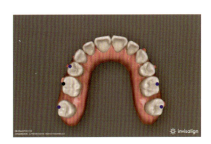
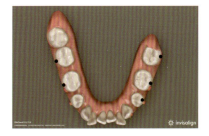
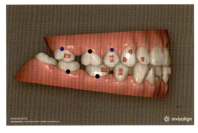
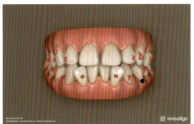
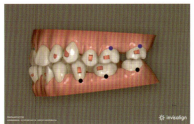

图16

ClinCheck图片一（第25副矫治器）：上颌拔牙间隙关闭；磨牙采用水平矩形附件，前磨牙采用垂直矩形附件，尖牙采用单或双优化附件，切牙部分采用Power Ridge（在配合压低或内收时使用）（图12和图16）。

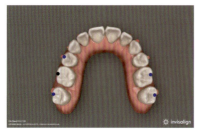
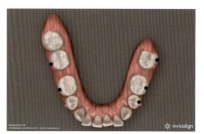
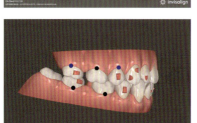
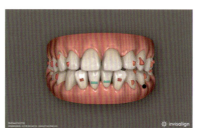
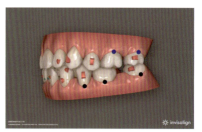

图17

ClinCheck图片二（第33副矫治器）：下颌拔牙间隙关闭，上颌第二磨牙前移早于下颌，第二磨牙关系偏远中，在临床上观察，上颌第二磨牙移动不同步是造成颊侧段开𬌗的原因之一（图17）。

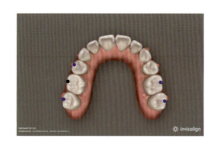
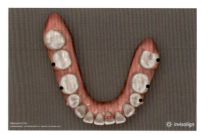
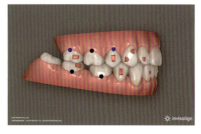
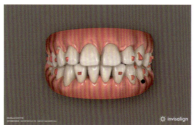
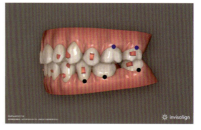

图18

ClinCheck图片三（第39副矫治器）：上颌完成主动治疗，进入被动矫治器阶段，下颌第二磨牙仍在前移中（图18）。

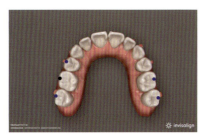
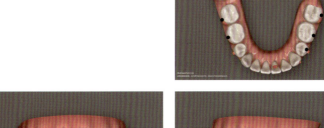
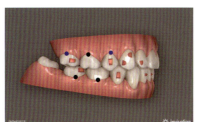
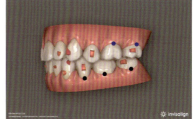

图19

ClinCheck图片四（第61副矫治器）：上下颌均完成主动治疗，此时48与47间余留

约3mm间隙，48在治疗计划中全程保持不动（图15和图19）。

治疗中、接近治疗后、治疗后X线片（图20和图21）

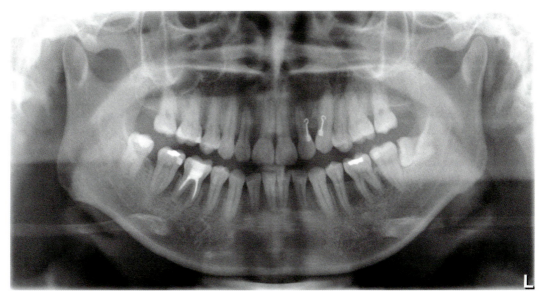

图20　佩戴第61副矫治器，微调前全景片

195

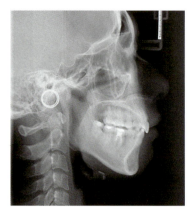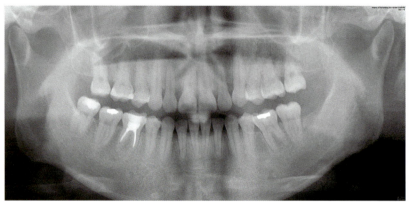

图21 治疗后头颅侧位片和全景片

治疗后头影测量描记图（图22）

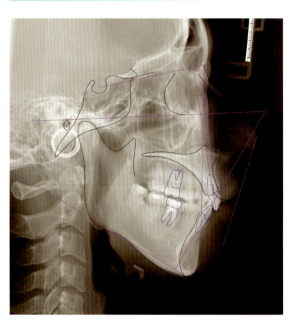

图22 治疗后头影测量描记图

治疗后头影测量分析

测量项目	治疗前	治疗后	标准值
SNA（°）	84.0	84.6	82.0
SNB（°）	78.1	78.3	79.0
ANB（°）	5.9	5.7	3.0
MP-FH（°）	31.3	29.1	28.0
GoGn-SN（°）	35.2	34.9	32.0
Occl-SN（°）	25.3	24.6	14.0
U1-SN（°）	103.0	93.6	106.0
L1-MP（°）	96.0	94.0	95.0
U1-L1（°）	122.1	134.3	124.0

头影重叠（SN平面为标准）（图23）

治疗前（T0）：红色

治疗后（T1）：绿色

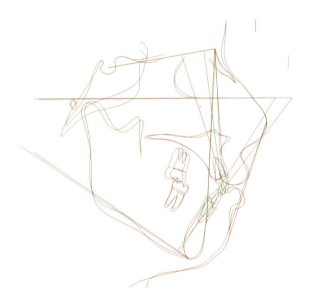

图23 头影重叠

治疗后评估
Post–treatment evaluation

治疗后照片：口外（图24）

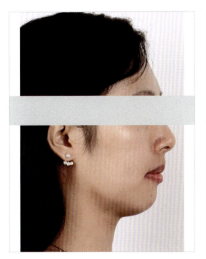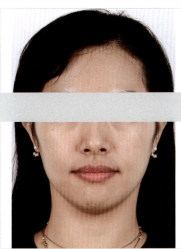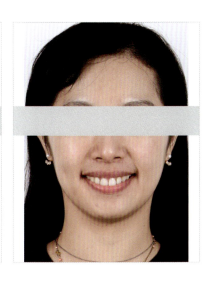

图24 治疗后口外照

治疗后照片：口内（图25）

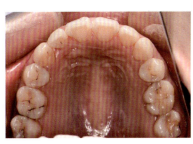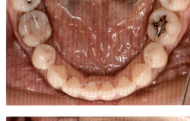

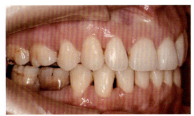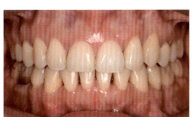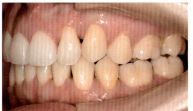

图25 治疗后口内照

治疗后模型（图26）

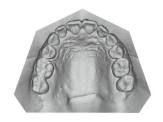
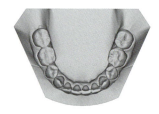
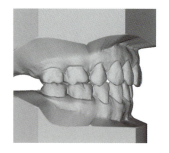
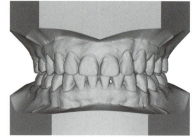
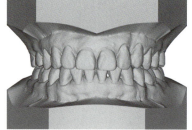
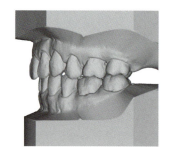

图26　治疗后模型

保持期照片：口外和口内（图27和图28）

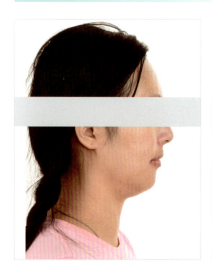
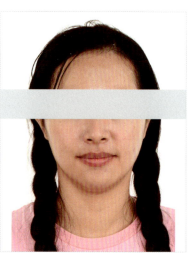
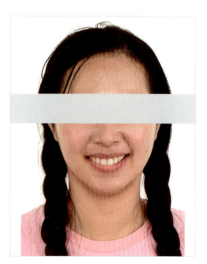

图27　随访3年零11个月口外照

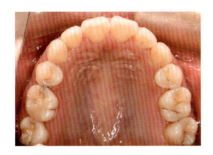
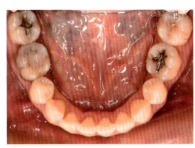
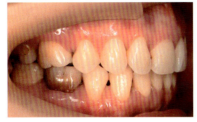
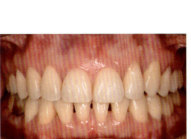
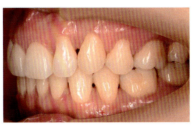
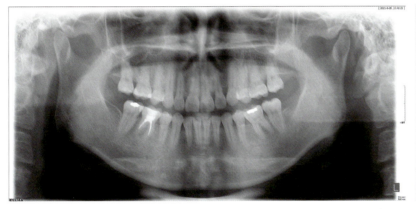
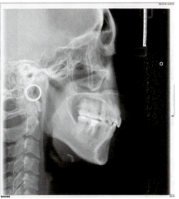

图28　随访3年零11个月口内照及X线片

病例总结及病例自我评价
Summary of case and self-evaluation

　　该病例为高角拥挤成人边缘拔牙病例，即使采用常规固定矫治也需要良好的控制，因为前后牙均需移动关闭拔牙间隙。该患者希望采用隐形矫治的方式，在治疗前评估采用拔除4颗第二前磨牙的方案进行矫治，后牙特别是下后牙需要长距离的前移。该病例最终在治疗中通过"主阶段+精调"的经典隐形解决方案完

成治疗，仅配合一定的个别牙牵引，治疗后达到理想的咬合以及牙颌面美观，说明总体设计是成功的。

　　该病例已经完成超过3年时间，若计算初诊开始治疗的时间，距今已经7年余，当时拔牙隐形病例，特别是拔除第二前磨牙的病例属于凤毛麟角，医生以及技师经验欠缺，可

供参考的资料少，仅凭正畸的生物力学以及对透明矫治器的理解，配合隐适美的新技术G3\G4\G5设计该方案。

当时的主要创新点在于：将矫治器看成一个内部变化的整体，一次仅移动一对牙齿，移动时有对抗倾斜的力矩，注意游离端牙齿/牙段的保护（前牙保证Power Ridge的控制，后牙尽量不移动游离端的牙齿，暂缓拔除第三磨牙以维持矫治器长度）。丰富了过矫治的内涵，不仅仅包括最终的结果，也注意移动过程中的过矫治。

该病例的牙齿移动设计根据固定矫治的经验而来，比如增加倾斜的度数，最后达到的覆𬌗覆盖等，而且治疗后磨牙仍有轻度前倾，但对于一个高角拔除第二前磨牙的病例，对比固定矫治的类似病例，也能达到80分以上的级别，特别是上下前牙虽然直立，但未过度，说明控制是成功的。

该病例的不足之处有：在发现36牙前倾时，采用的补救措施还不够及时有效，采用水平的Power Arm辅助上下颌垂直牵引可能效率更高。微调时应该关注每颗牙的位置，对于首套方案有大范围移动的牙齿，如磨牙，需要继续控制其轴倾度，维持良好的咬合关系。

简要综述
Brief review

拔除前磨牙隐形矫治治疗的进展综述

隐形矫治中拔除4颗前磨牙矫治常是治疗的难点。对于拔除前磨牙的病例，临床上常常是严重拥挤或者前突的病例。根据排齐后剩余间隙的大小，决定了拔牙间隙前后牙齿需要移动的量的大小。这类对于固定矫治比较常规的病例，在隐形矫治中也涉及支抗控制的问题。还有一类病例，属于边缘性病例，牙弓中存在部分的前突和拥挤，但患者软组织面型较好，治疗计划可能有多种方案的选择，包括拔除4颗前磨牙，配合IPR以及推磨牙向后，以及其他的混合的治疗计划。如果这类边缘病例采用了拔除前磨牙的治疗方案，不可避免需要有磨牙或者后牙大量前移的牙齿移动方式。对于两种不同的需要拔除4颗前磨牙的病例类型，需要重点关注的设计不同点有：

1. 拔除4颗第一前磨牙隐形矫治病例的治疗考量（常规病例）

（1）隐形矫治的牙齿移动方式。

（2）隐形矫治的支抗控制。

（3）隐形矫治病例的软硬组织改变。

2. 拔除4颗前磨牙隐形矫治边缘病例的治疗考量

（1）拔除4颗第二前磨牙的病例选择与方案选择。

（2）隐形矫治磨牙前移的治疗设计。

基于隐形矫治器需要牙齿序列移动的特点（相对固定矫治器需要的主要为组牙移动），隐形矫治器拔牙病例需要关注牙列间隙关闭过程中矫治器的薄弱点，尽量使矫治器的受力均匀分布。序列移动常是活动矫治器的特殊移动方式，因为活动矫治器无法完全与牙齿成为相对刚性连接的整体，因此"转矩表达""力偶"等复杂移动方式难以实现，常需要采用分步移动的方式（或者采用其他辅助手段，如片段弓等），而且需要分清移动的主次，比如前磨牙的扭转是在关闭间隙以后还是以前实施。

文献中对于拔除4颗第一前磨牙隐形矫治病例的阐述多为经验总结，大多数都是考虑治疗中以及治疗后牙齿的倾斜度是否大于固定矫治或需要辅助其他手段来解决，以至于治疗时间较长。还有就是隐形矫治对于高角病例的治疗优势，以及隐形矫治对于各类牙齿移动的效率，对于拔牙病例来说，主要是切牙的压低移动；隐形矫治常无法仅靠转矩力量达到真正的转矩移动，而需要采用分解动作，先唇倾压低，再采用控根整体移动的方法。拔除4颗第一前磨牙/第二前磨牙的拥挤/前突类型安氏Ⅰ类病例的矫治要点如下：

①应该设置一个中间阶段的咬合，比如拥挤解除后，预计达到的覆𬌗覆盖，前牙角度，磨牙关系，剩余间隙大小是多少或者是什么类型。

②中间阶段以前的移动，在向拔牙间隙移动过程中，会出现两个问题：第一是移动牙（常常是尖牙或者第一前磨牙）的倾斜，第二是移动牙相反方向的牙齿（切牙）的拥挤加大产生挤压效应，导致覆𬌗加深，转矩失控。对于第一个问题可以用增加倾斜度的方法来控制，使移动牙尽量整体移动，但对于第二个问题，还没有太好的方案，只能提供几种有益的选择：第一是早期IPR，第二是切牙少安排附件，多安排压低。

③中间阶段以后的移动，主要是关闭剩余间隙，所以涉及支抗的设计、前后牙的最终位置。隐形应该比较好地解决了这个阶段的移动，只要前牙的角度正常，可以放心地交给技师设计，仅需要提供终末位咬合以及前牙位置。

④拔除第二前磨牙一直都是难点，容易引起磨牙前倾；也要看到隐形矫治器在拔除第二前磨牙的优势，就是切牙的角度比较好保留，因为在分步移动第一前磨牙和尖牙的时候，切牙就能规划压低和少量唇倾同时进行。

⑤拔除第二前磨牙或者采用大量IPR都能解决拥挤，但从最终预后来说，拔牙病例应该更加稳定。

隐形矫治器从根本上归类于活动矫治器，因此对于牙齿的移动以倾斜移动为主，虽然在配合了"过矫治设计"或者"过矫治预备"后能达到一定的牙齿整体移动的目标，但是相对固定矫治器更难实现，特别是对于需要牙齿大量移动的拔牙病例来说。所以在临床上，采用拔除4颗前磨牙的隐形矫治病例，需要尽量减少每步牙齿移动的距离，特别是上下颌切牙。所以结合隐形矫治的特点对牙列拥挤度和面型的精确分析，设计精确的拔牙位置就非常重要（而不是一定拔除4颗第一前磨牙），并设计良好的移动路径。

参考文献

[1]Papadimitriou A, Mousoulea S, Gkantidis N, et al. Clinical effectiveness of Invisalign® orthodontic treatment: a systematic review[J]. Prog Orthod, 2018, 19(1):37.

[2]Jiang T, Wu RY, Wang JK, et al. Clear aligners for maxillary anterior en masse retraction: a 3D finite element study[J]. Sci Rep, 2020, 10(1):10156.

[3]Dai FF, Xu TM, Shu G. Comparison of achieved and predicted tooth movement of maxillary first molars and central incisors: First premolar extraction treatment with Invisalign[J]. Angle Orthod, 2019, 89(5):679–687.

[4]Baldwin DK, King G, Ramsay DS, et al. Activation time and material stiffness of sequential removable orthodontic appliances. Part 3: premolar extraction patients[J]. Am J Orthod Dentofacial Orthop, 2008, 133(6):837–845.

[5]Al-Balaa M, Li H, Ma Mohamed A, et al. Predicted and actual outcome of anterior intrusion with Invisalign assessed with cone-beam computed tomography[J]. Am J Orthod Dentofacial Orthop, 2021, 159(3):e275–e280.

[6]Jiang T, Jiang YN, Chu FT, et al. A cone-beam computed tomographic study evaluating the efficacy of incisor movement with clear aligners: Assessment of incisor pure tipping, controlled tipping, translation, and torque[J]. Am J Orthod Dentofacial Orthop, 2021, 159(5):635–643.

[7]Jung MH. A comparison of second premolar extraction and mini-implant total arch distalization with interproximal stripping[J]. Angle Orthod, 2013, 83(4):680–685.

[8]Chen K, Han X, Huang L, et al. Tooth movement after orthodontic treatment with 4 second premolar extractions[J]. Am J Orthod Dentofacial Orthop, 2010, 138(6):770–777.

[9]潘晓岗. 透明矫治器的减数正畸治疗[J]. 口腔医学, 2019(11):978–981.

[10]王诗哲, 潘晓岗, 周可拓. 拔牙病例隐形矫治器设计的有限元分析[J]. 上海口腔医学, 2019, 28(03):264–267.

（陈奕嘉，曹阳）

成人双侧上颌尖牙缺失的无托槽隐形再治疗一例

Retreatment of bilateral maxillary canine absence in adults with clear aligners: A case report

11

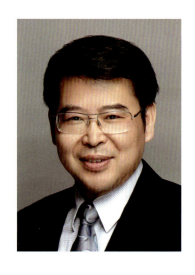

医生简介

李志华

口腔临床医学博士，教授，主任医师，博士生导师

南昌大学附属口腔医院副院长

国际牙医师学院中国区院士

中华口腔医学会理事

中华口腔医学会口腔正畸专业委员会常务委员

病例简介

该患者为成年女性、骨性II类伴上颌双侧尖牙缺失的隐形矫治再治疗病例。患者首次治疗选择了隐形矫治，自述矫治器没法关闭上颌间隙，效果极不理想。再次矫治时表示不考虑种植修复方案，且强调下颌不拔牙，只想关闭上颌间隙，调整后牙关系。根据患者诉求，本病例采用隐形矫治技术在关闭上颌间隙时通过加大前牙正转矩，对上前牙转矩进行有效控制，使牙根更多地向舌侧移动，后牙分步近移以保护前牙支抗，建立良好的咬合关系。

关键词：尖牙缺失，再治疗，隐形矫治技术

扫码关注后
输入jc11
观看视频

治疗前评估
Pre-treatment evaluation

患者信息

姓名	××
性别	女
初诊年龄/出生日期	41岁/1977年
主诉	"虎牙"缺失约20年
病史（全身和局部，外伤、不良习惯等）	20年前双侧上尖牙缺失，4年前曾于当地一综合医院口腔科行无托槽隐形矫治，治疗期间牙间隙无法关闭，遂放弃治疗。患者二次治疗要求关闭缺牙间隙
其他相关病史	无

口外情况

矢状向	微凸面型
垂直向	低面角
横向（颧骨、下颌角、颏部对称性）	颧骨突出，面部基本对称
软组织特征（唇厚度、唇突度等）	上下唇微突
微笑（上前牙暴露量、低位、中位、高位、笑弧等）	中位笑弧
放松状态及微笑时口角高低情况	放松状态及微笑时双侧口角位置一致

口内情况

上颌拥挤度/间隙（mm）	14.5mm间隙
下颌拥挤度/间隙（mm）	0
切牙关系	I类
前牙覆盖（mm）	4.0
前牙覆𬌗（mm）	I度深覆𬌗
后牙覆盖（mm）	正常
后牙覆𬌗（mm）	正常
中线（和面中线关系）	上下中线居中
左侧咬合关系（磨牙）	远中尖对尖

左侧咬合关系（尖牙）	远中
右侧咬合关系（磨牙）	远中尖对尖
右侧咬合关系（尖牙）	远中
锁𬌗（异位、扭转等）	无
其他口内情况（畸形舌尖舌窝、过小牙等）	无
Bolton分析（3-3）	81.3%（14、24代替13、23）
Bolton分析（6-6）	109.3%
牙齿情况（氟斑牙、釉质发育不全等）	全口牙不同程度磨耗
𬌗平面（是否有倾斜）	无倾斜

一般影像学检查

骨性检查（关节形态初步评估，升支、体部是否对称等，生长发育评估）	双侧髁突形态对称，下颌升支、体部形态对称
牙齿异常（缺失牙、多生牙、牙根长短异常等）	13、23缺失
预后较差的牙齿（根管治疗后，龋坏面积大、釉质发育不全等）	无
TMJ	双侧髁突形态对称
其他影像学发现（气道、腺样体、扁桃体等）	无特殊

治疗前照片：口外（图1）

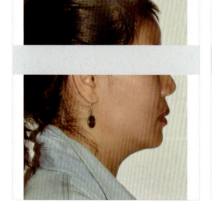
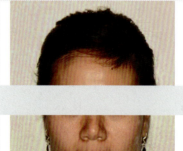
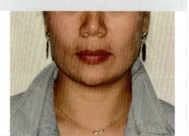
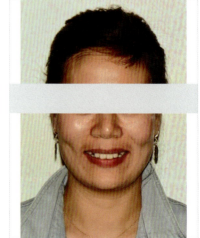

图1 治疗前口外照

治疗前照片：口内（图2）

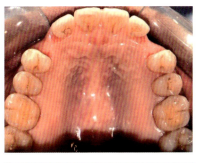
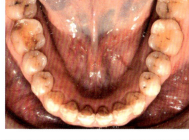
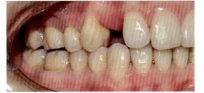
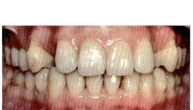
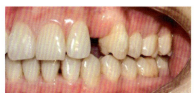

图2　治疗前口内照

治疗前模型（图3）

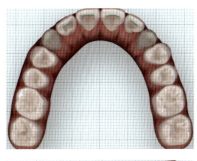
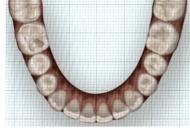
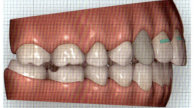
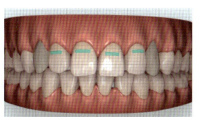
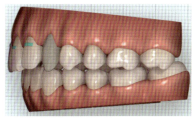

图3　治疗前模型

治疗前X线片（图4和图5）

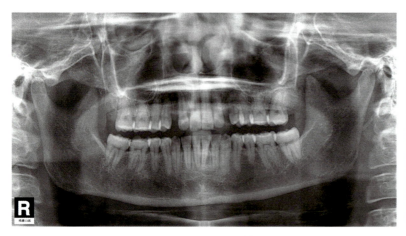

图4　全景片（13、23牙缺失）

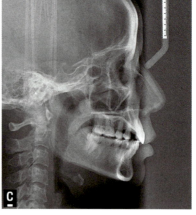

图5　头颅侧位片

治疗前头影测量描记图（图6）

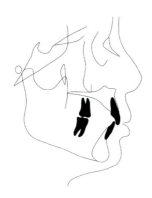

图6　治疗前头影测量描记图

治疗前头影测量分析

测量项目	治疗前	标准值
SNA（°）	86.3	82.8±4.0
SNB（°）	80.7	80.1±3.9
ANB（°）	5.6	2.7±2.0
FMIA（°）	60.3	63.9±6.1
FMA（°）	19.3	22.0~28.0
SN-MP（°）	27.5	30.0±6.0
IMPA（°）	100.3	90.8±5.2
U1-L1（°）	137.2	124.2±8.2
U1-SN（°）	94.9	102.4±4.0
U1-NA（°）	8.6	23.0±5.0
U1-NA（mm）	2.2	5.0±2.0
PP-FH（°）	-4.6	4.0±3.0
Y轴角（°）	59.7	64.0±2.0
N-ANS（mm）	46.8	53.0±3.0
ANS-Me（mm）	64.3	61.0±3.0
S-Go（mm）	78.6	77.0±7.0
S-Go/N-Me（%）	70.7	64.0±2.0
ANS-Me/N-Me（%）	57.9	55.0±3.0
Z角（°）	67.8	75.0±4.0

治疗前头影测量数据解读

1. ANB角：骨性II类。

2. FMA、SN-MP角：低角。

3. U1-L1角：上下中切牙交角偏大。

4. U1-SN角、U1-NA角、U1-NA距：上前牙直立。

5. IMPA：下前牙唇倾。

6. PP-FH：上颌平面逆时针旋转。

7. Y轴：水平生长型、颏部前突。

8. S-Go/N-Me：后前面高比偏大，水平生长型。

9. Z角：微凸面型。

诊断

1. 微凸面型。

2. 骨性II类错𬌗畸形。

3. 安氏II类错𬌗畸形。

4. 低面角。

问题列表

1. 骨性II类错𬌗畸形。

2. 安氏II类错𬌗畸形。

3. 上牙列14.5mm间隙。

4. 前牙I度深覆盖。

5. 上下中线居中。

6. 13、23缺失。

7. 上前牙直立，下前牙唇倾。

8. 上颌磨牙近中倾斜。

治疗计划

矫治器	隐适美
拔牙牙位	无
支抗选择	中度支抗
治疗设计：横向考虑	维持现有的牙弓宽度
治疗设计：矢状向考虑	下前牙切缘矢状向位置保持不变，内收上前牙达前牙覆盖1mm，磨牙调整为完全远中关系
治疗设计：垂直向考虑	压低上下颌切牙，主要压低上前牙至前牙浅覆𬌗
其他设计要点	分步近移后牙，前牙先进行转矩控制再进行压入
如有几个方案请都列出，列出利弊，解释选择最终方案的理由	无
保持	透明压膜保持器保持

治疗进程

治疗时长	24个月
矫治器更换频率/复诊频率	每10天更换1副矫治器，每隔6周复诊
重启/精调次数	1次
保持时长	1.5个月

牙齿移动量（图7～图10）

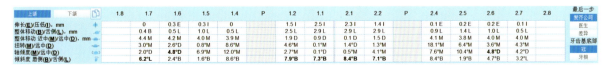

图7　上颌牙冠移动量

上颌 / 下颌		1.8	1.7	1.6	1.5	1.4	P	1.2	1.1	2.1	2.2	P	2.4	2.5	2.6	2.7	2.8	最后一步
伸长(E)/压低(I), mm			0	0.3E	0.3I	0		1.5I	2.5I	2.3I	1.4I		0.1E	0.2E	0.2E	0.1I		爱齐公司
整体移动(B)/舌侧(L), mm			2.2B	1.3L	1.4L	2.8L		4.9L	5.1L	5.4L	5.0L		3.1L	2.0L	2.4L	0.4B		医生
整体移动 近中(M)/远中(D), mm			5.0M	5.6M	1.8M	0.7M		2.7D	0.9D	0.2D	2.7D		2.0M	0.6M	5.4M	5.2M		差异
扭转(M)/远中(D)			3.0°M	2.6°D	0.8°M	8.6°M		4.6°M	0.1°M	1.4°D	1.3°M		18.1°M	6.4°M	3.6°M	4.3°M		牙齿基底部
轴倾度(M)/远中(D)			2.0°M	4.8°M	6.9°D	12.0°D		2.7°D	0.1°M	4.1°D			7.6°D	10.4°D	4.8°M	4.2°M		冠
傾斜度 唇側(B)/舌側(L)			6.2°B	2.4°L	1.6°L	8.6°L		7.9°L	7.3°L	8.4°L	7.1°L		8.4°L	1.9°L	4.7°L	3.2°B		牙根

图8 上颌牙根移动量

上颌 / 下颌		4.8	4.7	4.6	4.5	4.4	4.3	4.2	4.1	3.1	3.2	3.3	3.4	3.5	3.6	3.7	3.8	最后一步
伸长(E)/压低(I), mm			0.4I	0.3E	0.3E	0.2E	0.1E	0.1I	0.2I	0.3I	0.2I	0.9E	0.7E	0.7E	0.2E	0.3E		爱齐公司
整体移动(B)/舌侧(L), mm			0.7B	0.2L	0.2L	0.1L	0.5L	0.2L	0.3L	0.4L	0.6L	0	0.1B	0.2L	0.5L	0.6L		医生
整体移动 近中(M)/远中(D), mm			0.5D	0.1D	0.1D	0.2D	0.1D	0	0.1M	0.4D	0.4D	0.8D	0.3D	0.3D	0	0.3D		差异
扭转(M)/远中(D)			6.5°M	3.7°D	6.7°D	0.1°M	2.7°D	3.3°D	0.3°D	4.9°D	0.3°D	7.8°M	5.9°D	12.6°D	7.5°D	9.9°D		牙齿基底部
轴倾度(M)/远中(D)			15.2°D	3.3°D	0.2°D	3.8°M	4.1°D	1.4°M	1.9°M	0°	0.3°M	2.2°M	0.5°D	3.1°D	6.3°D	10.0°D		冠
傾斜度 唇側(B)/舌側(L)			0.8°B	4.4°L	8.0°L	1.6°L	1.7°L	0.7°L	0°	0.4°L	1.4°B	0.7°L	3.8°L	4.0°L	4.5°L	1.6°B		牙根

图9 下颌牙冠移动量

上颌 / 下颌		4.8	4.7	4.6	4.5	4.4	4.3	4.2	4.1	3.1	3.2	3.3	3.4	3.5	3.6	3.7	3.8	最后一步
伸长(E)/压低(I), mm			0.4I	0.3E	0.3E	0.2E	0.1E	0.1I	0.2I	0.3I	0.2I	0.9E	0.7E	0.7E	0.2E	0.3E		爱齐公司
整体移动(B)/舌侧(L), mm			0.5B	1.2B	2.4B	0.4B	0.2B	0.1B	0.3L	0.4L	1.0L	0.2B	1.3B	1.2B	0.8B	1.1L		医生
整体移动 近中(M)/远中(D), mm			4.0M	0.9M	0	1.4D	1.4M	0.5D	0.5D	0.3D	0.5D	1.6D	0.1D	0.7M	1.8M	2.6M		差异
扭转(M)/远中(D)			6.5°M	3.7°D	6.7°D	0.1°M	2.7°D	3.3°D	0.6°D	4.9°D	0.3°D	7.8°M	5.9°D	12.6°D	7.5°D	9.9°D		牙齿基底部
轴倾度(M)/远中(D)			15.2°M	3.3°M	0.2°M	3.8°M	4.1°M	1.4°D	1.9°D	0°	0.3°D	2.2°D	0.5°M	3.1°M	6.3°M	10.0°M		冠
傾斜度 唇側(B)/舌側(L)			0.8°L	4.4°L	8.0°B	1.6°L	1.7°B	0.7°B	0°	0.4°L	1.4°L	0.7°L	3.8°B	4.0°B	4.5°B	1.6°L		牙根

图10 下颌牙根移动量

牙齿移动分步（图11）

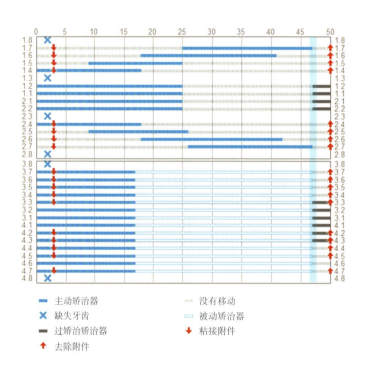

图11 牙齿移动分步

治疗过程
Treatment

ClinCheck初始方案设计（图12和图13）

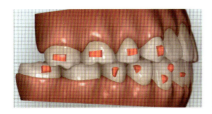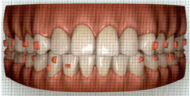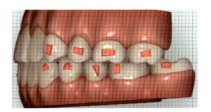

图12　终末位置

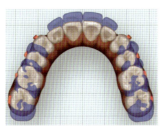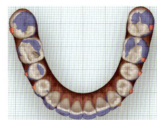

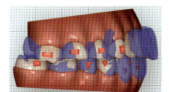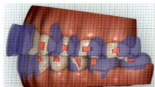

图13　治疗前位置与终末位置叠加

精调阶段（图14～图20）

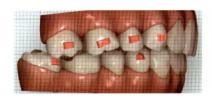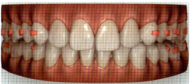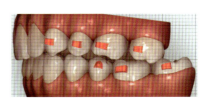

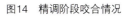

图14　精调阶段咬合情况

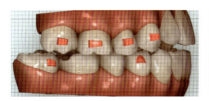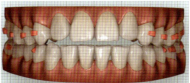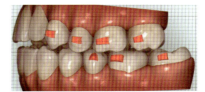

图15　精调阶段终末位置

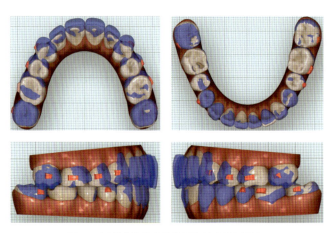

图16　精调阶段治疗前位置与终末位置叠加

	1.8	1.7	1.6	1.5	1.4	1.3	1.2	1.1	2.1	2.2	2.3	2.4	2.5	2.6	2.7	2.8	最后一步
伸长(E)/压低(I), mm		1.5 I	0.3 E	0.2 E	0.6 I		3.5 I	3.7 I	4.0 I	3.6 I		0.4 I	0.5 E	0.5 E	1.3 I		整牙公司
整体移动(B)/舌侧(L), mm		0.3 L	0.3 L	0.7 L	1.2 L		0.7 L	0.7 L	0.7 L	0.6 L		2.0 L	1.0 L	0.1 B	0.2 L		医生
整体移动 近中(M)/远中(D), mm		0.8 D	1.5 D	2.0 D	1.8 D		0.8 D	0.4 D	0.2 D	1.3 D		1.6 D	1.9 D	1.7 D	1.1 D		差异
扭转(M)/远中(D)		2.1°D	1.0°D	4.5°M	4.6°D		9.1°D	3.6°D	1.8°M	7.5°D		0.8°M	4.4°M	0.5°M	1.4°D		牙齿基底部
轴倾度(M)/远中(D)		12.7°D	18.9°D	1.2°D	0.8°M		10.3°M	1.1°M	0.2°M	6.2°M		3.6°M	0.2°D	15.7°D	16.2°D		冠
倾斜度 唇侧(B)/舌侧(L)		1.9°L	2.7°B	1.0°L	1.2°B		10.6°B	**21.0°B**	**19.2°B**	9.6°B		2.8°B	0.3°B	2.4°B	2.4°L		牙根

图17　精调阶段上颌牙冠移动量

	1.8	1.7	1.6	1.5	1.4	1.3	1.2	1.1	2.1	2.2	2.3	2.4	2.5	2.6	2.7	2.8	最后一步
伸长(E)/压低(I), mm		1.5 I	0.3 E	0.2 E	0.6 I		3.5 I	3.7 I	4.0 I	3.6 I		0.4 I	0.5 E	0.5 E	1.3 I		整牙公司
整体移动(B)/舌侧(L), mm		0.1 B	1.0 L	0.4 L	1.5 L		3.9 L	**7.0 L**	**6.4 L**	3.8 L		2.8 L	1.1 L	0.6 L	0.4 B		医生
整体移动 近中(M)/远中(D), mm		2.7 M	4.0 M	1.7 D	2.1 D		4.0 D	0.7 D	0.3 D	3.1 D		2.6 D	3.0 M	3.0 M	3.4 M		差异
扭转(M)/远中(D)		2.1°D	1.0°D	4.5°M	4.6°D		9.1°D	**3.6°D**	1.8°M	7.5°D		0.8°M	4.4°M	0.5°M	1.4°D		牙齿基底部
轴倾度(M)/远中(D)		12.7°M	18.9°M	1.2°D	0.8°D		10.3°D	1.1°D	0.2°M	6.2°M		3.6°D	0.2°M	15.7°D	16.2°M		冠
倾斜度 唇侧(B)/舌侧(L)		1.9°B	2.7°L	1.0°B	1.2°L		10.6°L	**21.0°L**	**19.2°L**	9.6°L		2.8°L	0.3°L	2.4°L	2.4°B		牙根

图18　精调阶段上颌牙根移动量

	4.8	4.7	4.6	4.5	4.4	4.3	4.2	4.1	3.1	3.2	3.3	3.4	3.5	3.6	3.7	3.8	最后一步
伸长(E)/压低(I), mm		0.1 I	0.3 E	0.1 E	0.5 I	0.8 I	0.8 I	0.7 I	0.4 I	0.2 I	0.2 I	0.4 I	0.2 E	0.8 E	0.2 E		整牙公司
整体移动(B)/舌侧(L), mm		0.2 B	0.2 B	0.3 B	0.1 B		0	0.3 L	0.1 B	0.7 B	0.4 L	0.4 L	0.1 L	0	0		医生
整体移动 近中(M)/远中(D), mm		0.1 D	0.1 D	0.2 D	0.4 D	0.4 D	0.3 D	0.2 M	0.3 M	0.3 M		0.2 M	0.2 M	0.4 M	0.2 M		差异
扭转(M)/远中(D)		1.1°D	2.0°D	2.8°D	0.6°M	2.0°D	1.5°D	2.9°M	0.1°D	3.9°D	0.5°M	0.8°D	0.3°D	3.0°M			牙齿基底部
轴倾度(M)/远中(D)		0.8°D	0.6°M	1.0°M	1.5°M	0.4°M	0.4°D	0.7°D	3.6°M	3.2°M	2.2°M	1.6°M	0.8°M	6.2°D	0.7°D		冠
倾斜度 唇侧(B)/舌侧(L)		0.6°L	0.2°L	0.3°L	1.5°L	0.8°L	4.7°L	8.8°L	5.0°L	3.7°L	4.0°L	2.7°L	1.7°L	0°	1.0°L		牙根

图19　精调阶段下颌牙冠移动量

	4.8	4.7	4.6	4.5	4.4	4.3	4.2	4.1	3.1	3.2	3.3	3.4	3.5	3.6	3.7	3.8	最后一步
伸长(E)/压低(I), mm		0.1 I	0.3 E	0.1 E	0.5 I	0.8 I	0.8 I	0.7 I	0.4 I	0.2 I	0.2 I	0.4 I	0.2 E	0.8 E	0.2 E		整牙公司
整体移动(B)/舌侧(L), mm		0.2 L	0.2 B	0.1 B	0.7 B	0.2 L	1.4 L	2.8 L	1.4 L	0.4 L	1.9 L	0.4 B	0.4 B	0	0.3 B		医生
整体移动 近中(M)/远中(D), mm		0.2 M	0.2 D	0.2 D	0.7 D	0.5 D	0.2 D	0.1 D	0.7 D	0.5 D	0.3 D	0	2.2 M	0.4 M			差异
扭转(M)/远中(D)		1.1°D	2.0°D	2.8°D	0.6°M	3.0°M	2.0°D	1.5°D	2.9°M	0.1°D	3.9°D	0.5°M	0.8°D	0.3°D	3.0°M		牙齿基底部
轴倾度(M)/远中(D)		0.8°M	0.6°D	1.0°D	1.5°D	0.4°D	0.4°M	0.4°M	3.6°D	3.2°D	2.2°D	1.6°D	0.8°D	6.2°M	0.7°M		冠
倾斜度 唇侧(B)/舌侧(L)		0.6°L	0.2°L	0.3°L	1.5°B	0.8°L	4.7°L	8.8°L	5.0°L	3.7°L	4.0°L	2.7°B	1.7°B	0°	1.0°B		牙根

图20　精调阶段下颌牙根移动量

治疗后X线片（图21和图22）

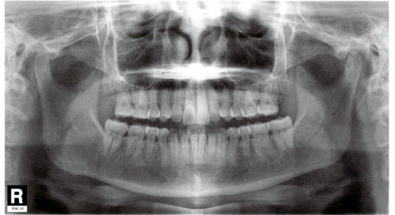

图21　治疗后全景片

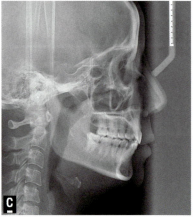

图22　治疗后头颅侧位片

治疗后头影测量描记图（图23）

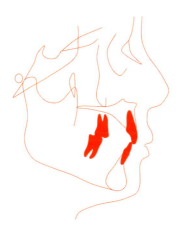

图23　治疗后头影测量描记图

治疗后头影测量分析

测量项目	治疗前	治疗后	标准值
SNA（°）	86.3	84.9	82.8 ± 4.0
SNB（°）	80.7	79.5	80.1 ± 3.9
ANB（°）	5.6	5.4	2.7 ± 2.0
FMIA（°）	60.3	63.0	63.9 ± 6.1
FMA（°）	19.3	18.6	22.0~28.0
SN-MP（°）	27.5	28.2	30.0 ± 6.0
IMPA（°）	100.3	98.3	90.8 ± 5.2
U1-L1（°）	137.2	143.6	124.2 ± 8.2
U1-SN（°）	94.9	89.8	102.4 ± 4.0
U1-NA（°）	8.6	4.3	23.0 ± 5.0
U1-NA（mm）	2.2	0.5	5.0 ± 2.0
PP-FH（°）	-4.6	-4.6	4.0 ± 3.0
Y轴角（°）	59.7	59.1	64.0 ± 4.0
N-ANS（mm）	46.8	46.8	53.0 ± 3.0
ANS-Me（mm）	64.3	64.3	61.0 ± 3.0
S-Go（mm）	78.6	78.6	77.0 ± 7.0
S-Go/N-Me（%）	70.7	70.7	64.0 ± 2.0
ANS-Me/N-Me（%）	57.9	57.9	55.0 ± 3.0
Z角（°）	67.8	73.8	75.0 ± 4.0

头影重叠（图24）

治疗前（T0）：黑色

治疗后（T1）：红色

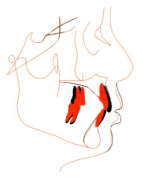

A. 整体重叠

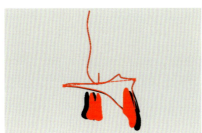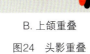

B. 上颌重叠

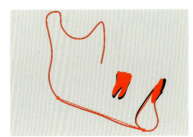

C. 下颌重叠

图24　头影重叠

治疗后评估
Post-treatment evaluation

治疗后照片：口外（图25）

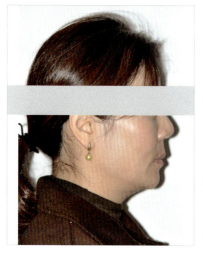
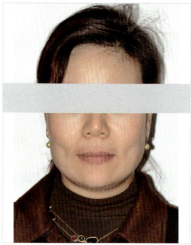
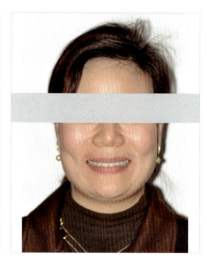

图25 治疗后口外照

治疗后照片：口内（图26）

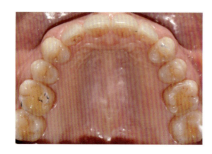
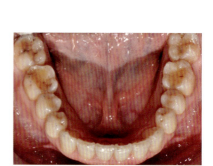

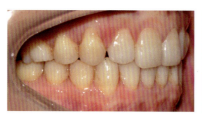
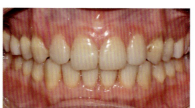
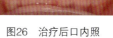
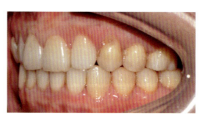

图26 治疗后口内照

Retreatment of bilateral maxillary canine absence in adults with clear aligners: A case report

治疗后模型（图27）

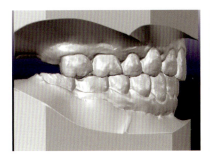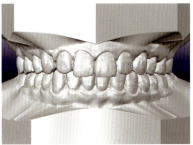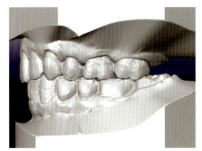

图27　治疗后模型

保持期照片：口外和口内（图28和图29）

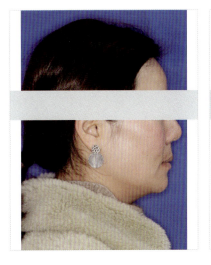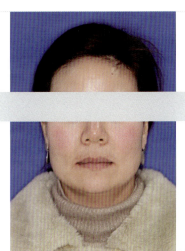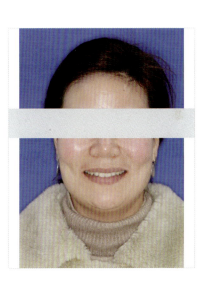

图28　保持1.5个月口外照

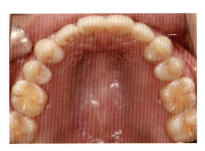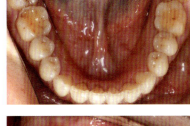

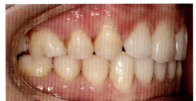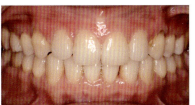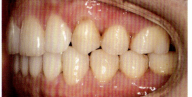

图29　保持1.5个月口内照

病例总结及病例自我评价
Summary of case and self-evaluation

本病例患者因缺牙间隙未关闭而寻求二次矫治，且拒绝13、23牙修复方案。因此选择下颌不拔牙，上颌关闭拔牙间隙，后牙调整为完全远中关系的治疗方案。该患者为骨性II类错𬌗畸形病例，上前牙直立，下前牙唇倾，下牙列无拥挤，设计方案时终末位置矢状向考虑维持下前牙切缘矢状向位置不变，以前牙正常覆盖定位上牙列，缺牙间隙通过前牙内收及后牙近中移动关闭；患者微笑时颊廊大小适中，横向保持下牙列宽度不变，上牙弓与之匹配；垂直向考虑到患者微笑时上前牙暴露过多，因此，以压入上前牙为主，避免在上前牙内收时前牙出现咬合干扰；上下中线与面中线保持一致。

在方案设计上，考虑到该患者上前牙牙根靠近唇侧骨皮质，为保证牙根在骨松质中移动，先对上前牙进行转矩控制，使牙根向舌侧移动，在此基础上进行上前牙的垂直向控制，避免因应力集中导致的牙根吸收或骨开窗；上

前牙内收时继续加正转矩，防止在内收过程中出现"过山车"效应。上后牙近中移动距离较大，因此设计分步移动，并做后牙适量远中倾斜设计，避免后牙近中移动时发生近中倾斜。

第40步缺牙间隙已基本关闭，此时前牙早接触，后牙近中倾斜，出现"过山车"效应。一是因为上前牙治疗前较直立，设计时前牙所加的正转矩不够，导致内收时舌倾，前牙出现早接触；二是由于随着矫治器不断变短及后牙设计的远中倾斜不够，矫治器发生变形，上后牙继而发生近中倾斜。重启后方案设计先进行上前牙转矩控制，前牙设计了10°~21°正转矩，后牙设计远中倾斜，待上前牙转矩纠正后再进行前牙压入。

整个主动矫治时间为20个月左右，从治疗前、治疗后头颅侧位片重叠图及头影测量数据可看出，上前牙有一定的内收压低，往腭侧移动，以整体移动为主，面型得到改善。

简要综述
Brief review

无托槽隐形矫治技术是1998年Align公司首次研发并应用于临床。2002年，首都医科大

学口腔医学院与清华大学激光快速成型中心合作，成功研制了具有中国自主知识产权的国产

无托槽隐形矫治系统。无托槽隐形矫治器因其美观、舒适、可摘戴、便于口腔卫生维护等优点，得到了越来越广泛的应用。但这也对正畸医生提出了更高的要求，需要医生在矫治开始前就清楚了解整个矫治过程以及可能会发生的问题。

本病例中患者因上颌双侧尖牙缺失，初次矫治缺牙间隙未关闭而寻求二次矫治。前牙缺失易导致中线偏斜，后牙缺失则常引起咬合关系错乱等情况。本病例方案设计上颌双侧第一前磨牙替代尖牙，经测量分析前牙Bolton比协调，磨牙则调整为完全远中关系，缺牙间隙由前牙内收及后牙近中移动关闭，在临床方案设计时应注意支抗控制及前牙根骨关系对牙移动的影响。

1. 支抗控制

在牙齿移动过程中会同时产生一个与矫治力大小相等、方向相反的反作用力，抵抗矫治力反作用力的结构为支抗。正确的支抗设计和控制是矫治成功的关键，临床上常用的支抗有颌内支抗、颌间支抗、颌外支抗和微种植体支抗。无托槽隐形矫治器与固定矫治器不同，它是依靠膜片材料变形后产生的回弹力，通过对临床牙冠的包裹产生矫治力。受限于对美观的需求以及材料本身的限制，无托槽隐形矫治通常采用颌间牵引及微种植体来增强支抗。微种植体支抗属于绝对支抗范畴，对于前牙内收量较大或推磨牙病例可选择微种植体支抗。无托槽隐形矫治技术在牙齿移动设计过程中还可采用后牙支抗预备的方法，先让后牙远中倾斜，防止后牙近移过程中出现近中倾斜。采用分步移动控制支抗也是一种较为有效的方法，设计时应考虑需移动牙齿的牙周膜面积及牙齿数目，与固定矫治器相似，隐形矫治也可利用组牙支抗来增强支抗，为了保证支抗的稳定，临床方案设计时应尽可能减少同时移动的牙齿数目，而增加支抗牙齿数目，如常规拔牙病例关闭间隙时，尖牙先远中移动，再内收前牙，或蛙跳模式，尖牙和切牙交替内收。本病例即设计后牙分步近移，后牙近中移动时做必要的抗倾斜设计，合理的牙齿分步移动可保护有限的支抗。

2. 转矩控制

既往研究表明，在隐形矫治设计过程中较难把控的就是前牙转矩的控制。Djeu研究发现，隐形矫治器转矩的表达率不如固定矫治器。有研究显示，无托槽隐形矫治器的转矩控制实现率偏低，常表现为前牙伸长及覆𬌗加深。Simon等研究结果表明，隐形矫治器控制上切牙转矩平均效率为42%。本病例矫治过程中就出现了前牙转矩失控、覆𬌗加深、后牙近中倾斜的情况，在随后的调整设计中，加大了前牙正转矩设计和后牙远中倾斜设计，同时在前牙转矩纠正后加大了前牙垂直向的压入，前牙牙根与唇侧骨皮质接触，过早进行前牙的压入，压入力将导致牙根根尖周围及所接触的唇侧骨皮质产生应力集中，易导致牙根吸收或骨开裂，更为甚者两者同时发生。因此，在进行方案设计时，应对目标位过矫治设计，增加目标位根舌向转矩，防止前牙内收过程中转矩失控，除设计过矫治外，还可考虑在前牙增加附件，附件的粘接可增加牙齿的转矩表达率。在隐形矫治器上应用Power Ridge可加强对前牙转矩的控制，Power Ridge为矫治器表面的突起，作用于切牙唇侧颈部或切牙舌侧切缘提供逆时针力矩，从而实现对转矩的控制。从既往文献报道及本病例所出现的问题，我们发现隐形矫治所设计的转矩产生的实际控根力矩不够，而矫治器的缩短所产生的内收前牙的力始终存在。换句话说，就是实际力矩变小，而牙内收的力较恒定，使M/F值减小，此结果必然导致前牙移动的模式发生改变，引起前牙移动失控。综上所述，要充分了解隐形矫治器前牙转矩的表达率，在方案设计时做必要的过矫治设计。

无托槽隐形矫治满足了患者美观、舒适的需求，但同时也要求临床正畸医生必须把握隐形矫治的适应证，选择合适的病例。治疗前全面的诊断分析，方案设计充分考虑三维方向的牙齿移动、支抗控制、预判风险，治疗过程进行严格监控，并掌握临床应对策略，才能达到美观、健康、功能及稳定的矫治目标。

参考文献

[1]Schupp W, Haubrich J, Neumann I. Treatment of anterior open bite with the Invisalign system[J]. J Clin Orthod, 2010, 44(8):501–507.

[2]潘婷婷, 房兵. 无托槽隐形矫治效能影响因素的研究进展[J]. 国际口腔医学杂志, 2015, (03):364–366.

[3]傅民魁. 口腔正畸学[M]. 6版. 北京: 人民卫生出版社, 2012.

[4]谢乙加, 陈亚群, 赵青. 无托槽隐形矫治系统的相关生物力学研究及病例[J]. 国际口腔医学杂志, 2015, 42(4):439–441.

[5]顾泽旭. 无托槽隐形矫治的支抗控制及临床策略[J]. 中华口腔医学杂志, 2020, 55(08):531–535.

[6]Rossouw Emile. Translational mini–screw implant research[J]. British Journal of Orthodontics, 2014, 41(01):8–14.

[7]赵志河. 无托槽隐形矫治的风险及临床策略[J]. 中华口腔医学杂志, 2019(12):798–802.

[8]Djeu G, Shelton C, Maganzini A. Outcome assessment of Invisalign and traditional orthodontic treatment compared with the American Board of Orthodontics objective grading system[J]. American Journal of Orthodontics & Dentofacial Orthopedics, 2005, 128(3):292–298.

[9]Rossini G, Parrini S, Castroflorio T, et al. Efficacy of clear aligners in controlling orthodontic tooth movement: A systematic review[J]. Angle Orthodontist, 2015:881–889.

[10]Zhang XJ, He L, Guo HM, et al. Integrated three–dimensional digital assessment of accuracy of anterior tooth movement using clear aligners[J]. Korean J Orthod, 2015, 45(6):275–281.

[11]张云帆, 李巍然. 无托槽隐形矫治的临床应用进展[J]. 中华口腔正畸学杂志, 2017, 24(2):82–85.

[12]Simon M, Keilig L, Schwarze J, et al. Treatment outcome and efficacy of an aligner technique–regarding incisor torque, premolar derotation and molar distalization[J]. BMC Oral Health, 2014, 14(1):1–7.

[13]钟立东, 孔卫东. 隐形矫治中对上前牙转矩调控的相关影响因素[J]. 口腔疾病防治, 2019, 27(1):56–60.

[14]Bowman SJ, Celenza F, Sparaga J, et al. Creative adjuncts for clear aligners, part 3: Extraction and interdisciplinary treatment[J]. Journal of Clinical Orthodontics Jco, 2015, 49(4):249.

[15]赖文莉. 浅谈无托槽隐形矫治技术减数矫治的临床体会[J]. 中华口腔医学杂志, 2017, 52(9):534–537.

（李志华）

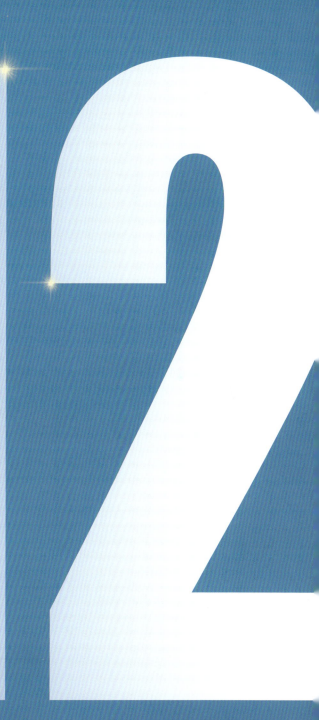

青少年深覆𬌗病例拔除上4下5隐形矫治

Extraction of upper
first premolars
and lower second
premolars using
Invisalign in teenager
cases with deep bite

医生简介

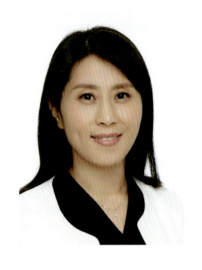

杨敏志

北京大学口腔医学院正畸博士

北京时代星联口腔诊所联合创始人，正畸主任

世界正畸协会正式会员

中华口腔医学会口腔正畸专业委员会专科会员

隐适美国际病例库中国首例贡献医生

隐适美中国资深临床讲师

病例简介

患者基本情况：男性，16岁。

主诉：牙齿不齐，门牙外翘，要求隐形矫治。

重要病史：门牙两次外伤史。

诊断及问题单：安氏II类1分类错殆畸形，均角，骨性I类。牙性II类，中度拥挤，轻度凸面型。II度深覆殆，II度深覆盖。11严重唇倾。17/47、27/37深覆盖。

矫治设计：拔除14、24、35、45，使用隐适美无托槽隐形矫治器。

ClinCheck设计要点：上颌强支抗，下颌中度支抗。左上磨牙远移，其他区域后牙差异性近中移动。拔牙间隙两侧牙齿以矩形附件为主，其中下颌前磨牙和磨牙特别设计水平矩形附件。优化移动步骤，尽可能减少往复移动或咬合干扰。

矫治器数量：64+27。

辅助装置：短期颌间II类牵引，短期颌间交互牵引。

疗程：38个月。

治疗结果：尖牙磨牙I类，牙列整齐，间隙关闭，覆殆覆盖正常，功能殆正常。随访18个月稳定。

关键词：深覆殆，深覆盖，第二前磨牙拔除，磨牙远移

扫码关注后
输入jc12
观看视频

治疗前评估
Pre-treatment evaluation

患者信息

姓名	× ×
性别	男
初诊年龄/出生日期	16岁
主诉	牙齿不齐，门牙外翘，要求隐形矫治
病史（全身和局部，外伤、不良习惯等）	两次门牙外伤史。自述第一次造成冠折已做修复，第二次造成门牙外翘。身体健康，否认不良习惯史
其他相关病史	否认食物、药物过敏史，否认系统性疾病史和急慢性传染病史以及家族性遗传病史

口外情况

矢状向	凸面型，鼻唇角锐角
垂直向	上颌垂直高度略欠
横向（颧骨、下颌角、颏部对称性）	颧骨对称，下颌角轻微不对称，右侧轮廓较左侧丰满，颏部稍右偏
软组织特征（唇厚度、唇突度等）	唇突度大，厚唇
微笑（上前牙暴露量、低位、中位、高位、笑弧等）	无开唇露齿，中位微笑，笑弧正常，颊廊大小正常
放松状态及微笑时口角高低情况	口角左右对称

口内情况

上颌拥挤度/间隙（mm）	8
下颌拥挤度/间隙（mm）	5
切牙关系	II类1分类
前牙覆盖（mm）	9
前牙覆𬌗（mm）	6
后牙覆盖（mm）	17/47、27/37覆盖4mm，其他后牙1~2mm
后牙覆𬌗（mm）	1~2
中线（和面中线关系）	上中线与面中线一致，下中线右偏1mm，上下牙列中线分别与上下颌骨中线一致

左侧咬合关系（磨牙）	远中2mm
左侧咬合关系（尖牙）	远中3mm
右侧咬合关系（磨牙）	远中1mm
右侧咬合关系（尖牙）	远中2mm
锁𬌗（异位、扭转等）	无
其他口内情况（畸形舌尖舌窝、过小牙等）	无
Bolton分析（3-3）	77.8%
Bolton分析（6-6）	92.2%
牙齿情况（氟斑牙、釉质发育不全等）	无异常
𬌗平面（是否有倾斜）	无

一般影像学检查

骨性检查（关节形态初步评估，升支、体部是否对称等，生长发育评估）	双侧关节和升支不对称，右侧稍短，左侧稍长，体部形态基本对称，无明显生长潜力
牙齿异常（缺失牙、多生牙、牙根长短异常等）	18、28、38、48阻生，28后方多生牙
预后较差的牙齿（根管治疗后，龋坏面积大、釉质发育不全等）	11冠折修复后，根周膜影像尚可，未见根折
TMJ	未查及明显异常
其他影像学发现（气道、腺样体、扁桃体等）	未查及明显异常

治疗前照片：口外（图1）

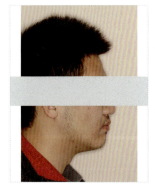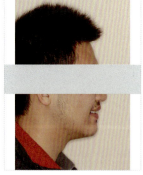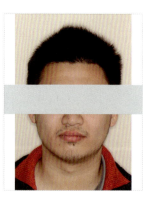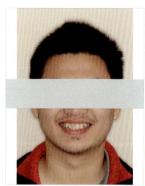

图1 治疗前口外照

治疗前照片：口内（图2）

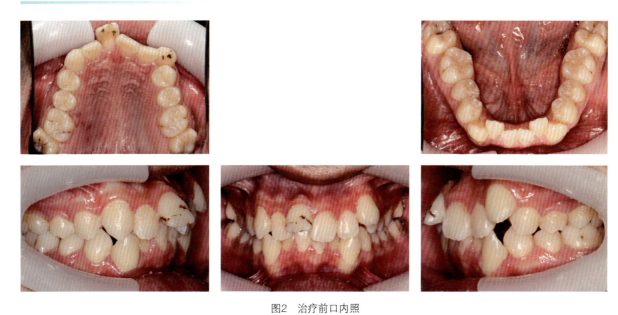

图2 治疗前口内照

治疗前模型（图3）

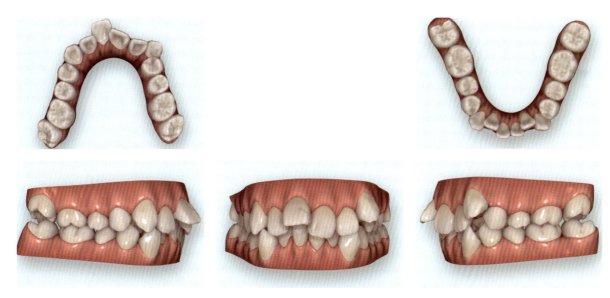

图3 治疗前模型

治疗前X线片（图4）

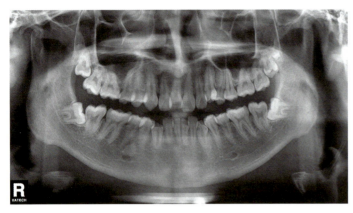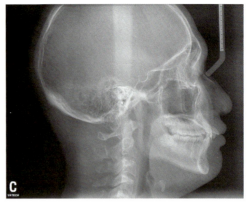

图4　上颌窦低垂，提示上后牙移动阻力较大。44–45间根尖水平存在较高密度团影，提示右下后牙可能移动困难

治疗前头影测量描记图（图5）

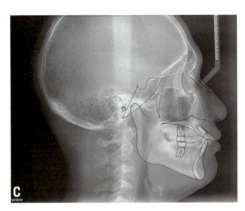

图5　治疗前头影测量描记图

治疗前头影测量分析

测量项目	治疗前	标准值
SNA（°）	81.2	82.8 ± 4.0
SNB（°）	77.9	80.1 ± 3.9
ANB（°）	3.3	2.7 ± 2.0
SN-MP（°）	35.5	32.5 ± 5.2
FMA（°）	31.2	27.5 ± 5.6
U1-SN（°）	127.6	105.7 ± 6.3
IMPA（L1-MP）（°）	94.2	92.6 ± 7.0
E Line-UL（mm）	-2.7	-1.4 ± 1.87
E Line-LL（mm）	-0.3	0.6 ± 1.87

治疗前头影测量数据解读

1. 均角骨性I类，提示骨性基本正常。

2. 上前牙（11）严重唇倾：U1–SN高达127.6°。

3. 上下唇突度基本正常（E线）。

诊断

1. 安氏II类1分类错𬌗。

2. 轻度凸面型。

3. 11冠折修复后。

问题列表

1. 鼻唇角过小。

2. II度深覆𬌗，下颌𬌗曲线深。

3. II度深覆盖。

4. 上颌中度拥挤，下颌轻度拥挤。

5. 11严重唇倾。

6. 17/47、27/37深覆盖。

7. 下中线右偏1mm。

8. Bolton比不协调，上前牙偏大，下后牙偏大。

9. 上颌窦低垂。

10. 44–45根间骨岛。

治疗计划

矫治器	隐适美无托槽隐形矫治器
拔牙牙位	14、24、35、45
支抗选择	上颌强支抗，下颌中度支抗
治疗设计：横向考虑	上下颌后牙中段扩弓，第二磨牙缩弓，改善牙弓形态
治疗设计：矢状向考虑	减少唇突度，改善鼻唇角，改善凸面型外观 下前牙后收1～2mm，上前牙后收3～5mm，改善覆盖 左上后牙远移1mm，其他区域后牙差异性近中移动1～4mm，获得尖牙磨牙I类关系，调整牙弓对称性
治疗设计：垂直向考虑	控制垂直向，以压低下前牙为主整平下颌 过矫治设计：目标覆𬌗1.5mm 上切牙舌侧精密咬合导板辅助
其他设计要点	下后牙设计长度4mm水平矩形附件，减慢后牙近中移动速度
如有几个方案请都列出，列出利弊，解释选择最终方案的理由	可选方案：拔除14、24、34、44 但患者下颌2-2需要压入，拔除下颌第一前磨牙后压低前牙的支抗不足，不利于下前牙咬合打开；且右下区域磨牙需要近中移动4mm以实现磨牙I类关系的目标，拔除第一前磨牙后需要3颗后牙的近中移动，增加矫治难度，故未选择此方案
保持	开始6个月白天佩戴透明压膜保持器，夜间佩戴环绕式哈雷保持器。6个月后夜间佩戴保持器

治疗进程

治疗时长	38个月
矫治器更换频率/复诊频率	10～14天更换1副矫治器，8～12周复诊
重启/精调次数	1次
保持时长	18个月

ClinCheck方案设计（图6）

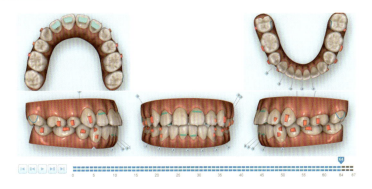

图6　ClinCheck方案设计

牙齿移动量（上颌牙冠，上颌牙根，下颌牙冠，下颌牙根）（图7）

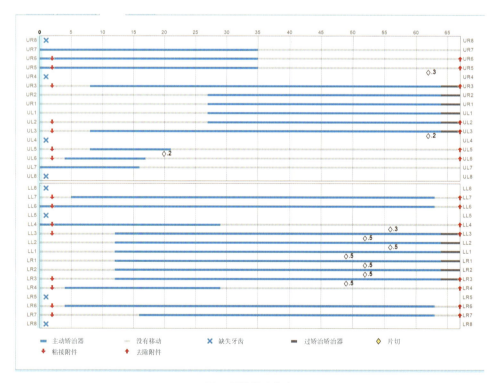

图7　牙齿移动量

牙齿移动分步（图8）

图8　牙齿移动分步

治疗过程
Treatment

2016年4月佩戴第1副矫治器

2周后粘接附件，发2~4副矫治器，2周1副。5周后反馈矫治器裂开，但不能复诊，家长要求来取矫治器。提示患者和家长对矫治重视程度不足，再次进行患者教育，只发1副矫治器，要求患者及时复诊。

2016年12月（第20副），矫治进程7个月（图9）

患者戴矫治器时间不够。复诊检查见矫治器贴合尚可，目测牙齿移动情况与ClinCheck设计大致一致。但后牙出现轻微开𬌗，且矢状向的移动与ClinCheck设计不一致：左侧磨牙稍偏近中。隐形矫治中出现后牙开𬌗很常见，考虑以下几个可能的原因：一是后牙近中倾斜；二是前牙覆𬌗加深引起前牙咬合干扰致后牙开𬌗；三是后牙颊倾引起颊尖开𬌗；四是牙齿位置变化后的轻微颌间干扰。检查后基本排除一三项。矫治过程中的轻微牙尖干扰一般会随着咀嚼磨合而自行改善，不需要特殊处理；而前牙𬌗干扰随着覆𬌗打开也会部分改善。但磨牙关系不到位应该通过增加非对称颌间牵引尽快矫治，鉴于患者目前配合不佳，暂不宜增加颌间牵引。矫治器仍2周1副，鼓励患者好好佩戴。限于篇幅，面部照片从略。

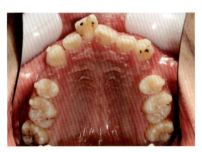
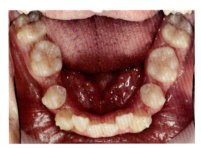
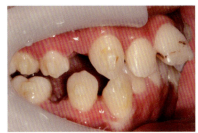
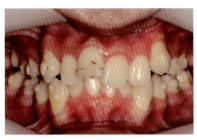
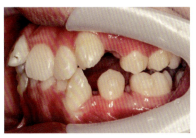

图9

2017年7月（第38副），矫治进程15个月（图10）

患者配合程度有改善，还不够理想。矫治器贴合尚可，无明显脱轨。前述问题加重，尤其21/31处因闭锁性深覆殆所致咬合干扰明显，致后牙开殆加重。进行患者依从性教育，

嘱戴够时间，配合咬硅胶棒，拟增加辅助装置。常规面部照片检查显示侧貌尚无明显改善。

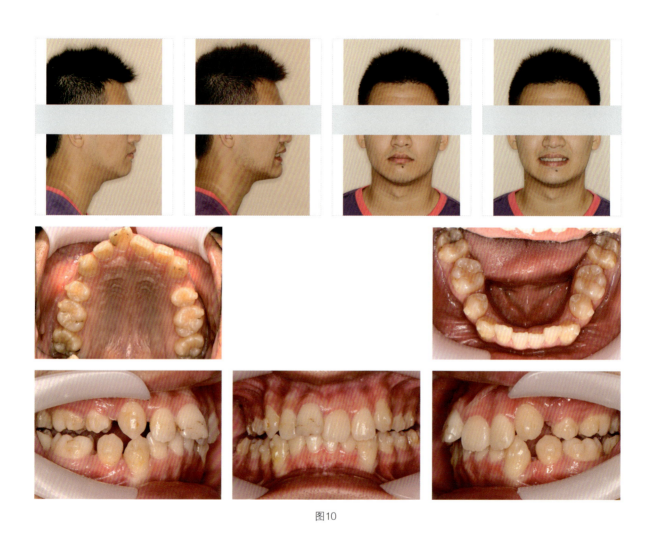

图10

2018年2月（第55副），矫治进程22个月（图11）

可见随着前牙排齐，压入，覆殆打开，前牙咬合干扰减少，后牙开殆自行改善。下颌磨牙颊侧已粘扣，用于颌间II类牵引，以辅助改

善磨牙关系和中线问题。限于篇幅，面部照片从略。

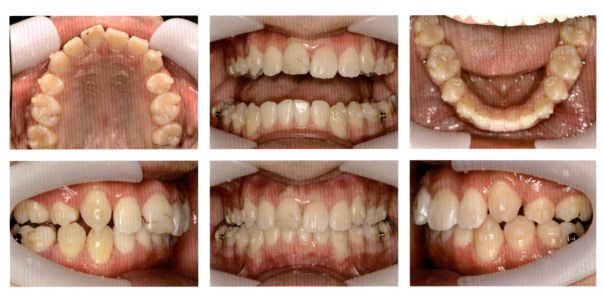

图11

2018年6月（第64副），矫治进程26个月（图12和图13）

经过持续的配合教育，第一序列设计的64副矫治器得以全部顺利戴完。此时间隙基本关闭，牙列整齐，覆𬌗覆盖改善，侧貌突度改善。基本达到设计目标，患者和家长很满意。

但尚存一点小问题：右侧磨牙关系偏远中，左侧偏近中，下中线右偏，覆𬌗较正常稍深，故建议启动精调。

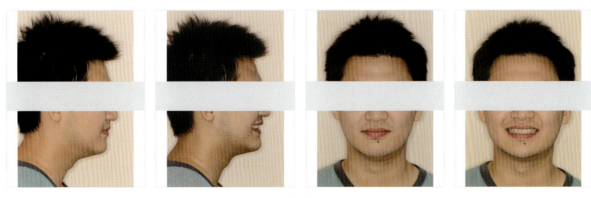

图12

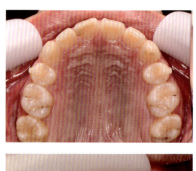
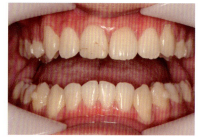
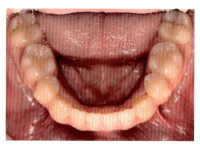
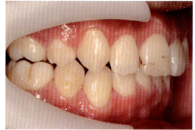
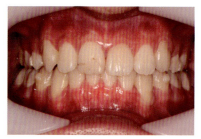
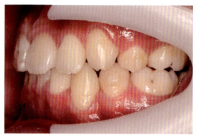

图13

使用iTero进行牙齿移动进展评估（图14）

大部分牙齿移动情况与ClinCheck设计一致。出现不一致的情况主要有以下几组牙齿（黄色和紫色）：

1. 13、23牙冠不同程度远中倾斜。这两颗牙齿都需要大量远中移动，且23治疗前存在牙冠远中倾斜，治疗难度很大，容易发生脱轨。

2. 21转矩偏小。21治疗前牙冠直立，且需要明显后收，治疗中容易发生冠舌倾，虽已设计17°正转矩，但由于矫治深覆𬌗设计的舌侧精密咬合导板，影响转矩表达到位。

3. 37、47的舌向移动。受到下颌外斜线的影响，移动较为困难，出现脱轨情况。

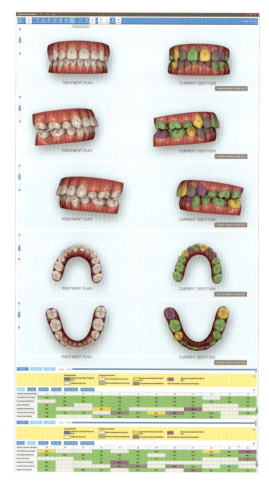

图14

精调ClinCheck方案设计（图15）

设计压低下前牙打开咬合，继续关闭间隙，预设右侧颌间II类牵引，调整咬合。

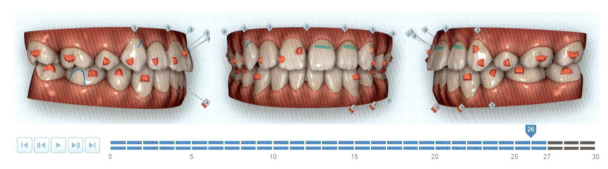

图15　精调ClinCheck方案设计

精调牙齿移动量（上颌牙冠，上颌牙根，下颌牙冠，下颌牙根）（图16）

上颌 | 下颌 — 最后一步：爱齐公司 / 医生 / 差异；牙齿基底部：冠 / 牙根

	UR8	UR7	UR6	UR5	UR4	UR3	UR2	UR1	UL1	UL2	UL3	UL4	UL5	UL6	UL7	UL8
伸长(E)/压低(I)，mm		0.6 E	0.4 E	0.4 E		0.1 E	0.9 I	1.3 I	1.5 I	1.2 I	0.5 E		0.4 E	0.1 E	0.5 E	
整体移动(B)/舌侧(L)，mm		1.3 B	0.8 B	0.4 B		0.1 L	0.8 L	1.3 L	1.1 L	1.3 L	0.8 L		0.2 B	0.4 B	0.9 B	
整体移动 近中(M)/远中(D)，mm		1.0 D	1.2 D	1.4 D		1.5 D	1.4 D	1.1 D	0.7 M	0.3 M	0		0.2 D	0.1 D	0	
扭转(M)/远中(D)		2.9°D	5.9°D	0.3°D		4.0°M	2.2°M	1.0°M	1.5°M	2.1°M	9.1°D		0.9°M	7.1°D	0.1°M	
轴倾度(M)/远中(D)		1.8°M	2.3°D	2.1°M		7.6°M	5.1°M	3.0°M	1.2°M	4.5°M	**17.4°M**		3.3°M	4.1°D	0.3°D	
倾斜度 唇侧(B)/舌侧(L)		7.4°L	6.8°L	1.6°L		2.1°B	4.9°B	7.6°B	6.6°B	7.5°B	0.9°L		2.9°L	3.8°L	4.1°L	

牙龈和牙齿移动模拟结果，实际治疗结果可能不同。

上颌 | 下颌 — 最后一步：爱齐公司 / 医生 / 差异；牙齿基底部：冠 / 牙根

	UR8	UR7	UR6	UR5	UR4	UR3	UR2	UR1	UL1	UL2	UL3	UL4	UL5	UL6	UL7	UL8
伸长(E)/压低(I)，mm		0.6 E	0.4 E	0.4 E		0.1 E	0.9 I	1.3 I	1.5 I	1.2 I	0.5 E		0.4 E	0.1 E	0.5 E	
整体移动(B)/舌侧(L)，mm		3.4 B	2.8 B	0.9 B		1.0 L	2.3 L	3.7 L	3.1 L	3.6 L	0.4 L		1.1 B	1.6 B	2.1 B	
整体移动 近中(M)/远中(D)，mm		1.5 D	0.5 D	2.1 D		4.4 D	2.9 D	2.0 D	0.3 M	1.0 D	**6.6 D**		1.3 D	1.1 M	0.1 M	
扭转(M)/远中(D)		2.9°D	5.9°D	0.3°D		4.0°M	2.2°M	1.0°M	1.5°M	2.1°M	**9.1°D**		0.9°M	7.1°D	0.1°M	
轴倾度(M)/远中(D)		1.8°D	2.3°M	2.1°D		7.6°D	5.1°D	3.0°D	1.2°D	4.5°D	**17.4°D**		3.3°D	4.1°M	0.3°M	
倾斜度 唇侧(B)/舌侧(L)		7.4°B	6.8°B	1.6°B		2.1°L	4.9°L	7.6°L	6.6°L	7.5°L	0.9°B		2.9°B	3.8°B	4.1°B	

牙龈和牙齿移动模拟结果，实际治疗结果可能不同。

上颌 | 下颌 — 最后一步：爱齐公司 / 医生 / 差异；牙齿基底部：冠 / 牙根

	LR8	LR7	LR6	LR5	LR4	LR3	LR2	LR1	LL1	LL2	LL3	LL4	LL5	LL6	LL7	LL8
伸长(E)/压低(I)，mm		0.8 E	0.5 E		0.2 E	0.3 E	1.2 I	1.9 I	1.7 I	1.5 I	0.3 E	0.1 I		0.8 E	1.0 E	
整体移动(B)/舌侧(L)，mm		0.8 L	0.4 L		0.2 L	0.3 B	0.7 B	0.9 B	0.8 B	0.1 B	0.2 L	0.3 L		0.1 L	1.6 L	
整体移动 近中(M)/远中(D)，mm		0.1 D	0		0	0.1 M	0.1 M	0.1 D	0.2 D	0.3 D	0.1 D	0		0.1 M	0.1 D	
扭转(M)/远中(D)		1.5°D	0.2°D		7.2°D	12.8°D	1.3°M	4.4°D	1.5°D	6.1°D	8.8°D	0.9°D		3.8°D	2.8°D	
轴倾度(M)/远中(D)		0.6°D	1.0°D		2.6°D	3.5°M	9.1°M	4.3°M	5.4°M	11.0°M	6.1°M	2.1°D		5.5°M	2.0°M	
倾斜度 唇侧(B)/舌侧(L)		7.4°L	4.0°L		0°	0.8°B	1.7°B	5.1°B	6.0°B	0.5°B	1.8°B	3.5°L		9.1°L	8.4°L	

牙龈和牙齿移动模拟结果，实际治疗结果可能不同。

上颌 | 下颌 — 最后一步：爱齐公司 / 医生 / 差异；牙齿基底部：冠 / 牙根

	LR8	LR7	LR6	LR5	LR4	LR3	LR2	LR1	LL1	LL2	LL3	LL4	LL5	LL6	LL7	LL8
伸长(E)/压低(I)，mm		0.8 E	0.5 E		0.2 E	0.3 E	1.2 I	1.9 I	1.7 I	1.5 I	0.3 E	0.1 I		0.8 E	1.0 E	
整体移动(B)/舌侧(L)，mm		1.2 B	0.8 B		0.2 L	0	0.2 B	0.6 L	1.0 L	0	0.9 L	0.8 B		2.7 B	0.8 B	
整体移动 近中(M)/远中(D)，mm		0	0.3 M		0.8 M	1.2 D	2.6 D	1.3 D	1.7 D	3.5 D	2.2 D	0.7 M		1.6 D	0.7 D	
扭转(M)/远中(D)		1.5°D	0.2°D		7.2°D	12.8°D	1.3°M	4.4°D	1.5°D	6.1°D	8.8°D	0.9°D		3.8°D	2.8°D	
轴倾度(M)/远中(D)		0.6°M	1.0°M		2.6°M	3.5°D	9.1°D	4.3°D	5.4°D	11.0°D	6.1°D	2.1°M		5.5°D	2.0°D	
倾斜度 唇侧(B)/舌侧(L)		7.4°B	4.0°B		0°	0.8°L	1.7°L	5.1°L	6.0°L	0.5°L	1.8°L	3.5°B		9.1°B	8.4°B	

牙龈和牙齿移动模拟结果，实际治疗结果可能不同。

图16　精调牙齿移动量

精调牙齿移动分步（图17）

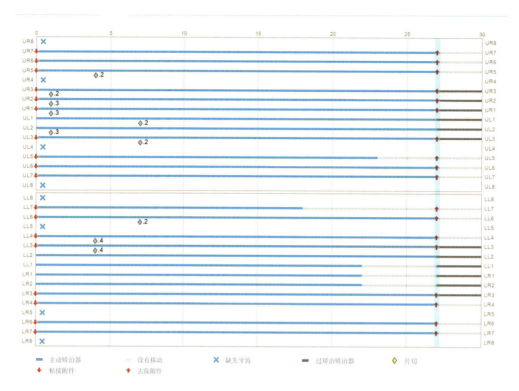

图17　精调牙齿移动分步

2019年7月，结束矫治，总疗程38个月

矫治目标基本实现：尖牙磨牙I类关系，牙列整齐，间隙关闭，上中线居中，覆殆覆盖正常，接近正常殆。功能殆正常，侧貌满意。

下中线稍微右偏，可能与下颌骨性轻微右偏有关，因不影响美观或咬合，患者及家长不介意，放弃继续调整。

精调前X线片（图18）

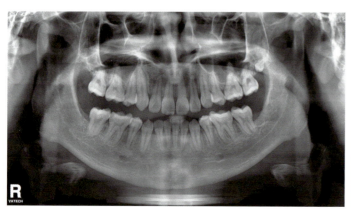
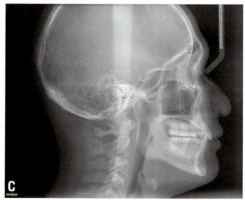

图18　精调前全景片和头颅侧位片

治疗后X线片（图19）

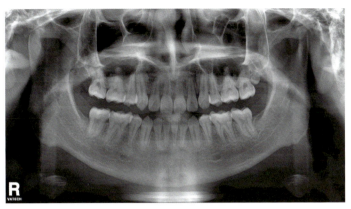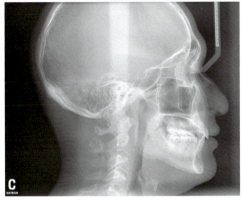

图19　治疗后全景片和头颅侧位片

治疗后头影测量描记图（图20）

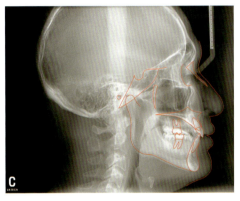

图20　治疗后头影测量描记图

治疗后头影测量分析

测量项目	治疗前	治疗后	标准值
SNA（°）	81.2	81.3	82.8 ± 4.0
SNB（°）	77.9	78.1	80.1 ± 3.9
ANB（°）	3.3	3.2	2.7 ± 2.0
SN-MP（°）	35.5	34.8	32.5 ± 5.2
FMA（°）	31.2	27.6	27.5 ± 5.6
U1-SN（°）	127.6	102.7	105.7 ± 6.3
IMPA（L1-MP）（°）	94.2	90.1	92.6 ± 7.0
E Line-UL（mm）	-2.7	-4.2	-1.4 ± 1.87
E Line-LL（mm）	-0.3	-3.0	0.6 ± 1.87

头影重叠（图21）

治疗前（T0）：黑色

治疗后（T1）：红色

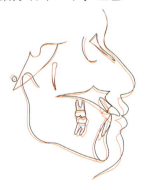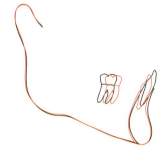

A. 整体重叠　　　　　　　　　　B. 上颌重叠　　　　　　　　　　C. 下颌重叠

图21　头影重叠

治疗后评估
Post-treatment evaluation

治疗后照片：口外（图22）

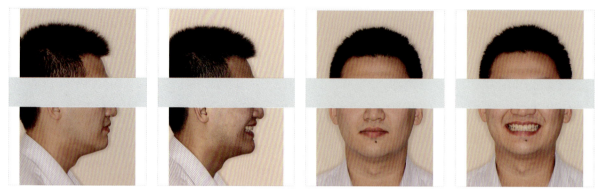

图22　治疗后口外照

治疗后照片：口内（图23）

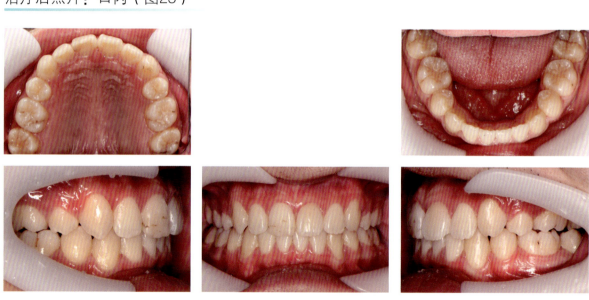

图23　治疗后口内照

治疗后模型（图24）

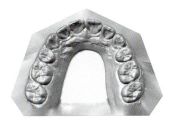
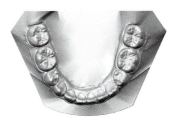
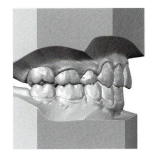
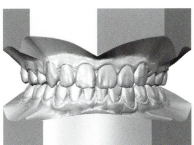
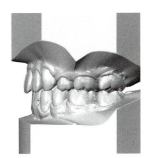

图24　治疗后模型

保持期照片（11贴面修复后）：口外和口内（图25和图26）

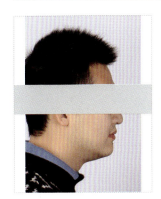
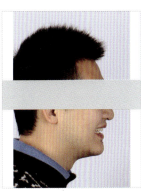
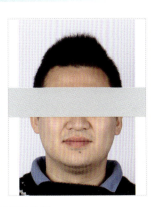
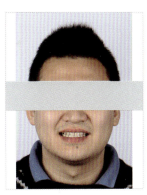

图25　保持期口外照

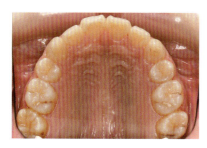
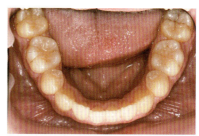
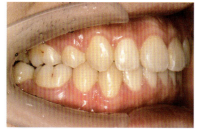
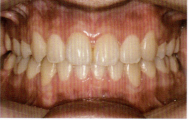
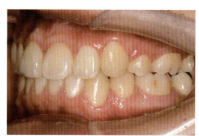

图26　保持期口内照

病例总结及病例自我评价
Summary of case and self-evaluation

　　本例为青少年深覆𬌗病例，综合判断需要拔牙矫治。第一阶段矫治器64副，精调27副，总计91副。10～14天换1副矫治器，总疗程38个月。治疗中未使用片段弓或种植支抗钉，仅短期使用颌间牵引辅助。治疗效果较好，医患满意。

　　本病例存在4个难点：

　　第一个难点是下颌解除拥挤后剩余拔牙间隙较多，需要后牙近中移动3～4mm。考虑到青少年患者牙冠高度不足，为减少后牙近中移动时容易出现的前倾副作用，在下颌第一前磨牙和第一磨牙上设计较长的水平矩形附件，并增加磨牙牙冠远中倾斜角度作为备抗，同时减

慢磨牙近中移动的速度，进行严密复诊监控，治疗中未发生磨牙明显近中倾斜问题。

　　第二个难点是深覆𬌗矫治，也是最大的难点。隐形矫治覆𬌗打开较难，伴深覆𬌗的拔牙病例矫治难度很大，而且青少年患者配合度一般不佳，故建议患者首选固定矫治，但患者及家长强烈要求隐形矫治。为控制覆𬌗，需压低上下前牙，本病例主要是压低下前牙，此时下颌第一前磨牙和第一磨牙的水平附件正好可以作为压低前牙的支抗。同时笔者进行过矫治设计，并增加上前牙舌侧的精密咬合导板作为辅助。第一阶段矫治器顺利戴完，治疗中覆𬌗控制基本到位，未发生明显脱轨，覆𬌗虽比预期

稍深，但并未影响间隙关闭，仅需要精调即可解决。

第三个难点是牙弓对称性的控制。治疗前上中线居中，但上下牙弓内部牙齿排列均不对称：牙弓左侧拥挤度大，右侧拥挤度较小，因此需要差异性设计后牙的近中移动，左上后牙还需要远中移动，才能达到矫治目标。隐形矫治的治疗前模拟对此提供了很好的预判。同时，隐形矫治托盘式矫治器可以实现两侧牙齿交互支抗，从而较好地完成双侧牙弓对称性控制或改善。这点看选择隐形矫治器较固定矫治器更有优势。

青少年患者最难控制的是患者依从性。这是本病例的第四个难点。再好的设计，患者不按医嘱佩戴矫治器，都很难顺利完成治疗。因此，隐形矫治的复诊监控最重要的内容之一是确保患者良好的配合。该患者虽强烈要求隐形矫治，治疗前也做了良好的沟通，治疗中还是不能很好地配合，经常出现矫治器戴用时间不足、硅胶棒使用随意、忘记挂牵引、矫治器丢失、家长代取矫治器、不能按时复诊等情况，明显影响牙齿移动顺利实现。经过反复沟通教育，患者以不缩短每副矫治器戴用天数作为补偿，对最终的矫治结果影响减小，疗程因此拖长，最终下中线未能完全对齐，双侧咬合对称度略欠，留下一个小小的缺憾。对此在设计时，应尽量减少对患者配合依赖度较高的设计，比如颌间牵引等，而通过分步移动等设计，达到矫治目标。

本病例治疗前预判的风险包括11的牙根、低垂的上颌窦底，实际对治疗结果的影响不大。可以为读者治疗相似病例时提供参考。

简要综述
Brief review

伴深覆𬌗的无托槽隐形矫治拔牙病例设计关键

深覆𬌗的矫治和拔牙矫治是隐形矫治的两大难点。目前非拔牙病例的深覆𬌗矫治和治疗前覆𬌗较浅的拔牙病例，均已经有很多成功的经验。而伴有深覆𬌗的拔牙病例，成功经验并不多，现对此做简要讨论。

1. 隐形矫治器深覆𬌗矫治的机制和过矫治设计

固定矫治器矫治深覆𬌗可以通过前牙压低和/或后牙伸长的矫治机制完成。而隐形矫治伸长后牙效率极低，上前牙的压低效率也不高，因此隐形矫治器覆殆打开主要依赖于下前牙的压入。隐形矫治器压低下前牙具有以下优点：一是能有效控制下前牙压入时的唇倾问题，更好地实现绝对压入；二是牙根吸收的副作用较小，因此值得推广。

隐形矫治下前牙的压入需要设计过矫治，这是深覆殆隐形矫治成功的关键之一。根据以往的研究结果，压低的过矫治应多压入1.5mm。但医生应该正确了解：ClinCheck模拟的终末位置是矫治器和它所决定的力学系统，而不是对矫治结果的模拟。所谓的过矫治实际上是保证了下前牙压入的力学系统。

2. 有效的附件设计

深覆殆矫治成功的另一个关键是有效的附件设计。后牙区添加合适的附件可以对抗前牙压入时矫治器的脱位倾向。在各种形状的附件当中，传统水平矩形附件固位力最强，是压低前牙时最适合选择的附件。

但水平矩形附件也有一些缺点，比如可能存在咬合干扰或矫治器摘戴困难，需要进行改良设计。隐适美系统非拔牙病例建议使用G5或G7的优化附件，在4-6上放置；G5主要放置于前磨牙，G7放置于磨牙。非隐适美系统或不适合放置优化附件的病例，可以使用长4mm带斜面的矩形附件，并且在3-6上都尽量放置。至于斜面方向是斜向殆方，还是斜向龈方，各学者意见不一致。有些学者认为，后牙颊倾可以引起后牙相对伸长，有利于覆殆打开，故建议设计龈方斜面的矩形附件。

应注意的是，深覆殆的矫治在ClinCheck设计中的优先级别比较低，如果前磨牙的牙轴或者扭转需要调整超过5°，软件会默认放置相应的优化附件来优先解决这些问题，这类附件由于缺乏足够的支抗，对覆殆打开效果不理想。因此对于深覆殆病例，医生应特别注意附件的设计。

3. 拔牙矫治如何有效控制覆殆

拔除前磨牙矫治的病例使用隐形矫治器，在适应证选择合理、临床控制得当的前提下，可以取得良好临床疗效。但由于间隙关闭时所带来的"过山车"效应：拔牙间隙远中的牙齿倾向于发生近中倾斜、间隙近中的牙齿倾向于远中倾斜，同时前牙趋于舌倾和伸长，总体上覆殆趋于增加，这些副作用会互相伴随并且容易出现连锁效应。其中后牙近中倾斜的情况，更多见于下颌后牙，并且下颌拔除第二前磨牙的病例更容易出现。隐形矫治拔牙病例设计时应该严格控制这些副作用的出现。隐适美系统拔牙病例后牙区附件一般默认设计是垂直矩形附件，或者G6系统的半圆形近中颊向优化附件。研究发现，过矫治和有效的附件，均有益于控制副作用的出现，但相对于前者，后者更加有效。从附件的形状来看，矩形附件对于控制牙齿的整体移动，优于优化附件。因此对于把握不大的病例，有些学者倾向于至少在磨牙位置使用水平矩形附件。

4. 本病例的设计思路和不足之处

在本病例中，患者治疗前II度深覆殆，下

颌支抗设计为中度，因此我们选择在后牙区使用𬌗方斜面的水平矩形附件（即楔形附件），可以有效地控制拔牙病例中间隙两侧牙齿的整体移动，同时可以有效实现前牙压入，对于伴有深覆𬌗的拔牙病例，治疗中覆𬌗的控制起到了关键性的作用，可以为读者治疗类似病例提供参考。

本病例还设计了下前牙压入的过矫治和短时间的颌间II类牵引，以及上前牙区精密咬合导板。这些设计均可以帮助覆𬌗的打开。但应注意，颌间II类牵引可能带来后牙伸长，高角病例应慎重使用。精密咬合导板可能影响上前牙根舌向转矩的表达，也不利于上前牙的压入实现，本病例21/31存在闭锁𬌗倾向，但矫治设计时考虑不够全面，导致矫治中出现前牙咬合干扰和后牙明显开𬌗。之后类似的病例设计时应谨慎使用。

参考文献

[1]Orfeas C, Anna I, Hiroshi U, et al. Accuracy of clear aligners: A retrospective study of patients who needed refinement[J]. Am J Orthod Dentofacial Orthop, 2018, 154:47-54.

[2]Khosravi R, Cohanim B, Hujoel P, et al. Management of overbite with the Invisalign appliance[J]. Am J Orthod Dentofacial Orthop, 2017, 151:691-699.

[3]胡炜, 刘洋, 陈贵. 无托槽隐形矫治深覆𬌗的临床初步研究[J]. 中华口腔正畸学杂志, 2017(2).

[4]景潞华, 赵琳, 冯云霞. 无托槽隐形矫治对下切牙压低效率的临床效果研究[J]. 中国临床实用医学, 2020(4).

[5]刘倩. 附件对无托槽隐形矫治器固位力的影响及牙齿移动效率三维测量系统的建立[D]. 第四军医大学, 2013.

[6]Neal DK, Mazyar M, Jonathan N, et al. Mechanical considerations for deep-bite correction with aligners[J]. Semin Orthod, 2020, 26:134-138.

[7]John M, Mitra D, Srini K, et al. Design of the Invisalign system performance[J]. Semin Orthod, 2017, 23:3-11.

[8]Glaser BJ. Glaser's 10 commandments of attachment design: ten simple rules to keep your patient's Invisalign treatment on track[J]. Orthodontic Products, 2016:30-35.

[9]王庆昱, 向彪, 吴刚, 等. 无托槽隐形矫治器在成人中重度拥挤拔牙病例中的临床应用分析[J]. 临床口腔医学杂志, 2020(8).

[10]Danilee KB, Greg K, Douglas SR, et al. Activation time and material stiffness of sequential removable orthodontic appliances. Part 3: Premolar extraction patients[J]. Am J Orthod Dentofacial Orthop, 2008, 133:837-845.

[11]李德水. 无托槽隐形矫治器过矫正设计牙齿移动效率的对比研究 [D]. 山东大学, 2016.

[12]鞠博, 李德水, 刘盼盼, 等. 隐适美矫治器矩形附件与优化附件远移尖牙效率的对比研究[J]. 山东大学学报(医学版), 2019, 57(4).

[13]曾红. 控根附件对无托槽隐形矫治磨牙近中移动影响的三维有限元分析[D]. 重庆医科大学, 2018.

[14]Chan E, Darendeliler MA. The Invisaligns appliance today: A thinking person's orthodontic appliance[J]. Semin Orthod, 2017, 23:12-64.

（杨敏志）

牙套可以透明，医生不能隐形

——无托槽隐形矫治治疗安氏Ⅱ类1分类病例报告

Clear aligner, visable doctor

—Clear aligner treatment of an Angel Class II subdivision 1 case

13

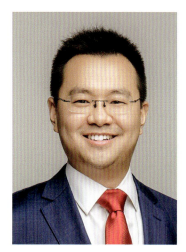

医生简介

刘洋

北京大学口腔医学、口腔正畸学双博士

重庆医科大学附属口腔医院北部院区，主治医师

英国皇家爱丁堡牙外科学院口腔正畸专科院员

美国宾夕法尼亚大学牙学院高级访问学者

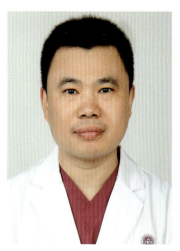

宋锦璘

二级教授，主任医师，博士生导师，博士后合作导师

重庆医科大学附属口腔医（学）院副院长

中华口腔医学会口腔正畸专业委员会副主任委员

国家自然科学基金委会议评审专家

重庆市口腔医学会副会长兼正畸专业委员会主任委员

病例简介

患者，女性，初诊27岁。安氏Ⅱ类，骨性Ⅱ类，均角偏低，下颌前牙前倾，下颌轻中度拥挤，上颌轻中度拥挤，Spee曲线略深。18、28、38、48未见。拔除14、24、34、44，全程采用无托槽隐形矫治器。总共矫治时间为24个月，其中包括2次精调。实现了前牙的内收、磨牙I类关系的调整，以及面型的改善。

关键词：骨性Ⅱ类，均角偏低，安氏Ⅱ类，下前牙唇倾，轻中度拥挤

扫码关注后
输入jc13
观看视频

治疗前评估
Pre-treatment evaluation

患者信息

姓名	××
性别	女
初诊年龄/出生日期	27岁
主诉	牙不齐，嘴突，笑起来不好看
病史（全身和局部，外伤、不良习惯等）	无特殊
其他相关病史	无特殊

口外情况

矢状向	未见异常
垂直向	未见异常
横向（颧骨、下颌角、颏部对称性）	基本对称
软组织特征（唇厚度、唇突度等）	唇厚度可
微笑（上前牙暴露量、低位、中位、高位、笑弧等）	中位
放松状态及微笑时口角高低情况	放松状态时双侧嘴角基本平直

口内情况

上颌拥挤度/间隙（mm）	拥挤3.5
下颌拥挤度/间隙（mm）	4
切牙关系	II类
前牙覆盖（mm）	4.5
前牙覆𬌗（mm）	4
后牙覆盖（mm）	1.5
后牙覆𬌗（mm）	0.5～2
中线（和面中线关系）	上中线左偏0.5mm
左侧咬合关系（磨牙）	远中

左侧咬合关系（尖牙）	远中
右侧咬合关系（磨牙）	远中
右侧咬合关系（尖牙）	远中
锁𬌗（异位、扭转等）	11、21近中扭转
其他口内情况（畸形舌尖舌窝、过小牙等）	无
Bolton分析（3-3）	77.3%无异常
Bolton分析（6-6）	89.2%无异常
牙齿情况（氟斑牙、釉质发育不全等）	无
𬌗平面（是否有倾斜）	无

一般影像学检查

骨性检查（关节形态初步评估，升支、体部是否对称等，生长发育评估）	髁突形态基本正常，双侧升支长度基本对称，下颌体部基本对称
牙齿异常（缺失牙、多生牙、牙根长短异常等）	18、28、38、48未见
预后较差的牙齿（根管治疗后，龋坏面积大、釉质发育不全等）	无特殊
TMJ	未见明显异常
其他影像学发现（气道、腺样体、扁桃体等）	无特殊

治疗前照片：口外（图1）

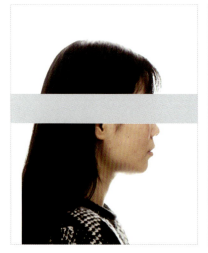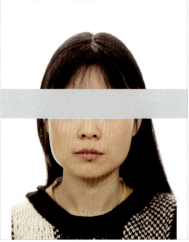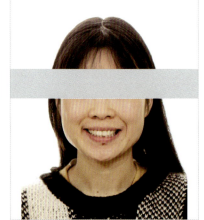

图1 治疗前口外照

治疗前照片：口内（图2）

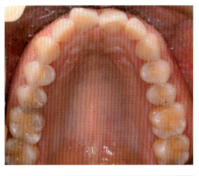
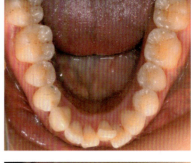
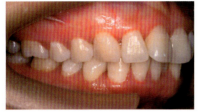
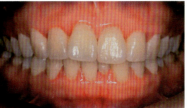
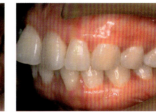

图2　治疗前口内照

治疗前模型（图3）

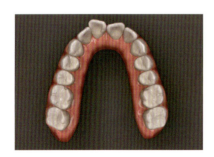
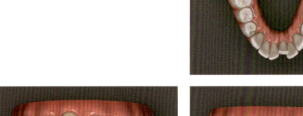
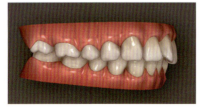
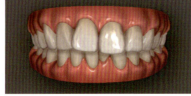

图3　治疗前模型

治疗前X线片（图4～图7）

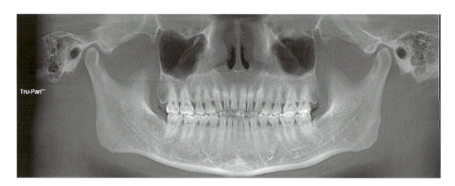

图4　治疗前全景片

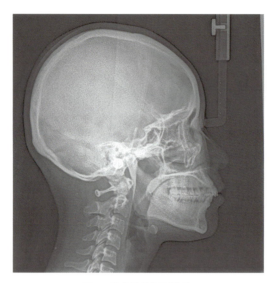

图5　治疗前头颅侧位片

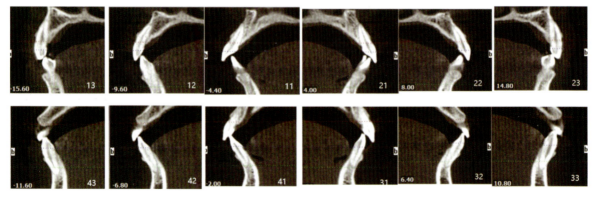

图6　治疗前前牙CBCT截图

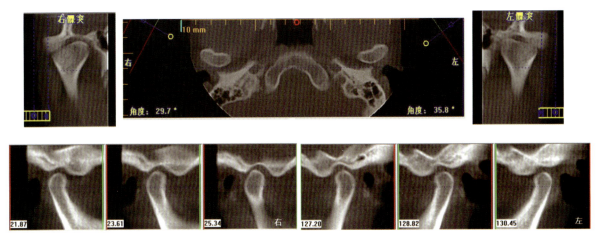

图7 治疗前关节区CBCT截图

治疗前头影测量描记图（图8）

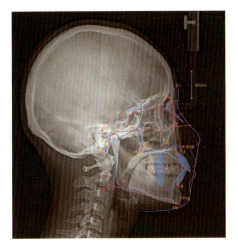

图8 治疗前头影测量描记图

治疗前头影测量分析

测量项目	治疗前	标准值
骨性		
SNA（°）	84.0	83.0±4.0
SNB（°）	78.1	80.0±4.0
ANB（°）	6.0	3.0±2.0
MP-SN（°）	31.5	30.0±6.0
FMA（MP-FH）（°）	20.1	26.78±3.0
牙性		
U1-NA（mm）	5.5	5.0±2.0
L1-NB（mm）	9.1	7.0±2.0
U1-SN（°）	107.2	106.0±6.0
IMPA（L1-MP）（°）	103.2	93.9±6.2
软组织		
UL-EP（mm）	0.3	1.0±2.0
LL-EP（mm）	2.6	2.0±2.0

治疗前头影测量数据解读

ANB角度显示骨性II类，L1-MP显示下颌前牙较唇倾，FMA（MP-FH）显示下颌平面角偏低。

诊断

1. 安氏II类1分类。

2. 骨性II类。

问题列表

1. 安氏II类1分类。

2. 深覆盖II度。

3. 深覆𬌗II度。

4. 上下牙列拥挤中度。

5. Spee曲线深1mm。

6. 牙周：慢性牙周炎。

治疗计划

矫治器	隐适美矫治器
拔牙牙位	14、24、34、44
支抗选择	强支抗
治疗设计：横向考虑	根据WALA嵴，下颌牙弓前牙段适当扩宽。上颌与之匹配
治疗设计：矢状向考虑	通过拔除14、24，以及双侧Ⅱ类牵引，有利于早期维持较为唇倾的切牙转矩，防止前牙过早丢失转矩
治疗设计：垂直向考虑	整平Spee曲线，压低前牙，打开咬合，同时远中倾斜双侧磨牙，防止磨牙的近中倾斜
其他设计要点	尽早建立磨牙尖牙的中性关系，前牙在整体内收过程中一直设计根舌向转矩
如有几个方案请都列出，列出利弊，解释选择最终方案的理由	如果患者出现支抗失控、𬌗平面改善不佳，考虑及时种植支抗辅助调整
保持	压膜保持器

治疗进程

治疗时长	24个月
矫治器更换频率/复诊频率	每7~10天更换1副矫治器，每隔8周复诊
重启/精调次数	2次
保持时长	6个月

牙齿移动量（上颌牙冠，上颌牙根，下颌牙冠，下颌牙根）（图9）

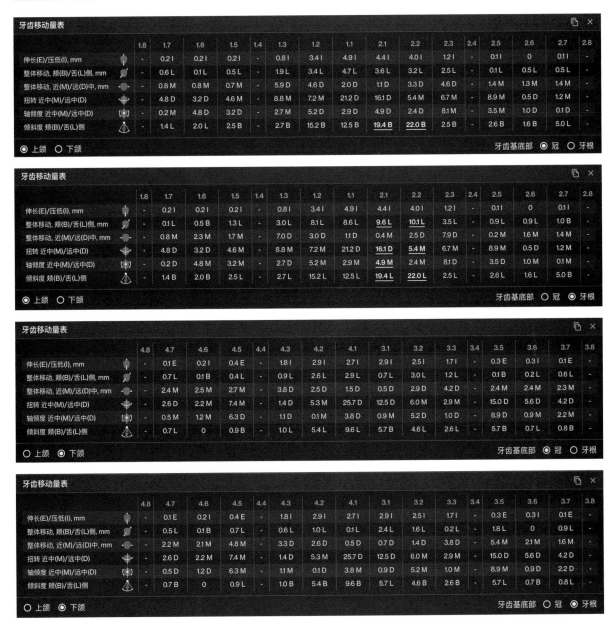

牙齿移动量表

		1.8	1.7	1.6	1.5	1.4	1.3	1.2	1.1	2.1	2.2	2.3	2.4	2.5	2.6	2.7	2.8
伸长(E)/压低(I), mm		-	0.2 I	0.2 I	0.2 I	-	0.8 I	3.4 I	4.9 I	4.4 I	4.0 I	1.2 I	-	0.1 I	0	0.1 I	-
整体移动, 颊(B)/舌(L)侧, mm		-	0.6 L	0.1 L	0.5 L	-	1.9 L	3.4 L	4.7 L	3.6 L	3.2 L	2.5 L	-	0.1 L	0.5 L	0.5 L	-
整体移动, 近(M)/远(D)中, mm		-	0.8 M	0.8 M	0.7 M	-	5.9 D	4.6 D	2.0 D	1.1 D	3.3 D	4.6 D	-	1.4 M	1.3 M	1.4 M	-
扭转 近中(M)/远中(D)		-	4.8 D	3.2 D	4.6 M	-	8.8 M	7.2 M	21.2 D	16.1 D	5.4 M	6.7 M	-	8.9 M	0.5 D	1.2 M	-
轴倾度 近中(M)/远中(D)		-	0.2 M	4.8 D	3.2 D	-	2.7 M	5.2 D	2.9 D	4.9 D	2.4 D	8.1 M	-	3.5 M	1.0 D	0.1 D	-
倾斜度 颊(B)/舌(L)侧		-	1.4 L	2.0 L	2.5 B	-	2.7 B	15.2 B	12.5 B	19.4 B	22.0 B	2.5 B	-	2.6 B	1.6 B	5.0 L	-

◉ 上颌　○ 下颌　　　　　　牙齿基底部 ◉ 冠　○ 牙根

牙齿移动量表

		1.8	1.7	1.6	1.5	1.4	1.3	1.2	1.1	2.1	2.2	2.3	2.4	2.5	2.6	2.7	2.8
伸长(E)/压低(I), mm		-	0.2 I	0.2 I	0.2 I	-	0.8 I	3.4 I	4.9 I	4.4 I	4.0 I	1.2 I	-	0.1 I	0	0.1 I	-
整体移动, 颊(B)/舌(L)侧, mm		-	0.1 L	0.5 B	1.3 L	-	3.0 L	8.1 L	8.6 L	9.6 L	10.1 L	3.5 L	-	0.9 L	0.9 L	1.0 B	-
整体移动, 近(M)/远(D)中, mm		-	0.8 M	2.3 M	1.7 M	-	7.0 D	3.0 D	1.1 D	0.4 M	2.5 D	7.9 D	-	0.2 M	1.6 M	1.4 M	-
扭转 近中(M)/远中(D)		-	4.8 D	3.2 D	4.6 M	-	8.8 M	7.2 M	21.2 D	16.1 D	5.4 M	6.7 M	-	8.9 M	0.5 D	1.2 M	-
轴倾度 近中(M)/远中(D)		-	0.2 D	4.8 M	3.2 D	-	2.7 D	5.2 M	2.9 M	4.9 M	2.4 M	8.1 D	-	3.5 D	1.0 M	0.1 M	-
倾斜度 颊(B)/舌(L)侧		-	1.4 B	2.0 B	2.5 L	-	2.7 L	15.2 L	12.5 L	19.4 L	22.0 L	2.5 L	-	2.6 L	1.6 L	5.0 B	-

◉ 上颌　○ 下颌　　　　　　牙齿基底部 ○ 冠　◉ 牙根

牙齿移动量表

		4.8	4.7	4.6	4.5	4.4	4.3	4.2	4.1	3.1	3.2	3.3	3.4	3.5	3.6	3.7	3.8
伸长(E)/压低(I), mm		-	0.1 E	0.2 I	0.4 E	-	1.8 I	2.9 I	2.7 I	2.9 I	2.5 I	1.7 I	-	0.3 E	0.3 I	0.1 E	-
整体移动, 颊(B)/舌(L)侧, mm		-	0.7 L	0.1 B	0.4 L	-	0.9 L	2.6 L	2.9 L	0.7 L	3.0 L	1.2 L	-	0.1 B	0.2 L	0.6 L	-
整体移动, 近(M)/远(D)中, mm		-	2.4 M	2.5 M	2.7 M	-	3.8 D	2.5 D	1.5 D	0.5 D	2.9 D	4.2 D	-	2.4 M	2.4 M	2.3 M	-
扭转 近中(M)/远中(D)		-	2.6 D	2.2 M	7.4 M	-	1.4 D	5.3 D	25.7 D	12.5 D	6.0 M	2.9 M	-	15.0 D	5.6 D	4.2 D	-
轴倾度 近中(M)/远中(D)		-	0.5 M	1.2 M	6.3 D	-	1.1 D	0.1 M	3.8 D	0.9 M	5.2 D	1.0 D	-	8.9 D	0.9 M	2.2 M	-
倾斜度 颊(B)/舌(L)侧		-	0.7 L	0	0.9 B	-	1.0 L	5.4 L	9.6 L	5.7 L	4.6 L	2.6 L	-	5.7 L	0.7 L	0.8 B	-

○ 上颌　◉ 下颌　　　　　　牙齿基底部 ◉ 冠　○ 牙根

牙齿移动量表

		4.8	4.7	4.6	4.5	4.4	4.3	4.2	4.1	3.1	3.2	3.3	3.4	3.5	3.6	3.7	3.8
伸长(E)/压低(I), mm		-	0.1 E	0.2 I	0.4 E	-	1.8 I	2.9 I	2.7 I	2.9 I	2.5 I	1.7 I	-	0.3 E	0.3 I	0.1 E	-
整体移动, 颊(B)/舌(L)侧, mm		-	0.5 L	0.1 B	0.7 L	-	0.6 L	1.0 L	0.1 L	2.4 L	1.6 L	0.2 L	-	1.8 L	0	0.9 L	-
整体移动, 近(M)/远(D)中, mm		-	2.2 M	2.1 M	4.8 M	-	3.3 D	2.6 D	0.5 D	0.7 D	1.4 D	3.8 D	-	5.4 M	2.1 M	1.6 M	-
扭转 近中(M)/远中(D)		-	2.6 D	2.2 M	7.4 M	-	1.4 D	5.3 D	25.7 D	12.5 D	6.0 M	2.9 M	-	15.0 D	5.6 D	4.2 D	-
轴倾度 近中(M)/远中(D)		-	0.5 D	1.2 D	6.3 M	-	1.1 M	0.1 D	3.8 M	0.9 D	5.2 D	1.0 M	-	8.9 M	0.9 D	2.2 D	-
倾斜度 颊(B)/舌(L)侧		-	0.7 B	0	0.9 L	-	1.0 B	5.4 B	9.6 B	5.7 B	4.6 B	2.6 B	-	5.7 B	0.7 B	0.8 L	-

○ 上颌　◉ 下颌　　　　　　牙齿基底部 ○ 冠　◉ 牙根

图9　牙齿移动量

牙齿移动分步（图10）

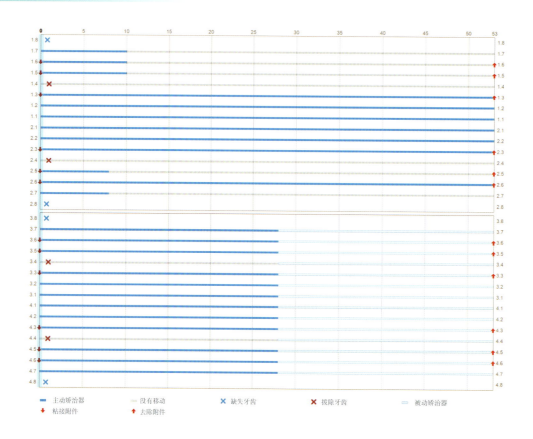

图例：
主动矫治器 ━━ 没有移动 ━━ 缺失牙齿 ✕ 拔除牙齿 ✕ 被动矫治器 ═══
粘接附件 ↓ 去除附件 ↑

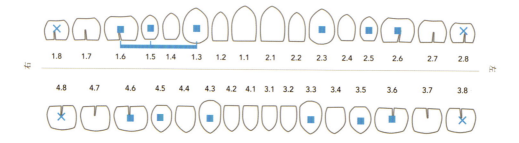

图10 牙齿移动分步

治疗过程
Treatment

ClinCheck方案设计（图11）

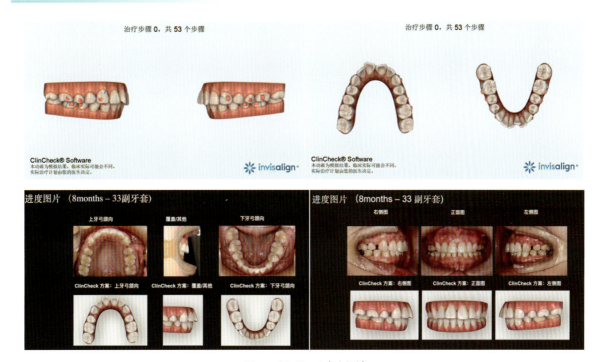

图11　ClinCheck方案设计

治疗前、精调对比（图12和图13）

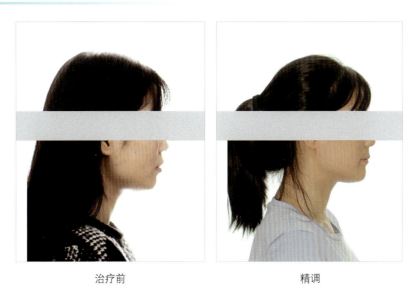

治疗前　　　　　　　　　精调

图12　口外照对比

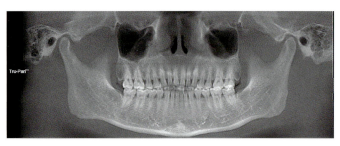
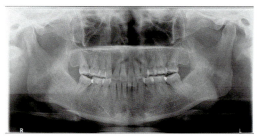

治疗前 精调

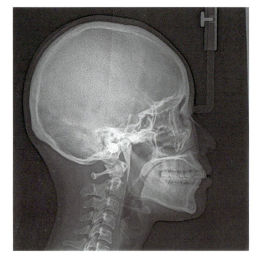
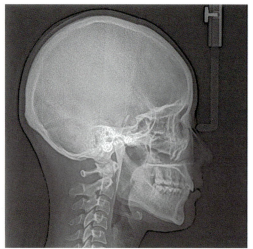

治疗前 精调

图13 全景片和头颅侧位片对比

精调前的记录（图14和图15）

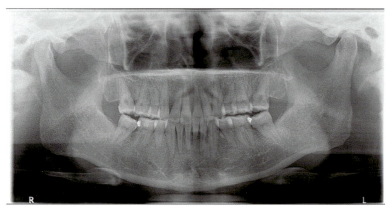
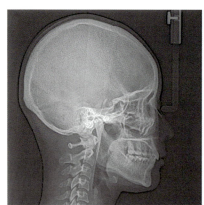

图14 精调前全景片和头颅侧位片

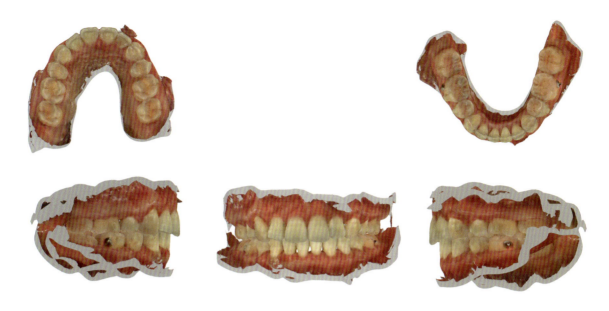

图15　精调前牙列口扫模型

第一次精调（图16～图19）

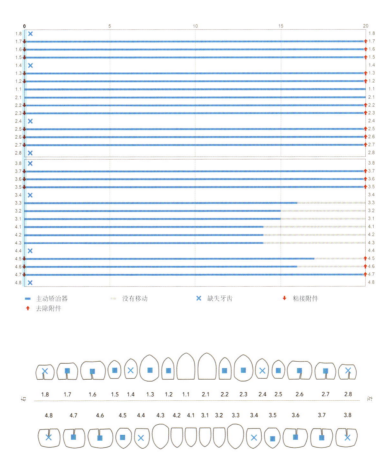

图16

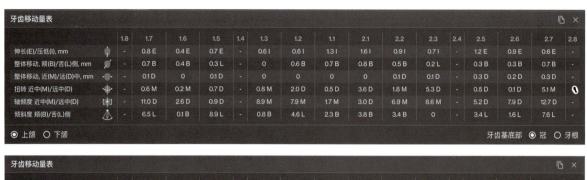

牙齿移动量表

		1.8	1.7	1.6	1.5	1.4	1.3	1.2	1.1	2.1	2.2	2.3	2.4	2.5	2.6	2.7	2.8
伸长(E)/压低(I), mm		-	0.8 E	0.4 E	0.7 E	-	0.6 I	0.6 I	1.3 I	1.6 I	0.9 I	0.7 I	-	1.2 E	0.9 E	0.6 E	-
整体移动, 颊(B)/舌(L)侧, mm		-	0.7 B	0.4 B	0.3 L	-	0	0.6 B	0.7 B	0.8 B	0.5 B	0.2 L	-	0.3 B	0.3 B	0.7 B	-
整体移动, 近(M)/远(D)中, mm		-	0.1 D	0	0.1 D	-	0	0	0	0	0.1 D	0.1 D	-	0.3 D	0.2 D	0.3 D	-
扭转 近中(M)/远中(D)		-	0.6 M	0.2 M	0.7 D	-	0.8 M	2.0 D	0.5 D	3.6 D	1.8 M	5.3 D	-	0.5 D	0.1 D	5.1 M	0
轴倾度 近中(M)/远中(D)		-	11.0 D	2.6 D	0.9 D	-	8.9 M	7.9 M	1.7 M	3.0 D	6.9 M	8.6 M	-	5.2 D	7.9 D	12.7 D	-
倾斜度 颊(B)/舌(L)侧		-	6.5 L	0.1 L	8.9 L	-	0.8 B	4.6 L	2.3 B	3.8 B	3.4 B	0	-	3.4 L	1.6 L	7.6 L	-

◉ 上颌　○ 下颌　　　　　　　　　　牙齿基底部 ◉ 冠　○ 牙根

牙齿移动量表

		4.8	4.7	4.6	4.5	4.4	4.3	4.2	4.1	3.1	3.2	3.3	3.4	3.5	3.6	3.7	3.8
伸长(E)/压低(I), mm		-	1.0 E	0.4 E	0.5 E	-	0.8 I	1.2 I	1.1 I	1.2 I	1.1 I	0.8 I	-	0.6 E	0.2 E	0.9 E	-
整体移动, 颊(B)/舌(L)侧, mm		-	0.1 B	0.4 B	0.1 B	-	1.1 B	1.0 B	1.0 B	1.0 B	0.7 B	0.7 B	-	0	0.2 B	0.2 L	-
整体移动, 近(M)/远(D)中, mm		-	0.1 M	0.5 M	0.5 M	-	0.2 M	0.1 D	0.1 D	0.4 M	0.5 M	0.7 M	-	0.9 M	0.9 M	0.8 M	-
扭转 近中(M)/远中(D)		-	0.9 D	0.7 D	0.4 D	-	0.4 M	1.4 M	1.8 D	2.1 D	1.2 M	2.8 D	-	1.3 M	1.0 M	1.1 M	-
轴倾度 近中(M)/远中(D)		-	15.9 D	3.4 D	3.4 D	-	1.4 M	2.5 M	1.3 M	1.1 M	2.2 M	1.6 M	-	5.1 D	0.7 D	8.0 D	-
倾斜度 颊(B)/舌(L)侧		-	4.6 B	1.5 B	5.7 B	-	3.2 B	8.0 B	12.2 B	8.7 B	11.5 B	10.7 B	-	13.1 B	9.3 B	13.1 B	-

○ 上颌　◉ 下颌　　　　　　　　　　牙齿基底部 ◉ 冠　○ 牙根

图17

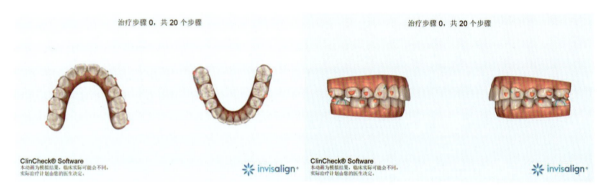

图18

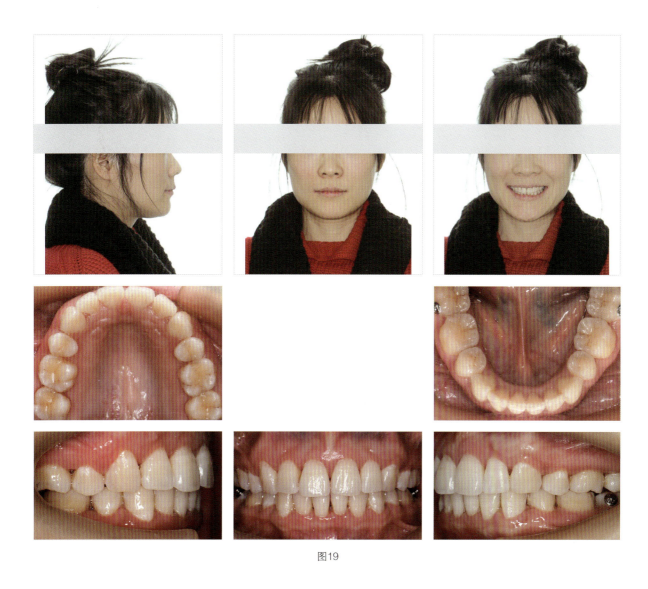

图19

矫治经过回顾（图20和图21）

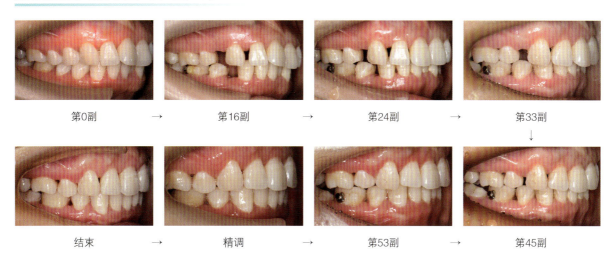

第0副　→　第16副　→　第24副　→　第33副

↓

结束　→　精调　→　第53副　→　第45副

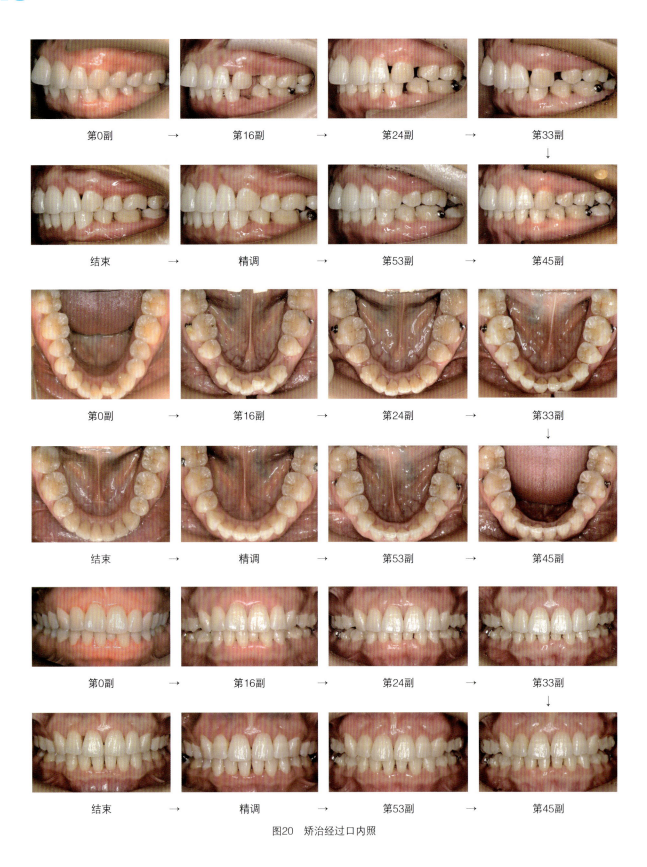

第0副 → 第16副 → 第24副 → 第33副

↓

结束 → 精调 → 第53副 → 第45副

第0副 → 第16副 → 第24副 → 第33副

↓

结束 → 精调 → 第53副 → 第45副

第0副 → 第16副 → 第24副 → 第33副

↓

结束 → 精调 → 第53副 → 第45副

图20 矫治经过口内照

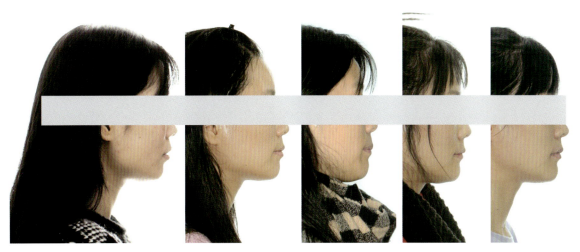

图21 矫治经过口外照

治疗后头影测量描记图（图22）

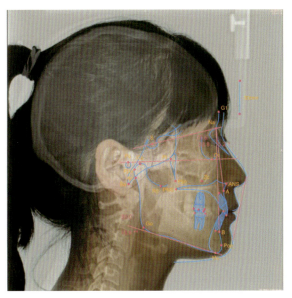

图22 治疗后头影测量描记图

治疗后头影测量分析

测量项目	治疗前	治疗后	标准值
骨性			
SNA (°)	84.0	83.8	83.0 ± 4.0
SNB (°)	78.1	78.6	80.0 ± 4.0
ANB (°)	6.0	5.2	3.0 ± 2.0
MP-SN (°)	31.5	30.0	30.0 ± 6.0
FMA (MP-FH) (°)	20.1	18.6	26.78 ± 3.0
牙性			
U1-NA (mm)	5.5	0.4	5.0 ± 2.0
L1-NB (mm)	9.1	7.3	7.0 ± 2.0
U1-SN (°)	107.2	94.8	106.0 ± 6.0
IMPA (L1-MP) (°)	103.2	96.4	93.9 ± 6.2
软组织			
UL-EP (mm)	0.3	-2.1	1.0 ± 2.0
LL-EP (mm)	2.6	-2.3	2.0 ± 2.0

头影重叠（图23～图25）

治疗前（T0）：蓝色

治疗后（T1）：黄色

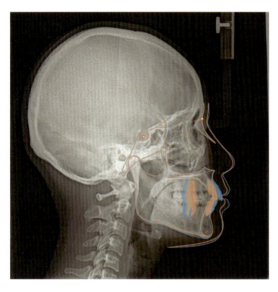

图23　SN重叠

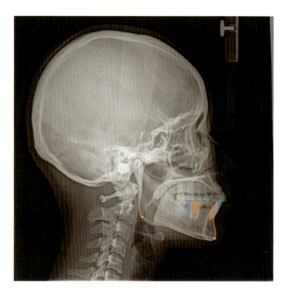

图25　MP重叠

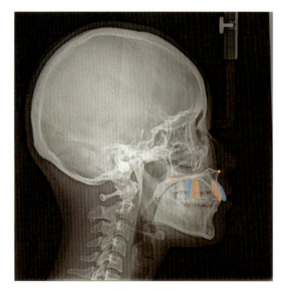

图24　PP重叠

治疗后评估
Post-treatment evaluation

治疗后照片：口外和口内（图26）

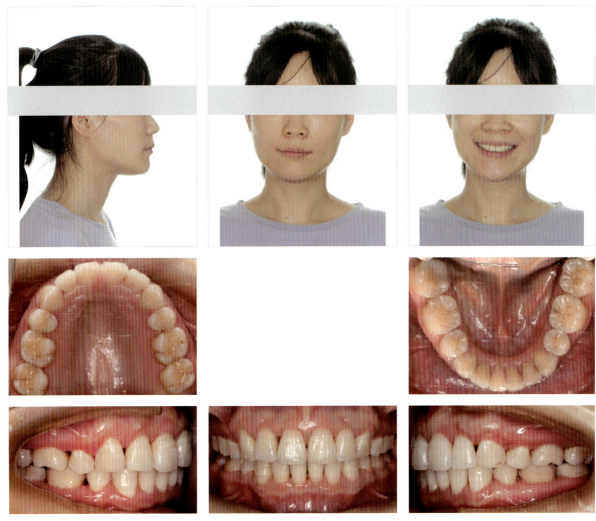

图26　治疗后口外照和口内照

治疗后模型（图27）

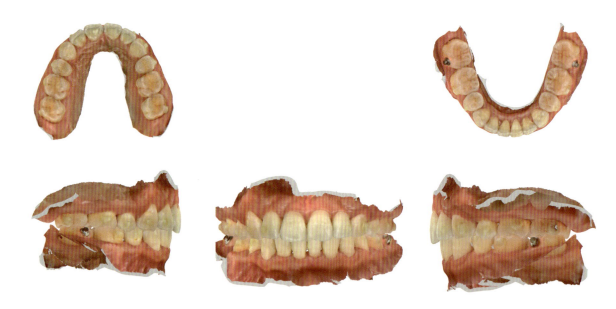

图27 治疗后牙列口扫模型

治疗后X线片（图28～图31）

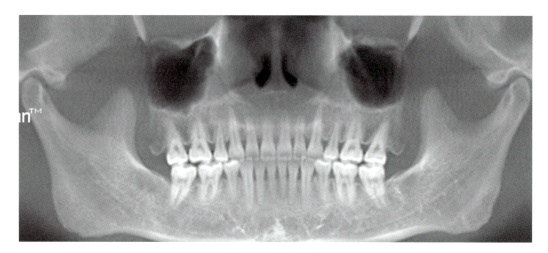

图28 治疗后全景片

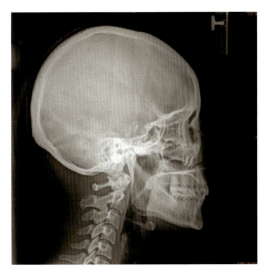

图29　治疗后头颅侧位片

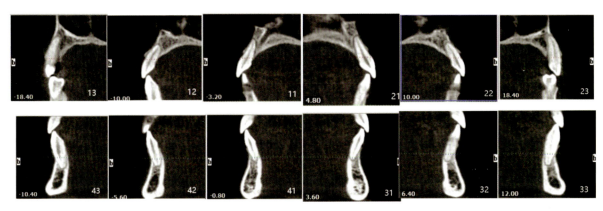

图30　治疗后前牙区CBCT截图

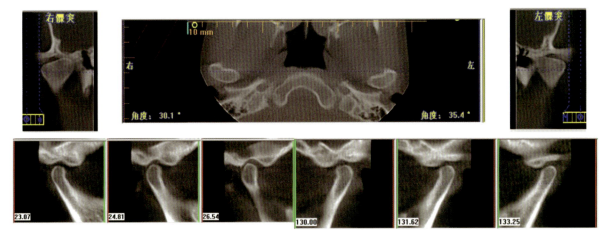

图31　治疗后关节区CBCT截图

病例总结及病例自我评价
Summary of case and self-evaluation

1. 治疗过程和结果

患者总矫治器53+20+23（共96）副，每2~3个月复诊1次。经过24个月的无托槽隐形矫治系统的治疗，拥挤纠正，尖牙磨牙关系中性，中线对齐，覆𬌗覆盖正常。治疗目标达到，进入保持阶段。与治疗前相比，对比可以看到，治疗前的双侧尖牙磨牙远中关系已经改成了标准中性。治疗后全景片显示根平行度良好，未见明显的关节和牙周改变。

2. 总结

（1）在前牙内收前期对前牙转矩的控制较为成功。在磨牙Ⅱ类关系纠正中，采用附件以及双侧Ⅱ类长牵引进行改善。

（2）支抗设计：双侧持续的Ⅱ类牵引，节省了后牙的支抗。分步移动节省支抗。

（3）拔牙病例"过山车"效应经验：前牙咬合打开始终比较困难，双侧Ⅱ类牵引的垂直向分力，以及矫治器材料导致的控制不强都是原因。解决方案：下颌的Spee打开，设计优化附件或者水平矩形附件，患者咬胶的密切配合。

简要综述
Brief review

本病例做了比较多的Ⅱ类牵引，而Ⅱ类牵引的牵引钩（Hook）和Button设计却各不相同。精密切割的选用要点小结：

1. 精密切割分为牵引钩和开窗两种，结合临床情况进行选用，事半功倍。

2. 牵引钩（Hook）对于牙列作用较大，需考虑前牙转矩。

3. 开窗（Cutout）对于单颗牙齿作用较大，考虑牙齿位置后进行选择。

上前牙转矩的控制是矫治后牙面美观、稳定的关键因素。矫治中、重度骨性Ⅱ类畸形时，前牙内收量大，若不进行额外转矩控制，容易造成上前牙过度直立或舌倾，将妨碍上颌拔牙间隙的关闭和磨牙远中关系的改正，也不利于前牙的进一步内收，改善突度。对于上颌发育过度但上前牙较直立，即上前牙整体前移的患者，应在间隙开始关闭的同时即加大上切牙正转矩，防止上前牙舌倾，以达到整体内收的效果；而对切牙过度唇倾者，内收时可先使前牙做倾斜移动，待牙轴基本正常后再加入正转矩关闭剩余间隙。

该病例的前牙设计：该病例上前牙相对直立，但是由于深覆盖以及面型改善需要内收的前牙量又比较多时，可能要提前在设计中考虑到转矩的问题，可以预设10°~20°的冠唇向转矩（视患者具体情况而定），避免前牙内收的过程中出现前牙的伸长、覆殆加深以及转矩丧失、前牙舌倾的情况出现。在隐形矫治中，隐适美G3为了更好地对牙齿进行精确的三维移动，隐适美G3通过SmartForce开发了优化附件，并将其放置在特定的牙面上。同时为了加强矫治器对前牙转矩的控制，上下前牙的唇侧龈缘和舌侧切缘处可设计Power Ridge，其产生的力偶类似于固定矫治中的转矩力。因此，隐适美G3主要用于控制前牙转矩。

无托槽隐形矫治控根可以通过附件、Power Ridge，以及改变矫治器的外形来施加转矩力。矫治器可通过粘接在牙表面的优化控根附件来控制牙根近远中向的运动，也能在牙唇面龈缘和舌面切端制作的Power Ridge通过力偶系统使根舌向移动。Simon等研究证实：若ClinCheck目标位的上前牙根舌向转矩较初始3D模型大于10°，则治疗后3D模型存在着接近50%的转矩丢失，且Power Ridge与前牙放置横向椭圆形附件在转矩表达上的差异无统计学意义。Grunheid等在一项30例无托槽隐形矫治患者的回顾性研究中发现，治疗后模型的上颌中切牙切缘较ClinCheck目标位更偏唇向和舌向，进一步证实无托槽隐形矫治在控根运动过程中存在着冠转矩丢失。因此，在前牙内收的转矩控制时，应适当考虑设计过矫治。

参考文献

[1]Simon M, Keilig L, Schwarze J, et al. Forces and moments generated by removable thermoplastic aligners: incisor torque, premolar derotation, and molar distalization[J]. Am J Orthod Dentofacial Orthop, 2014, 145(6):728-736.

[2]Grunheid T, Loh C, Larson BE. How accurate is Invisalign in nonextraction cases? Are predicted tooth positions achieved?[J]. Angle Orthod, 2017, 87(6):809-815.

（刘洋，宋锦璘）

重度拥挤成人患者不对称拔牙的隐形矫治

An asymmetric extraction case of adult patient with severe dentition crowding treated by Invisalign treatment

14

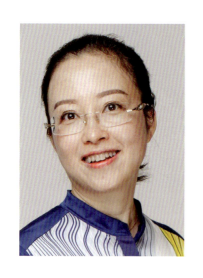

医生简介

卢燕勤

主任医师，硕士生导师

中南大学湘雅口腔医（学）院正畸教研室主任，正畸科主任

中华医学会口腔正畸专业委员会常务委员

湖南省口腔医学会理事

湖南省口腔医学会口腔正畸专业委员会副主任委员

病例简介

患者，男性，初诊时41岁。

主诉：牙齿不整齐，要求治疗。

既往史、家族史无特殊。

口颌面部检查：直面型，骨性I类，均角。安氏I类错𬌗畸形，个别牙反𬌗，上颌侧切牙腭侧错位，46牙残冠，上下颌牙列重度拥挤，I度深覆𬌗。全景片示4颗第三磨牙存在，上颌中切牙根方2颗多生牙。

治疗过程：考虑到患者前牙重度拥挤、46残冠以及48牙的存在，设计了减数14、24、34、46的拔牙方案；上颌的拔牙间隙主要用来排齐前牙，后牙设计强支抗，下颌右侧的拔牙间隙除排齐前牙外，用于47、48前移，最终建立双侧尖牙中性关系、右侧磨牙完全远中关系、左侧磨牙中性关系。

整个治疗50副矫治器，历时50个月。

关键词：成人，重度拥挤，不对称拔牙

扫码关注后
输入jc14
观看视频

治疗前评估
Pre-treatment evaluation

患者信息

姓名	××
性别	男
初诊年龄/出生日期	41岁
主诉	牙齿不整齐，要求治疗
病史（全身和局部，外伤、不良习惯等）	46充填史
其他相关病史	无特殊

口外情况

矢状向	直面型
垂直向	均角
横向（颧骨、下颌角、颏部对称性）	面部左右轻度不对称
软组织特征（唇厚度、唇突度等）	上下唇厚
微笑（上前牙暴露量、低位、中位、高位、笑弧等）	上前牙暴露量不足，下前牙暴露量较多 笑弧不美观
放松状态及微笑时口角高低情况	口角左高右低

口内情况

上颌拥挤度/间隙（mm）	12
下颌拥挤度/间隙（mm）	10
切牙关系	深覆𬌗，12、22反𬌗
前牙覆盖（mm）	2
前牙覆𬌗（mm）	4
后牙覆盖（mm）	偏大
后牙覆𬌗（mm）	偏大
中线（和面中线关系）	上中线较面中线右偏1mm，下中线左偏1mm
左侧咬合关系（磨牙）	I类

左侧咬合关系（尖牙）	Ⅱ类
右侧咬合关系（磨牙）	Ⅰ类
右侧咬合关系（尖牙）	Ⅰ类
锁𬌗（异位、扭转等）	12、22、33反𬌗
其他口内情况（畸形舌尖舌窝、过小牙等）	无
Bolton分析（3-3）	81.3%
Bolton分析（6-6）	92.5%
牙齿情况（氟斑牙、釉质发育不全等）	36、37、46、18、28、38、48龋坏
𬌗平面（是否有倾斜）	无倾斜

一般影像学检查

骨性检查（关节形态初步评估，升支、体部是否对称等，生长发育评估）	双侧关节形态正常 下颌升支、体部不对称
牙齿异常（缺失牙、多生牙、牙根长短异常等）	11、12和21根方多生牙2颗，46根分叉病变
预后较差的牙齿（根管治疗后，龋坏面积大、釉质发育不全等）	37根管治疗后，46大面积龋坏、根分叉病变
TMJ	无特殊
其他影像学发现（气道、腺样体、扁桃体等）	38近中水平阻生

治疗前照片：口外（图1）

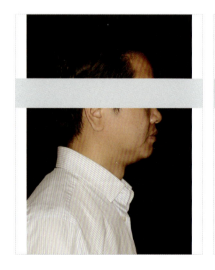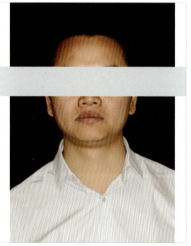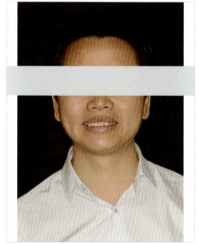

图1 治疗前口外照

治疗前照片：口内（图2）

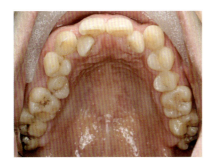
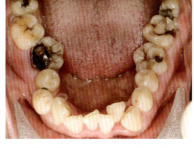
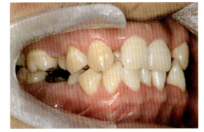
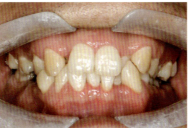
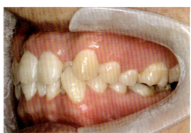

图2　治疗前口内照

治疗前X线片（图3～图6）

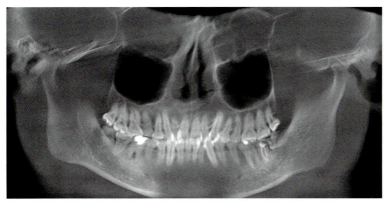
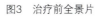
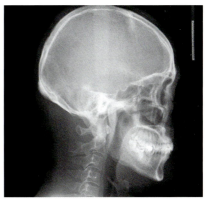

图3　治疗前全景片　　　　　　　　　　图4　治疗前头颅侧位片

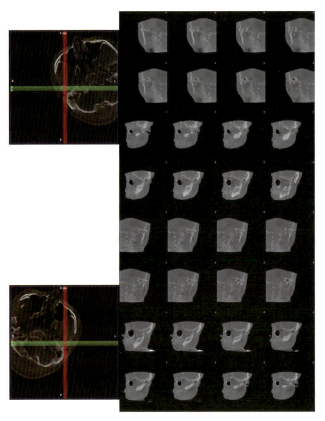

图5　治疗前关节CBCT：关节形态不佳，前后斜面均有磨损。但是表面骨皮质连续，间隙分布正常。临床检查没有明显弹响、疼痛等关节症状

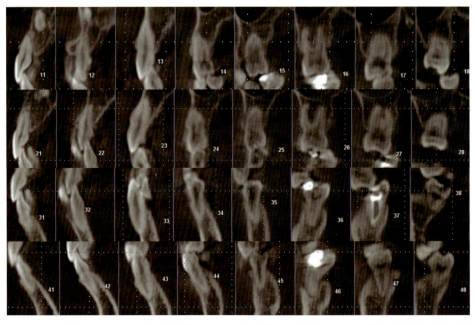

图6　治疗前牙根CBCT：上前牙舌倾，牙根贴近唇侧骨皮质；下前牙唇倾，唇侧骨量少，46髓腔可见高密度影。提示：拔牙治疗需要严格控制前牙转矩

治疗前头影测量描记图（图7）

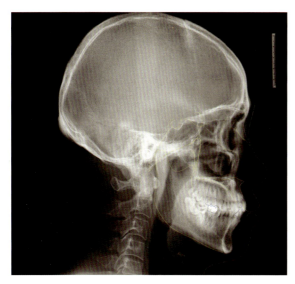

图7 治疗前头影测量描记图

治疗前头影测量分析

测量项目	治疗前	标准值
SNA（°）	85.4	82.8±4.0
SNB（°）	82.7	80.1±3.9
ANB（°）	2.7	2.7±2.0
U1-NA（mm）	5.3	5.1±1.4
U1-NA（°）	25.3	22.8±5.7
L1-NB（mm）	5.9	6.7±2.1
L1-NB（°）	33.1	30.3±5.8
PO-NB（°）	1.2	1.0±1.5
U1-L1（°）	126.7	124.23±8.2
L1-MP（°）	95.6	93.1±6.2
Y轴角（°）	67.5	66.3±7.1
Wits（mm）	2.3	-1.2±1.5
MP-FH（°）	32.6	31.1±5.6

治疗前头影测量数据解读

SNA和SNB角较标准值偏大，但仍处于标准值范围内，ANB角度及Wits值正常，为上下颌骨发育充分的骨性I类。MP-FH角度正常，为均角骨面型。U1-NA与L1-MP角度稍微偏大，提示上下颌前牙轻度唇倾。

诊断

1. 骨性I类。

2. 安氏I类。

3. 46残冠。

4. 牙列重度拥挤。

问题列表

1. 骨性I类。

2. 安氏I类。

3. 深覆𬌗。

4. 46残冠。

5. 牙列重度拥挤。

治疗计划

矫治器	隐适美（Invisalign）
拔牙牙位	14、24、34、46
支抗选择	上颌强支抗维持磨牙不移动，排齐上颌前牙 下颌左侧强支抗排齐前牙，右侧中度支抗，排齐前牙并近中移动47、48牙
治疗设计：横向考虑	牙性扩宽后牙及前牙宽度
治疗设计：矢状向考虑	建立右侧磨牙完全远中关系、左侧磨牙中性关系、双侧尖牙中性关系
治疗设计：垂直向考虑	上切牙位置、转矩：上前牙加根舌向转矩，直到出现Power Ridge，维持上颌后牙位置关闭间隙 下切牙位置、转矩：下前牙维持原有位置稍内收 注意维持后牙高度，允许后牙伸长打开咬合，对抗逆旋，允许部分顺时针旋转

其他设计要点	患者需要配合唇肌训练
如有几个方案请都列出，列出利弊，解释选择最终方案的理由	无特殊
保持	压膜保持器

治疗进程

治疗时长	50个月
矫治器更换频率/复诊频率	10天更换1副
重启/精调次数	3次
保持时长	目前保持

第一阶段ClinCheck方案设计（图8）

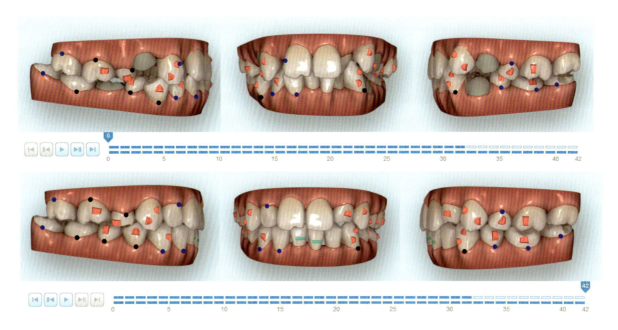

图8　第一阶段ClinCheck方案设计

牙齿移动量（图9）

上颌 下颌	1.8	1.7	1.6	1.5	P	1.3	1.2	1.1	2.1	2.2	2.3	P	2.5	2.6	2.7	2.8
伸长(E)/压低(I), mm		0.7I	1.7I	0.5I		1.5I	1.4I	0.2I	0.3I	0.4I	0.4I		0.5E	0.4I	0.4I	
整体移动(B)舌侧(L), mm		0.9L	1.5B	5.8B		0.4L	5.4B	0.7L	1.5L	2.2B	2.6L		1.0B	1.1L	2.3L	
整体移动 近中(M)远中(D), mm		0.9M	1.5M	1.8M		6.3D	3.4D	0.2D	0.1D	0.8D	5.8D		2.1M	1.6M	0.8M	
扭转(M)远中(D)		18.4°D	16.0°D	37.6°D		11.2°M	31.0°M	1.1°D	10.0°D	19.6°M	4.4°M		3.4°D	2.1°M	2.5°M	
轴倾度(M)远中(D)		7.5°M	3.0°D	15.0°D		10.4°D	10.2°D	2.4°M	3.2°D	9.0°M	9.5°D		10.2°D	2.3°D	12.4°M	
倾斜度 唇侧(B)舌侧(L)		0.8°L	8.1°B	12.2°B		0.3°B	8.9°B	0.5°B	3.3°B	4.7°L	1.0°L		9.4°B	8.5°L	10.5°L	

上颌 下颌	4.8	4.7	P	4.5	4.4	4.3	4.2	4.1	3.1	3.2	3.3	P	3.5	3.6	3.7	3.8
伸长(E)/压低(I), mm	1.0I	0.1E		0	0.4E	0.9I	1.6I	1.4I	1.9I	1.9I	3.7I		0.8I	0.1E	0.5E	
整体移动(B)舌侧(L), mm	0.6L	1.2L		3.9B	1.6L	1.4B	0.5L	0.3B	0.8L	1.8B	3.0L		1.0B	1.4B	0.8L	
整体移动 近中(M)远中(D), mm	3.2M	3.6M		6.9D	5.5D	3.8D	3.0D	2.4D	1.4M	0.4D	5.2D		2.0M	1.7M	0.8M	
扭转(M)远中(D)	7.3°D	29.7°D		13.0°M	10.6°D	8.0°M	29.6°D	22.3°D	13.7°D	0.1°M	6.5°M		10.8°D	17.5°M	28.2°D	
轴倾度(M)远中(D)	3.8°M	11.7°D		1.1°M	2.1°M	0.9°M	8.8°M	0.9°D	0.2°D	0.8°M	11.8°D		5.1°M	10.0°D	9.0°M	
倾斜度 唇侧(B)舌侧(L)	4.5°B	6.8°L		9.8°B	7.8°L	6.0°B	1.4°L	7.6°B	5.0°B	4.1°B	0°		17.1°B	20.7°B	1.6°B	

图9　牙齿移动量

牙齿移动分步（图10）

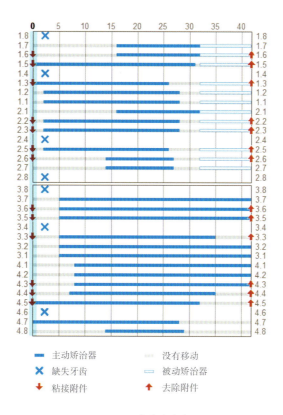

	主动矫治器		没有移动
✕	缺失牙齿	▭	被动矫治器
↓	粘接附件	↑	去除附件

图10　牙齿移动分步

治疗过程
Treatment

第一阶段第27步口内像

该病例为安氏I类、骨性I类、牙列重度拥挤的病例，需要上颌强支抗维持后牙位置，拔牙间隙用于排齐前牙。上颌右侧在16步之前、左侧在14步之前保持后牙不动来增强支抗。上颌此时的移动非常好，与ClinCheck一致，完成了牙齿的排齐和前牙反𬌗的纠正。下颌左侧强支抗内收排齐前牙，右侧的拔牙间隙需要后牙前移来关闭。在第一阶段第27步复诊时，46近中倾斜，36舌倾程度明显（图11），此时在16与36舌侧粘舌侧扣，26颊侧粘舌侧扣，26/36交互牵引改善36舌倾。45、47间种植支抗钉植入，加强支抗拉47向近中。

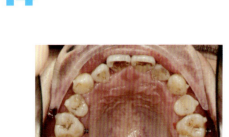
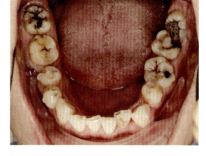
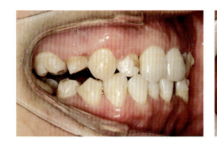
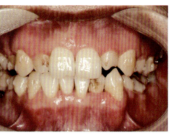
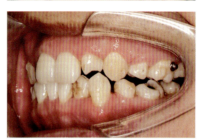

图11 第27步口内照

第一次重启治疗

　　患者第一阶段治疗结束时，上下颌前牙内收过程中出现"钟摆"效应，导致垂直向覆𬌗加深。加之下颌后牙近中倾斜，故磨牙区呈现局部小开𬌗。进一步精调，设计前牙压低对抗伸长，并调整其转矩，以及直立近中倾斜的磨牙来关闭局部小开𬌗（图12）。

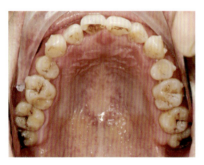
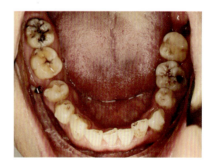
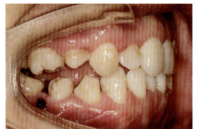
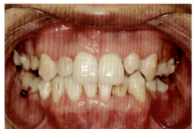
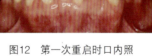
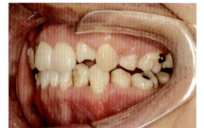

图12 第一次重启时口内照

第一次重启ClinCheck方案设计

重新设计上下颌磨牙及前磨牙伸长方案，维持上颌后牙现有矢状向位置，种植支抗钉辅助下颌强支抗近中移动47关闭拔牙间隙。上前牙压低，进一步整平下颌Spee曲线（图13）。共15步，7天1副矫治器。

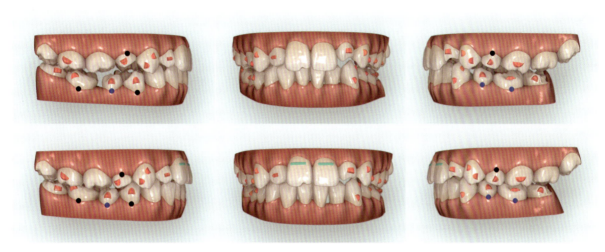

图13　第一次重启ClinCheck方案设计

上颌第7步，下颌第8步，矫治器贴合，47贴竖直牵引钩与14挂短II类牵引（图14）。

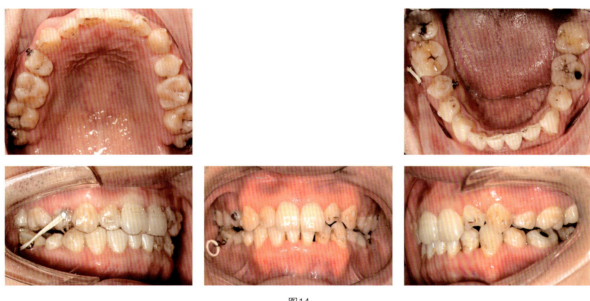

图14

第二次重启治疗（精调咬合）（图15）

患者第一次重启治疗结束时，磨牙区呈现的局部小开𬌗明显改善。此时进行进一步精调，设计上下颌前牙压低改善深覆𬌗，并调整其转矩，直立近中倾斜的磨牙来改善咬合关系。

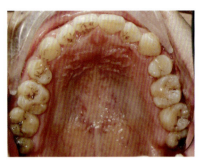
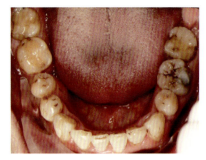
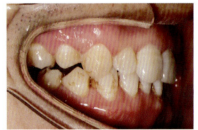
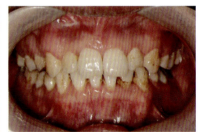
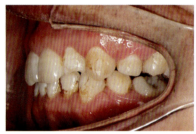

图15

第二次重启ClinCheck方案设计（图16）

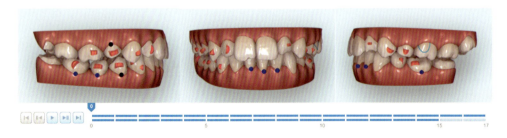

图16　第二次重启ClinCheck方案设计

第二次重启牙齿移动量（图17）

下颌	4.8	4.7	4.6	4.5	4.4	4.3	4.2	4.1	3.1	3.2	3.3	3.4	3.5	3.6	3.7	3.8
伸长(E)/压低(I), mm		0.1E	0.5E	0.6E	1.0E	1.0I	2.4I	2.6I	2.8I	2.7I	1.8I	0.4E		0.5E	0.3E	
整体移动(B)/舌侧(L), mm		0.3B	0.1B	0.1B	0	0.2L	0.1L	0.3B	0.4B	0.5L	0.2B			0	0.7B	
整体移动 近中(M)/远中(D), mm		0	0.3M	0.4D	0.5D	0.7D	0.5D	0.2D	0	0.2D	0.3D	0			0	0.2D	
扭转(M)/远中(D)		2.5M	10.5D	12.8M	0.3D	0.1M	9.2D	1.8D	2.7D	0.8M	5.2D			0.4M	2.2D	
轴倾度(M)/远中(D)		3.3M	6.1D	1.2M	7.3M	5.0M	3.9M	1.7M	1.1D	0.4M	4.2M	1.6D		3.8D	1.6M	
倾斜度 唇侧(B)/舌侧(L)		1.7L	0.6B	0.4L	3.0B	3.0B	2.8B	6.6B	2.8B	4.6B	8.9B			1.3B	3.4L	

上颌	1.8	1.7	1.6	1.5	1.4	1.3	1.2	1.1	2.1	2.2	2.3	2.4	2.5	2.6	2.7	2.8
伸长(E)/压低(I), mm		0.3E	0.1E	0.1I		1.0E	0.3I	0.1I	0.1I	0.1I	0.2L	0.1E	0.5E			
整体移动(B)/舌侧(L), mm		0.3L	0.5L	0.5B			0.6B	0.3B	0.1B	0.1L	0.2L	0.3L	0.2L	0.6B	0.4B	0.2L
整体移动 近中(M)/远中(D), mm		0.3M	0.3M	0.1M		0.6M	0.1M	0.1M	0	0.1D	0.1D	0	0.4D	0.3D		
扭转(M)/远中(D)		0.9D	0.7M	1.3M		**19.7D**	16.4M	9.9M	1.5D	5.7D	9.5M	3.5M	0.1D	0.8D	3.6D	1.2D
轴倾度(M)/远中(D)		0.3D		4.6D		**12.2D**	7.9M	1.2M	1.2M	5.4M	4.1M	5.8D		6.9D	1.4D	1.5M
倾斜度 唇侧(B)/舌侧(L)		15.5L	0.1B	3.7B		0.4L	1.7B	0.9B	2.4B	0.7B	3.9B	2.0B	5.3L	2.2L	4.1L	2.7B

图17　第二次重启牙齿移动量

第二次重启牙齿移动分布（图18）

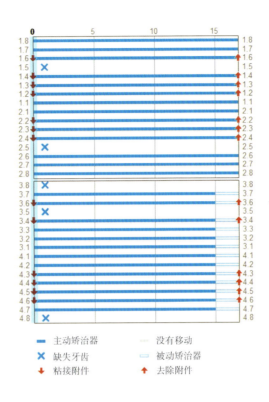

图18　第二次重启牙齿移动分布

第三次重启（精调咬合）（图19）

继续压低上下颌前牙以改善深覆𬌗，同时调整尖牙、磨牙的矢状向位置关系。

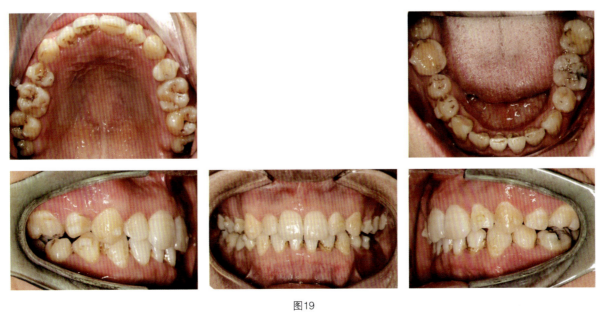

图19

第三次重启ClinCheck方案设计（图20）

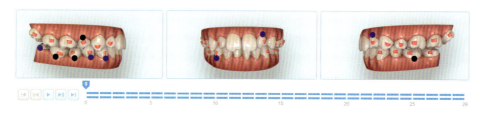

图20　第三次重启ClinCheck方案设计

第三次重启牙齿移动量（图21）

上颌　下颌	4.8	4.7	4.6	4.5	4.4	4.3	4.2	4.1	3.1	3.2	3.3	3.4	3.5	3.6	3.7	3.8	最后一步
伸长(**E**)/压低(**I**), mm		0.6 E	1.3 E	2.2 E	0.7 E	0	1.6 I	2.0 I	2.1 I	1.8 I	0	0.4 E		1.3 E	0		整牙公司
整体移动(**B**)/舌侧(**L**), mm		0.3 B	0.3 B	0.8 B	0.4 B	0.8 B	0.4 B	0.2 B	0.2 L	0.4 B	0	1.0 L		0.1 L	0.4 B		医生
整体移动 近中(**M**)/远中(**D**), mm		0.5 D	0.2 D	0.2 D	0.3 D	0.4 D	0.6 D	0.2 M	0	0.2 M	0	0		0	0		差异
扭转(**M**)/远中(**D**)		0.8°M	3.5°D	10.9°M	7.0°D	2.0°D	1.6°M	4.3°D	0.1°D	2.8°D	0.9°M	4.9°D		1.6°M	6.8°D		牙齿基底部
轴倾度(**M**)/远中(**D**)		0.2°D	11.5°D	18.6°M	16.5°M	12.1°M	5.3°M	0.7°M	1.0°M	2.1°M	3.4°M	0.8°M		2.6°D	2.4°M		冠
倾斜度 唇侧(**B**)/舌侧(**L**)		8.3°L	2.2°L	1.7°B	0.4°L	4.2°B	8.5°B	5.2°B	8.6°B	6.9°B	6.0°B	0.9°L		2.6°B	7.4°L		牙根

上颌　下颌	1.8	1.7	1.6	1.5	1.4	1.3	1.2	1.1	2.1	2.2	2.3	2.4	2.5	2.6	2.7	2.8	最后一步
伸长(**E**)/压低(**I**), mm	0	0.1 E	0.2 E		1.1 E	0.9 I	0.3 I	1.2 I	1.0 I	0	0.3 E	0.5 E		0.4 E	0	0	整牙公司
整体移动(**B**)/舌侧(**L**), mm	0	0.1 L	0.1 B		0.9 B	0.8 B	0.6 B	0.3 L	0.4 L	0.2 B	0.2 L	0.2 L		0	1.0 L	0.2 B	医生
整体移动 近中(**M**)/远中(**D**), mm	0.2 M	0.2 M	0.3 M		0.2 M	0.2 D	0.2 D	0.1 D	0.1 D	0.4 D	0.5 D	0.4 D		0.3 D	0.6 D	0.5 D	差异
扭转(**M**)/远中(**D**)	0.5°M	0.3°D	1.2°D		5.3°D	7.1°D	16.4°M	1.2°M	1.6°D	2.0°M	0.9°D	4.8°D		0.5°M	0.7°M	1.3°M	牙齿基底部
轴倾度(**M**)/远中(**D**)	2.8°D	0.4°M	3.2°D		23.2°D	3.9°M	3.9°M	3.4°D	1.9°M	12.0°M	2.1°M	8.4°D		4.4°D	2.4°D	4.5°D	冠
倾斜度 唇侧(**B**)/舌侧(**L**)	14.7°L	0.4°B	0.7°B		5.0°B	1.7°B	0.8°B	3.2°B	2.3°B	3.5°B	1.5°B	2.9°L		0°	11.2°L	12.2°L	牙根

图21　第三次重启牙齿移动量

第三次重启牙齿移动分步（图22）

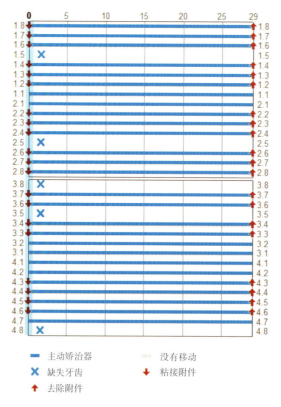

图22　第三次重启牙齿移动分步

治疗后X线片（图23和图24）

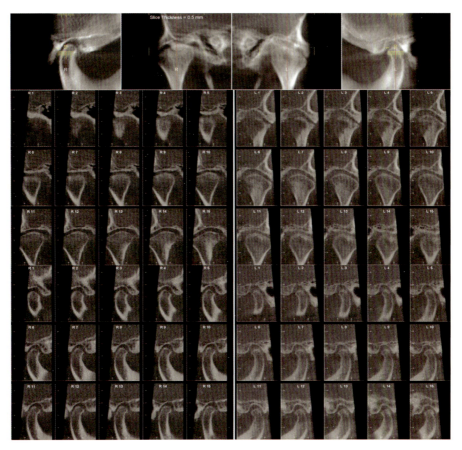

图23　治疗后关节CBCT

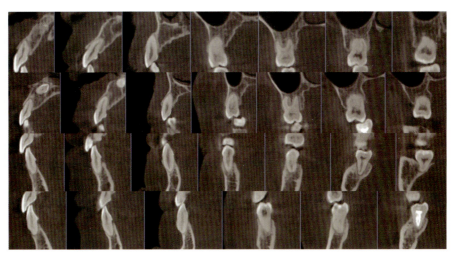

图24　治疗后牙根影像

治疗后头影测量描记图（图25）

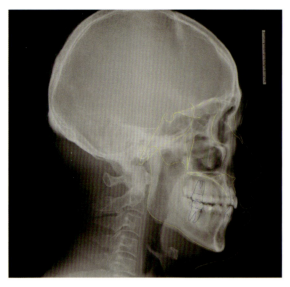

图25　治疗后头影测量描记图

治疗后头影测量分析

测量项目	治疗前	治疗后	标准值
SNA（°）	85.4	85.3	82.8 ± 4.0
SNB（°）	82.7	82.6	80.1 ± 3.9
ANB（°）	2.7	2.8	2.7 ± 2.0
U1-NA（mm）	5.3	3.6	5.1 ± 1.4
U1-NA（°）	25.3	22.4	22.8 ± 5.7
L1-NB（mm）	5.9	3.1	6.7 ± 2.1
L1-NB（°）	33.1	31.0	30.3 ± 5.8
PO-NB（°）	1.2	1.3	1.0 ± 1.5
U1-L1（°）	126.7	123.2	124.23 ± 8.2
L1-MP（°）	95.6	92.9	93.1 ± 6.2
Y轴角（°）	67.5	66.2	66.3 ± 7.1
Wits（mm）	2.3	2.0	-1.2 ± 1.5
MP-FH（°）	32.6	30.7	31.1 ± 5.6

治疗后头影测量数据解读

　　头影测量数据显示治疗后保持骨性I类，因患者为成年患者，无生长发育潜能，故SNA、SNB几乎无变化。下颌平面角维持，提示良好的垂直向控制。上前牙唇倾角减小，从治疗前的25.3°减小为22.4°，上下前牙夹角从治疗前的126.7°减小为正畸后的123.2°，改变为正常的角度，提示上下前牙按照设计倾斜内收。

头影重叠（图26）

　　治疗前（T0）：黑色

　　治疗后（T1）：红色

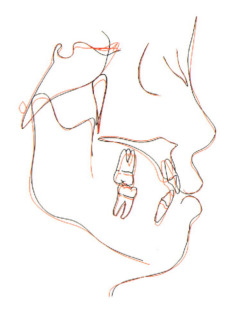

图26　头影重叠

　　1. 上前牙内收，鼻唇角增大，上唇内收，软组织面型轻微改善。

　　2. 上颌重叠提示上前牙整体内收，上后牙位置基本维持。

　　3. 下前牙轻微内收，左侧下后牙位置维持。

治疗后评估
Post-treatment evaluation

治疗前后照片对比：口外和口内（图27～图30）

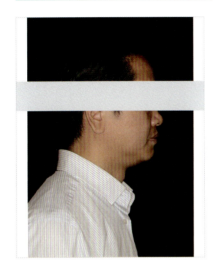
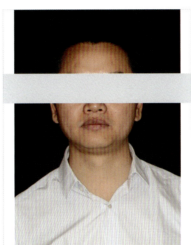
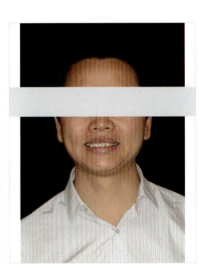

图27　治疗前口外照

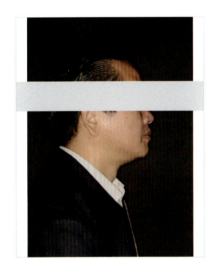
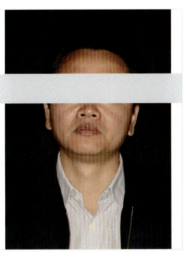
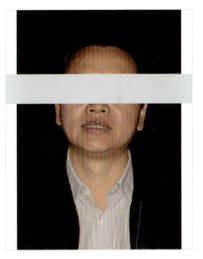

图28　治疗后口外照

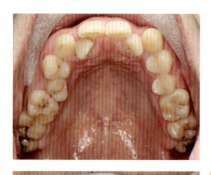
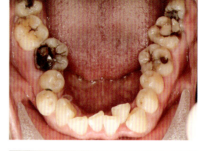
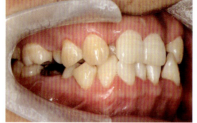
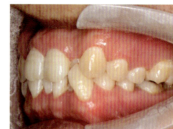

图29　治疗前口内照

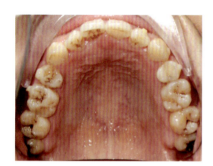
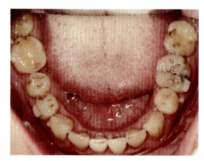
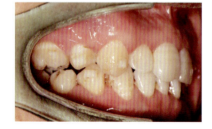
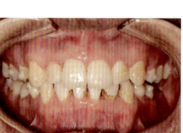
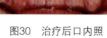
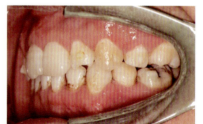

图30　治疗后口内照

病例总结及病例自我评价
Summary of case and self-evaluation

1. 方案设计思考

该成年男性为典型的多学科联合治疗病例，安氏I类，骨性I类，牙列重度拥挤，右下颌磨牙残冠无法保留。上下前牙排列不齐，前牙个别牙反殆，II度深覆殆，上下前牙牙根与骨皮质紧邻。拔牙方案需要上颌强支抗维持后牙位置，下颌左侧同样强支抗内收排齐前牙，右侧的拔牙间隙需要后牙前移来关闭。内收前牙时转矩控制以及右下颌磨牙保持整体移动是关键。

ClinCheck方案设计：对于拔除第一磨牙，第二磨牙、第三磨牙前移的病例，方案设计可以增大磨牙远中轴倾度，有较大的根近中移动的过矫治及Spee曲线的整平才能使后牙整体前移。上下颌前牙排齐时边排齐边压低，防止前牙覆殆加深以及咬合干扰。

因为设计初就考虑上颌强支抗，注意移动量表中，上颌后牙在15步之前没有移动，上下颌前牙牙冠的变化数值为压低。但最初没有考虑到这是一个低角逆时针旋转的患者，没有设计后牙的伸长。

2. 矫治过程中出现的问题及对策

问题：患者在第一阶结束时后牙呈现局部小开殆。

该病例需要进行上颌强支抗排齐前牙，右下颌磨牙整体近中移动。但是由于矫治中上下颌前牙内收过程中出现"钟摆"效应，导致垂直向覆殆加深。加之右下颌后牙近中倾斜，故右侧磨牙区呈现局部小开殆。

对策：在第一次重启治疗时，我们加大了下颌后牙的伸长量，并持续压低上下颌前牙，调整其转矩，以改善前牙出现的深覆殆。同时在46牙上贴竖直牵引钩，与14颊侧的舌侧扣挂短II类牵引，以直立近中倾斜的磨牙来改善该病例出现的局部小开殆，帮助磨牙整体近中移动。

3. 进展评估结果对方案设计的启示

本病例中，对患者前牙转矩控制良好；但是右侧下颌磨牙前移时近中倾斜，在第一次重启后加强后牙直立并整体移动设计，辅助以短II类牵引，最终矫治效果较好。

启示：在拔牙病例中为防止"钟摆"效应，牵引的运用设计应巧妙，制订ClinCheck方案时，医生不能忽视辅助手段对隐形矫治的帮助。

4. 总结

需要拔除磨牙的病例，应该增强前牙的转矩控制及压低设计来对抗其伸长；后牙则需要设计足够的远中轴倾度来对抗其近中倾斜。必要时，辅助牵引来帮助实现矫治效果。

简要综述
Brief review

　　临床上，我们会遇到很多以"智齿替代磨牙"为主诉的成年正畸患者，这类患者往往需要长时间的矫治及密切的医患合作。拔除无法保留的磨牙，采用智齿替代，符合正畸拔牙的主要原则之一：尽量拔除不能保留的病牙。在医生充分考虑牙齿拥挤度、牙弓突度、Spee曲线高度、支抗磨牙的移动以及垂直骨面型等因素决定拔牙后，拔除不能保留的病牙是正畸拔牙的主要原则之一。在确定拔除磨牙后，由于拔牙间隙较一般拔除前磨牙者大，医生更加需要考虑关闭患者的拔牙间隙时前牙转矩的控制及后牙整体近中移动的维持。尤其是成年患者牙槽骨改建不如青少年活跃，应该更加强调临床上患者按时复诊，对其密切监控。

　　结合本病例，该成年男性为安氏I类，骨性I类，牙列重度拥挤的病例，上颌需要拔除2颗第一前磨牙，强支抗维持上颌后牙的位置，拔牙间隙仅用于排齐前牙。下颌左侧同样强支抗内收排齐前牙，右侧的拔牙间隙则需要部分后牙前移来关闭，左侧实现磨牙中性关系，右侧则矫治成完全远中关系。尽管初次方案中，我们已设计前牙持续压低，47近中移动，但是患者在第一阶段治疗结束后，上下颌前牙内收过程中仍出现进一步伸长及"钟摆"效应，导致垂直向覆𬌗加深。加之下颌后牙近中倾斜，

故磨牙区呈现局部小开𬌗。

　　此时进行第一次重启，在后续的ClinCheck中，维持后牙现有矢状向位置，进一步精调设计前牙压低以对抗伸长，并调整其转矩，整平下颌Spee曲线，直立近中倾斜的磨牙来关闭局部小开𬌗，为了帮助竖直47，我们在47上贴竖直牵引钩，并辅助以与14颊侧的舌侧扣挂短II类牵引。此外，我们进行了上颌后牙强支抗设计，排齐上颌前牙。考虑到在使用无托槽隐形矫治技术强支抗关闭拔牙间隙时，尽管ClinCheck设计显示的3D方案是磨牙不移动，但在临床实践中，内收前牙的反作用力将会使患者的磨牙前移，后牙支抗丢失，导致上颌磨牙天然支抗丢失，在本病例中我们设计了短II类牵引，帮助对抗内收前牙的反作用力，维持上颌磨牙的位置。

　　设计关闭拔牙间隙时牙齿倒向拔牙间隙是时常发生的，尤其是拔除磨牙的病例。医生需要知道关闭拔牙间隙时将可能会出现多种问题，比如磨牙支抗的丢失；前牙"钟摆"效应导致覆𬌗加深；拔牙间隙两侧牙齿倾斜移动等。在本病例中，上颌磨牙支抗维持良好，但由于前牙"钟摆"效应以及后牙近中倾斜移动，导致了暂时的局部小开𬌗。该患者的前牙持续设计压低，并采取了短II类牵引的辅助对

策，最终正畸矫治效果较好。

所以，在临床上，医生遇到以"智齿替代磨牙"为主诉的正畸患者时，应该在充分考虑到不能保留的病牙的前提下，设计好拔牙牙位，拔牙间隙分配等，做好正畸可视化治疗目标的确定。且对于隐适美病例，在关闭拔牙间隙时，辅助手段设计应巧妙，制订ClinCheck

方案时，医生不能忽视对磨牙支抗丧失、前牙"钟摆"效应、拔牙间隙两侧牙齿倾斜移动等问题的预估。同时要强调医患配合的重要性，要求患者积极配合、及时复诊，医生密切监控，若出现问题及时调整治疗方案，采取有效治疗策略。必要时，采用辅助手段来帮助实现正畸矫治效果。

参考文献

[1]任伟. 下颌第一恒磨牙缺失治疗及应用方丝弓矫治术的效果观察[J]. 中国临床医药研究杂志, 2003, (087):8421-8422.

[2]Booij JW, Kuijpersmgagtman AM, Bronkhorst EM, et al. Class II Division 1 malocclusion treatment with extraction of maxillary first molars: Evaluation of treatment and post - treatment changes by the PAR Index[J]. Orthodontics and Craniofacial Research, 2020.

[3]雷菲菲, 梁芮, 江双凤. 正畸关闭成人第一恒磨牙缺失间隙的临床疗效[J]. 广东牙病防治, 2013.

[4]Stéphane Barthelemi, Marie-Pascale Hyppolite, Chrsitian Palot, et al. Components of overbite correction in lingual orthodontics: Molar extrusion or incisor intrusion?[J]. 2014, 12(4):395-412.

[5]徐琳, 段银钟, 谭家莉, 等. 涉及正畸拔除病变第一磨牙矫治牙列拥挤前突的临床研究[J]. 口腔正畸学, 2008, (03):28-31.

[6]李伟, 刘琳, 吴平, 等. 拔除病变第一磨牙矫治成人双颌前突的临床评价[J]. 中华口腔正畸学杂志, 2009, 16(02):99-103.

（卢燕勤）

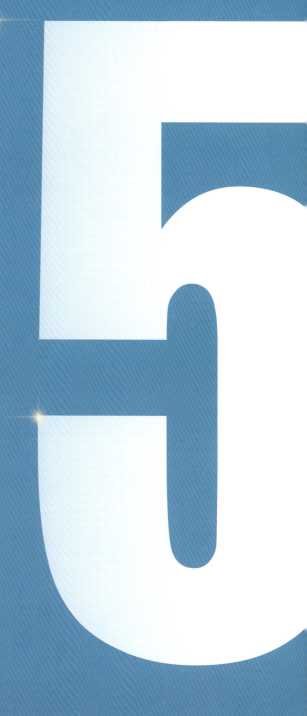

牙列拥挤病例的隐形拔牙矫治

Treatment of crowding case by Invisalign

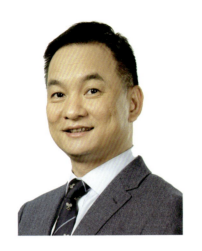

医生简介

麦理想

医学博士

海斯口腔创始人，首席顾问专家

广东省口腔医学会口腔正畸专业委员会常务委员

原中山大学光华口腔医学院附属口腔医院副主任医师、硕士生导师

病例简介

患者，女性，初诊时23岁。

主诉：前牙不齐多年，影响美观，要求矫治。

右侧磨牙及尖牙为中性关系，左侧磨牙及尖牙为偏远中关系，前牙Ⅱ度深覆𬌗，覆盖正常。22/32反𬌗，23颊侧拥挤错位，27颊倾。上下中线基本对齐面中线。上牙列拥挤5mm，下牙列拥挤4mm。正面观面部左右稍不对称，右侧较左侧丰满，中位笑线，侧面观为直面型，上下唇厚度适中。

关键词：牙列拥挤，拔牙矫治，中度支抗

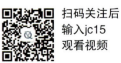

扫码关注后
输入jc15
观看视频

治疗前评估
Pre-treatment evaluation

患者信息

姓名	× ×
性别	女
初诊年龄/出生日期	23岁
主诉	牙齿不齐
病史（全身和局部，外伤、不良习惯等）	无特殊
其他相关病史	无特殊

口外情况

矢状向	直面型
垂直向	低角型
横向（颧骨、下颌角、颏部对称性）	面部左右不对称，右侧颊部较左侧丰满
软组织特征（唇厚度、唇突度等）	正常
微笑（上前牙暴露量、低位、中位、高位、笑弧等）	中位笑线
放松状态及微笑时口角高低情况	左右均衡

口内情况

上颌拥挤度/间隙（mm）	5
下颌拥挤度/间隙（mm）	4
切牙关系	I类
前牙覆盖（mm）	2.9mm，22/32反𬌗
前牙覆𬌗（mm）	3.8
后牙覆盖（mm）	27、37覆盖过大
后牙覆𬌗（mm）	无特殊
中线（和面中线关系）	上下中线对齐，并与面中线基本对齐
左侧咬合关系（磨牙）	偏远中

左侧咬合关系（尖牙）	偏远中
右侧咬合关系（磨牙）	中性
右侧咬合关系（尖牙）	中性
锁𬌗（异位、扭转等）	无
其他口内情况（畸形舌尖舌窝、过小牙等）	无特殊
Bolton分析（3-3）	75.8%，上颌多于下颌0.88mm
Bolton分析（6-6）	89.1%，上颌多于下颌2.55mm
牙齿情况（氟斑牙、釉质发育不全等）	无特殊
𬌗平面（是否有倾斜）	左高右低

一般影像学检查

骨性检查（关节形态初步评估，升支、体部是否对称等，生长发育评估）	双侧关节骨质未见明显异常，左侧关节前间隙增宽，右侧关节间隙基本正常
牙齿异常（缺失牙、多生牙、牙根长短异常等）	双侧上颌中切牙间见一埋伏多生牙，牙体较小，牙根短小。38近中阻生，18、28垂直阻生
预后较差的牙齿（根管治疗后，龋坏面积大、釉质发育不全等）	无特殊
TMJ	左侧关节前间隙增宽
其他影像学发现（气道、腺样体、扁桃体等）	未发现异常

治疗前照片：口外（图1）

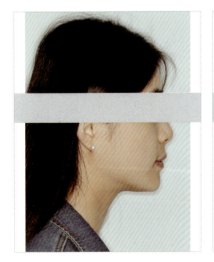 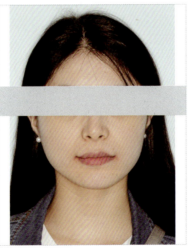 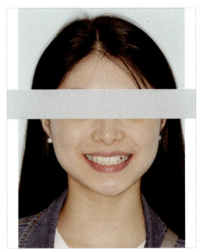

图1 治疗前口外照

治疗前照片：口内（图2）

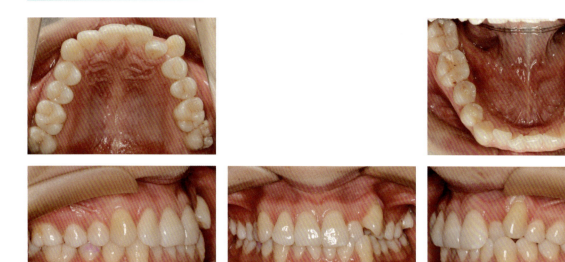

图2 治疗前口内照

治疗前模型（图3）

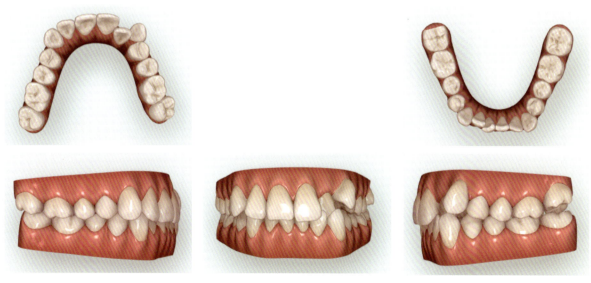

图3 治疗前模型

治疗前X线片（图4）

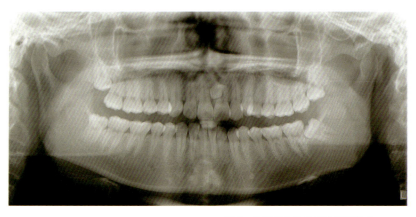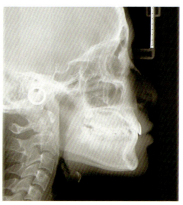

图4　治疗前全景片和头颅侧位片

治疗前头影测量描记图（图5）

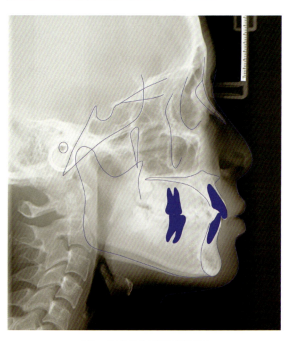

图5　治疗前头影测量描记图

治疗前头影测量分析

测量项目	治疗前	标准值	标准差	备注
SNA（°）	79.7	83.0	4.0	
SNB（°）	77.9	80.0	4.0	
ANB（°）	1.9	3.0	2.0	
U1-L1（°）	129.8	124.0	8.0	
U1-SN（°）	99.7	106.0	6.0	上中切牙直立或内倾
L1-MP（IMPA）（°）	100.2	97.0	6.0	
FH-MP（FMA）（°）	18.2	26.0	4.0	下颌平面角偏平，低角倾向
SN-MP（°）	30.3	30.0	6.0	
Wits（mm）	-2.2	0.0	2.0	骨性Ⅲ类倾向

诊断

1. 安氏Ⅱ类亚类。

2. 骨性Ⅰ类低角型。

3. 牙列不齐。

4. 上中切牙间埋伏多生牙。

5. 18、28垂直阻生，38近中阻生。

问题列表

1. 上牙列拥挤5mm，下牙列拥挤4mm。

2. 22/32反𬌗。

3. 23颊侧拥挤错位，27颊倾。

4. 11、21间埋伏多生牙1颗。

治疗计划

矫治器	隐适美（Invisalign）
拔牙牙位	14、24、34、44、18、28、38、48及11/21间多生牙
支抗选择	上下颌均为后牙中度支抗
治疗设计：横向考虑	上颌第一磨牙宽度基本不变，下颌第一磨牙牙冠舌侧移动1mm
治疗设计：矢状向考虑	16维持不动，26远中移动2mm；切牙内收3~4mm；后牙中度支抗设计上下切牙各加15°左右根腭向转矩（切牙开始内收即开始加转矩至关闭间隙结束）
治疗设计：垂直向考虑	上下前牙均压低5mm左右
其他设计要点	前牙设计为开𬌗2~3mm
如有几个方案请都列出，列出利弊，解释选择最终方案的理由	方案2：仅拔除18、28、38、48及11/21间多生牙，不拔前磨牙此方案上下前牙需大量IPR，且前牙会有一定量唇倾
保持	透明保持器

治疗进程

治疗时长	第一次：25个月；微调：6个月
矫治器更换频率/复诊频率	每10天更换1副矫治器，每隔12周复诊 微调：每7天更换1副矫治器，每隔12周复诊
重启/精调次数	1次
保持时长	6个月

牙齿移动量（图6~图9）

上颌　下颌	1.8	1.7	1.6	1.5	P	1.3	1.2	1.1	2.1	2.2	2.3	P	2.5	2.6	2.7	2.8	最后一步 矫正公司
伸长(E)/压低(I), mm		0.1 I	0.2 I	0.3 E		3.5 I	5.8 I	5.9 I	6.0 I	3.8 I	2.3 I		0.1 E	0	1.0 E		医生
整体移动(B)/舌侧(L), mm		0.4 L	0.5 L	0.3 L		3.0 L	3.3 L	3.6 L	3.6 L	3.0 L	4.9 L		1.0 L	0	0.8 L		差异
整体移动 近中(M)/远中(D), mm		0	0.3 M	0.3 M		5.9 D	4.2 D	1.5 D	0.2 D	3.1 D	7.9 D		1.7 D	1.8 D	2.8 D		牙齿基底部
扭转(M)/远中(D)		0.4°M	4.8°M	1.6°M		11.4°M	29.9°D	3.0°D	5.2°D	30.4°D	18.9°M		16.6°M	2.4°M	1.8°M		冠
轴倾度(M)/远中(D)		0.3°M	2.2°D	2.1°D		10.2°M	1.4°D	1.4°D	8.1°M	8.8°M	2.3°M		3.2°D	2.0°D	1.9°M		牙根
倾斜度 唇侧(B)/舌侧(L)		1.8°L	1.9°L	6.2°B		15.2°B	11.1°B	14.2°B	14.0°B	17.7°B	9.3°B		3.4°B	0.8°L	21.0°L		

图6　上颌牙冠移动量

上颌　下颌	1.8	1.7	1.6	1.5	P	1.3	1.2	1.1	2.1	2.2	2.3	P	2.5	2.6	2.7	2.8	最后一步 矫正公司
伸长(E)/压低(I), mm		0.1 I	0.2 I	0.3 E		3.5 I	5.8 I	6.0 I	3.8 I	2.3 I			0.1 E	0	1.0 E		医生
整体移动(B)/舌侧(L), mm		0.1 B	0	2.2 L		8.7 L	6.5 L	7.8 L	7.7 L	5.7 L	8.4 L		2.1 L	0.2 B	4.9 B		差异
整体移动 近中(M)/远中(D), mm		0.1 D	1.0 M	1.0 M		9.7 D	4.6 D	1.1 D	2.5 D	5.7 D	8.8 D		0.7 D	1.2 D	3.3 D		牙齿基底部
扭转(M)/远中(D)		0.4°M	4.8°M	1.6°M		11.4°M	29.9°D	3.0°M	5.2°D	30.4°D	18.9°M		16.6°M	2.4°M	1.8°M		冠
轴倾度(M)/远中(D)		0.3°D	2.2°M	2.1°M		10.2°L	1.4°D	1.4°M	8.1°D	8.8°D	2.3°D		3.2°M	2.0°M	1.9°D		牙根
倾斜度 唇侧(B)/舌侧(L)		1.8°B	1.9°B	6.2°L		15.2°L	11.1°L	14.2°L	14.0°L	17.7°L	9.3°L		3.4°L	0.8°B	21.0°B		

图7　上颌牙根移动量

上颌　下颌	4.8	4.7	4.6	4.5	P	4.3	4.2	4.1	3.1	3.2	3.3	P	3.5	3.6	3.7	3.8	最后一步 矫正公司
伸长(E)/压低(I), mm		0.1 I	0.2 E	0.3 I		4.4 I	4.1 I	4.3 I	4.4 I	4.5 I	5.1 I		0.2 I	0.2 E	0		医生
整体移动(B)/舌侧(L), mm		0.4 L	1.0 L	1.1 L		4.3 L	3.4 L	4.5 L	4.3 L	4.9 L	5.9 L		1.7 L	1.2 L	0.7 L		差异
整体移动 近中(M)/远中(D), mm		0.1 D	0	0		5.3 D	3.1 D	1.0 D	0.4 D	3.1 D	4.7 D		0.2 D	0.2 D	0.5 D		牙齿基底部
扭转(M)/远中(D)		5.4°M	4.9°M	1.3°M		0.8°D	1.2°D	28.3°D	1.8°M	34.2°D	12.0°M		2.8°M	5.7°M	3.7°M		冠
轴倾度(M)/远中(D)		0.6°D	2.1°M	3.4°M		3.6°M	2.6°M	8.1°M	5.2°D	1.9°D	2.2°D		5.0°D	5.5°D	1.9°D		牙根
倾斜度 唇侧(B)/舌侧(L)		4.8°L	0.9°L	2.4°B		4.9°B	14.8°B	13.1°B	14.2°B	9.2°B	8.1°B		9.8°B	4.7°B	1.6°L		

图8　下颌牙冠移动量

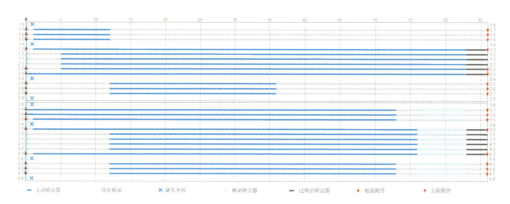

上颌 下颌	4.8	4.7	4.6	4.5	P	4.3	4.2	4.1	3.1	3.2	3.3	P	3.5	3.6	3.7	3.8	最后一步
伸长(E)/压低(I), mm		0.1 I	0.2 E	0.3 I		4.4 I	4.1 I	4.3 I	4.4 I	4.5 I	5.1 I		0.2 I	0.2 E	0		爱齐公司
整体移动(B)/舌侧(L), mm		0.9 B	0.7 L	1.9 L		6.0 L	7.8 L	8.4 L	8.5 L	7.6 L	8.8 L		4.9 L	2.6 L	0.3 L		医生
整体移动 近中(M)/远中(D), mm		0	0.7 D	1.1 D		6.6 D	3.8 D	3.4 D	1.1 M	2.5 D	3.9 D		1.5 M	1.4 M	0.1 M		差异
扭转(M)/远中(D)		5.4°M	4.9°M	1.3°M		0.8°D	1.2°D	28.3°D	1.8°M	34.2°D	12.0°M		2.8°M	5.7°M	3.7°M		牙齿基底部
轴倾度(M)/远中(D)		0.8°M	2.1°D	3.4°D		3.6°D	2.6°D	8.1°D	5.2°M	1.9°M	2.2°M		5.0°M	5.5°M	1.9°M		冠
倾斜度 唇侧(B)/舌侧(L)		4.8°B	0.9°B	2.4°L		4.9°L	14.8°L	13.1°L	14.2°L	9.2°L	8.1°L		9.8°L	4.7°L	1.6°B		牙根

图9 下颌牙根移动量

牙齿移动分步（图10）

图10 牙齿移动分步

治疗过程
Treatment

2018年4月（图11和图12）

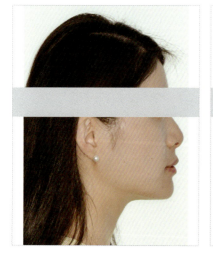
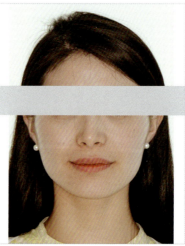
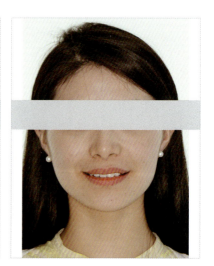

图11

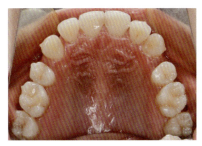
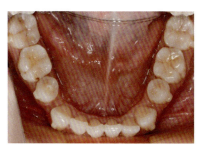
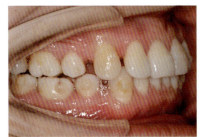
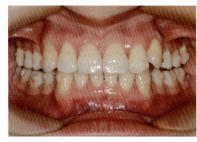
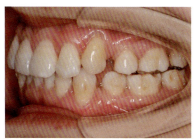

图12

牙列基本排齐，22反𬌗解除，23排入牙弓内。磨牙、尖牙维持中性关系，前牙整体内收，左侧后牙略有小开𬌗，26、27轻度颊倾。前牙覆𬌗较初始状态没有加深，上下中线对齐。

设计上：上颌右侧应用G6设计模式和G6优化附件，13先远移1mm，再同上颌切牙一起内收。上颌左侧将26附件设计为传统矩形附件，是为了在将颊倾的27排齐时加强支抗。26、27在矫治中轻度颊倾，是排齐27时的反作用力所致。上切牙在开始内收时即加根腭向转矩（Power Ridge），同时压低和排齐，三维向同时进行是为了防止内收时因为"钟摆"效应导致前牙转矩丢失和覆𬌗加深。

下颌：下颌尖牙先远移1mm，再下颌切牙内收、加根舌向转矩（Power Ridge）、压低、排齐同时进行。先远移下颌尖牙是为了提供间隙排齐下颌切牙；下颌尖牙的压低、内收是与下颌切牙同步进行的。

下颌后牙采用传统矩形附件，是为了防止在压低下前牙时反作用力导致矫治器从后牙脱位，压低牙齿的力减少。

在前牙转矩没有丢失、前牙覆𬌗没有加深的情况下，后牙有小开𬌗，仍然可以继续戴用矫治器关闭间隙。

2018年10月（图13）

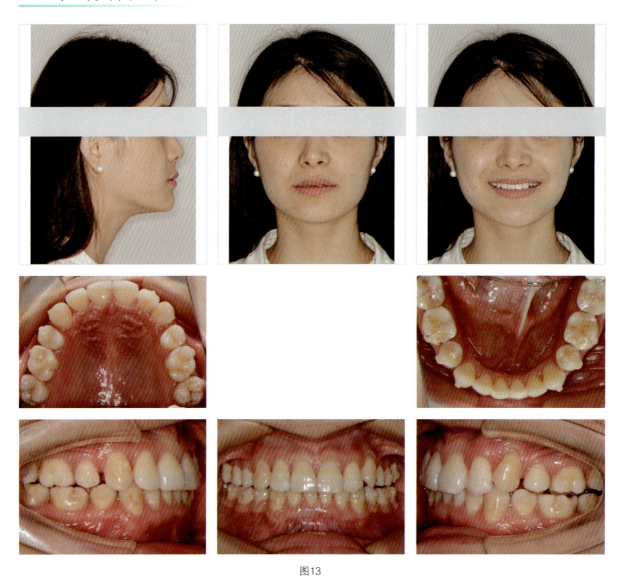

图13

　　复诊监控前牙转矩，前牙覆𬌗，尖牙磨牙　　平稳进行中。
关系，上下中线。拔牙间隙进一步减小，矫治

2019年3月（第一阶段矫治器戴完）（图14）

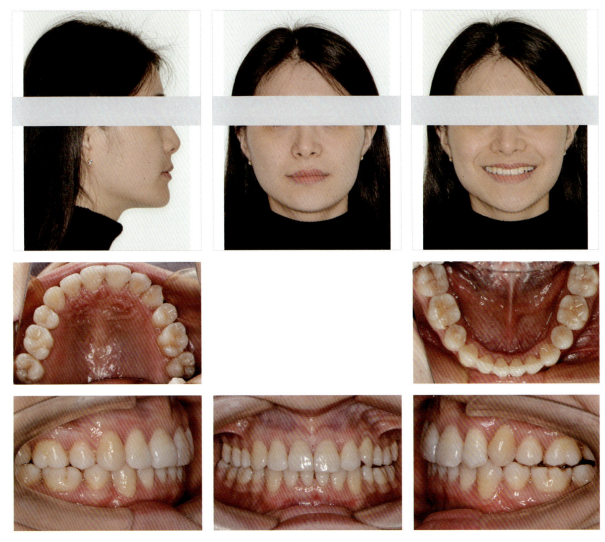

图14

至第一阶段矫治器戴完，基本达到了预期目标，牙齿基本排齐，拔牙间隙关闭，侧貌维持良好，尖牙磨牙维持中性关系，上下中线对齐。但尚有一些不足之处：左侧后牙区小开𬌗，左上后牙颊倾，前牙没有达到浅覆𬌗，下颌切牙略舌倾，23近中唇向扭转。因此后续进行了精调。

ClinCheck方案设计（图15）

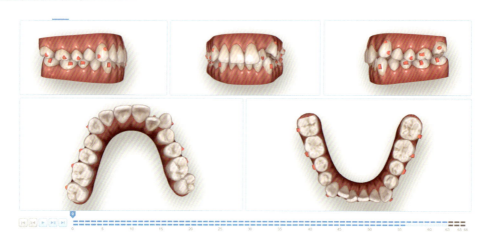

图15　ClinCheck方案设计

治疗后X线片（图16）

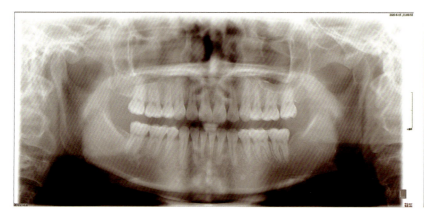
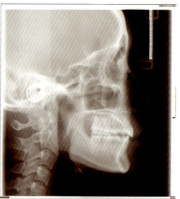

图16　治疗后全景片和头颅侧位片

治疗后头影测量描记图（图17）

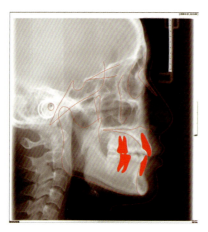

图17　治疗后头影测量描记图

治疗后头影测量分析

测量项目	治疗前	治疗后	标准值	标准差
SNA（°）	79.7	79.7	83.0	4.0
SNB（°）	77.9	76.5	80.0	4.0
ANB（°）	1.9	3.2	3.0	2.0
U1-L1（°）	129.8	140.2	124.0	8.0
U1-SN（°）	99.7	95.7	106.0	6.0
L1-MP（IMPA）（°）	100.2	93.1	97.0	6.0
FH-MP（FMA）（°）	18.2	18.9	26.0	4.0
SN-MP（°）	30.3	31.0	30.0	6.0
Wits（mm）	-2.2	-0.2	0.0	2.0

头影重叠（图18）

治疗前（T0）：蓝色

治疗后（T1）：红色

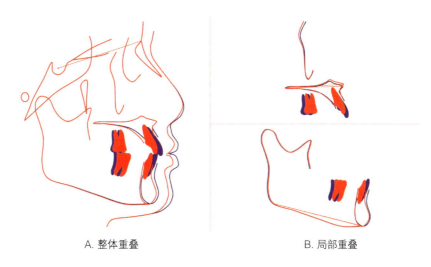

A. 整体重叠   B. 局部重叠

图18　头影重叠

治疗后评估
Post-treatment evaluation

治疗后照片：口外（图19）

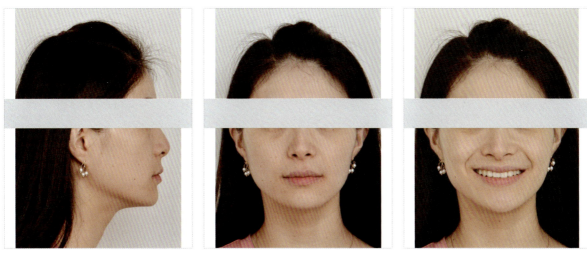

图19　治疗后口外照

治疗后照片：口内（图20）

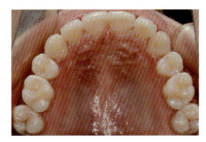
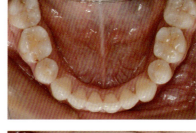
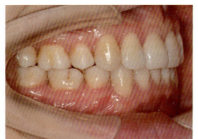
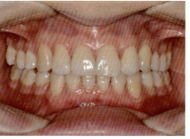
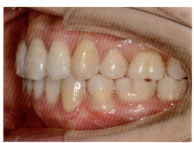

图20 治疗后口内照

治疗后模型（图21）

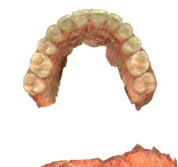
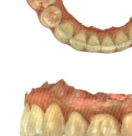
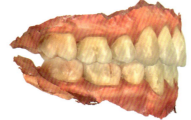
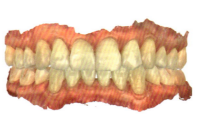

图21 治疗后牙列口扫模型

病例总结及病例自我评价
Summary of case and self–evaluation

这是一个中度拥挤拔牙病例，属于中等难度。在治疗设计上，上颌用G6的设计模式，下颌用G5的设计模式。主要注意前牙转矩控制和前牙垂直向控制。在前牙转矩控制上，因为该患者上下前牙直立，在ClinCheck设计上，上下切牙（以11/21为例）各加了14° 根舌向转矩。第一次矫治结束时，下前牙偏舌倾，微调时下切牙（以31/41为例）又加了6° 根舌向转矩。在垂直向控制上，因为该患者初始为II度深覆𬌗，且偏低角型，在ClinCheck设计时，上前牙（以11/21为例）压低了6mm，上牙列形成摇椅弓样，下前牙压低（以31/41为例）4.4mm，整平下颌Spee曲线，前牙设计为开𬌗2~3mm。第一次矫治结束时，前牙覆𬌗仍深，微调时下前牙（以31/41为例）又设计压低2.5mm，上前牙（以11/21为例）压低1mm。

第一阶段矫治器为66副（主动矫治63副+3副过矫治），第二阶段矫治器为21副。第一阶段矫治器10天一换，矫治时间为25个月，微调的矫治器7天一换，原计划6个月戴完，因疫情影响推迟复诊，15个月结束微调。最终解决了患者的主诉问题，达到了治疗目标，牙齿排列整齐无间隙，侧貌得到良好维持，尖牙磨牙中性关系，前牙正常覆𬌗覆盖，上下中线对齐。

简要综述
Brief review

隐形矫治一开始就要设计好目标位，每一步都在向着最终的牙齿目标位移动，很少有往复移动，真正做到"以终为始"。但隐形矫治器因其材料的限制，并不能做到"所见即所得"，在垂直向、转矩等表达上有一定限度，这就需要临床医生结合临床研究数据和自己的

临床经验，在设计中加入过矫治。整个隐形矫治设计要以口颌系统的生理结构为基础、整体性矫治理念为指导思想，在目标引导下制订合理的个性化治疗计划，充分发挥隐形矫治的优越性。

而拔牙矫治前牙在内收过程中转矩会丢

失，故需对前牙的目标位置过矫治，上前牙冠根同时远中移动、整体内收，下前牙在关闭间隙时逐步增加5°~10°冠唇向转矩。关间隙过程中，因隐形矫治器材料较软，类似于在镍钛丝上关闭间隙，容易出现"过山车"效应而导致前牙覆𬌗加深，因此在垂直向上前牙往往设计为开𬌗，下牙列整平为反Spee曲，上牙列也设计成摇椅弓样。

为使治疗过程平稳进行，良好的监控必不可少，每次复诊时都要从牙颌整体角度观察要移动的牙齿是否平稳地向治疗目标靠近，发现新的问题出现后应及时处理。

具体以此病例为例说明对于拥挤拔牙病例，在设计上的主要注意事项：

1. 后牙支抗、宽度、转矩、轴倾度等设计：此病例为中度拥挤，上下前牙直立，在矫治中需要上下前牙整体内收，后牙为中度支抗。基于牙颌结构的支抗方式，从颌内支抗考虑，从三维向控制出发；因为下颌初始状态牙弓宽度正常，下后牙设计为中度支抗，以下颌第一磨牙为例，需从宽度、转矩、垂直向、抗扭转、牙轴这几个方面考虑。中度支抗下后牙需要适量前移，在前移中因为牙弓从后往前逐渐缩窄，第一磨牙的牙根需要往舌侧移动，46设计为根0.7L、冠1.0L，36设计为根2.6L、冠1.2L。在转矩设计上，下颌第一磨牙往前移动，则需加根舌向转矩；在垂直向上，下颌第一磨牙往前走，则牙齿有一定伸长（0.2E）利于后牙前移；同时为了抵抗下颌第一磨牙前移

时会往拔牙间隙倾斜和近中舌向扭转，需加一定的冠远中倾斜和抗扭转设计。

至于上颌，因为初始牙弓是偏窄的，中度支抗设计可以维护宽度。设计时，右上后牙维持矢状向位置不变，26远移2mm。磨牙矢状向移动，只是相对而已。比如本例患者，可以设计成：右上、左下、右下后牙均前移，左上后牙基本维护不动，但这样的缺点是主动分步前移上下后牙，容易造成后牙三维向失控，而且临床上比较难监控支抗效果。所以本例患者，设计成另一模式：右上、左下、右下后牙基本不动，左上后牙远移，这样牙齿移动模式会稳定些。横向上，右上后牙牙根位置不动，左上后牙因为要远中移动，牙根位置颊向移动1~1.5mm。上后牙转矩均设计为负转矩。轴倾度上后牙设计2°冠远中倾斜，以抵抗关闭间隙时反作用力使后牙近中倾斜。

2. 前牙转矩和垂直向设计：在前牙转矩控制上，因为该患者上下前牙直立，在ClinCheck设计上，上下切牙（以11/21为例）各加了14°根舌向转矩。第一次矫治结束时，下前牙偏舌倾，微调时下切牙（以31/41为例）又加了6°根舌向转矩。在垂直向控制上，因为该患者初始为Ⅱ度深覆𬌗，且偏低角型，在ClinCheck设计时，上前牙（以11/21为例）压低了6mm，上牙列形成摇椅弓样，下前牙压低（以31/41为例）4.4mm，整平下颌Spee曲线，前牙设计为开𬌗2~3mm。第一次矫治结束时，前牙覆𬌗仍深，微调时下前牙

（以31/41为例）又设计压低2.5mm，上前牙（以11/21为例）压低1mm。

综上所述，对于后牙主要是三维向的支抗控制，包括后牙的宽度、转矩、矢状向位置、轴倾度、压低或伸长、扭转；要充分考虑后牙前移时作用力与反作用力的作用。对于前牙主要考虑转矩、轴倾度和垂直向上的过矫治设计。

隐形矫治的治疗目标是数字化的，并具有可比性（治疗前和治疗后的虚拟效果），通过三维治疗方案设计，使正畸治疗过程真正具备整体性和可预见性。目标设定后，隐形矫治必须从牙齿、颌骨、颅面结构的整体出发，使其从矫治的一开始就同时朝向最终的目标位置平稳移动，避免来回移动牙齿与不必要的重复操作，通过对牙颌位置整体细微的调整，获得颜面部平衡、美观、和谐统一的整体效果。

（感谢王春阳医生的资料收集和文字整理）

参考文献

[1]张晟, 王春阳, 谢永建, 等. 无托槽隐形矫治技术治疗高角型开𬌗畸形[J]. 中华口腔医学研究杂志（电子版），2018, 12(5):305-311.

（麦理想）

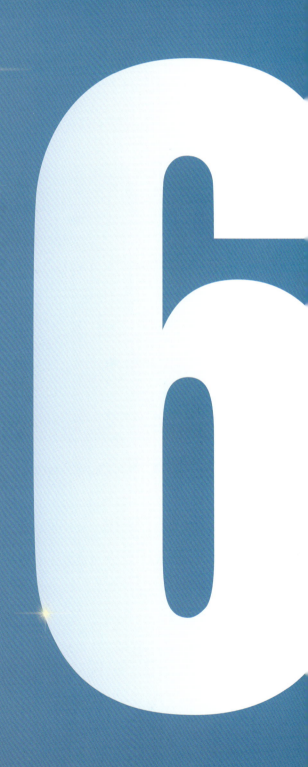

安氏 II 类不对称拔牙病例

An asymmetric extraction of Class II case treated with Invisalign

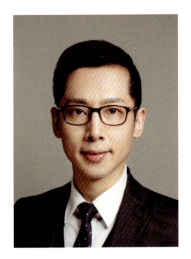

医生简介

潘晓岗

口腔临床医学博士

上海交通大学医学院附属第九人民医院口腔正畸科主任医师，硕士生导师

上海口腔医学会正畸专业委员会常务委员

隐适美大陆首例病例提交者，隐适美首批医生，首批讲师

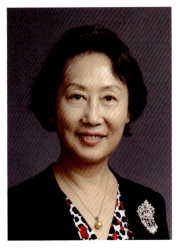

房兵

教授，博士生导师，主任医师

上海交通大学医学院附属第九人民医院口腔正畸科主任

中华口腔医学会口腔正畸专业委员会候任主任委员

中华口腔医学会口腔美学专业委员会副主任委员

美国Angle口腔正畸协会专业委员会理事

英国皇家爱丁堡牙外科学院院士（Fellowship）

病例简介

患者主诉牙列不齐，上前牙前突。检查发现：口内牙列完整，左右侧咬合均为I类咬合关系，II度深覆𬌗，II度深覆盖，下前牙区拥挤，下颌牙弓狭窄。面部软组织侧貌：下颌后缩，偏高角，软组织颏部左偏。全景片显示牙列完整，16髓腔和根管内可见高密度影，左侧下颌角较大，髁突略不对称。头颅侧位片显示，该患者上前牙唇倾，下颌后缩，下颌深Spee曲线，高角。

关键词：成人矫治，安氏II类，不对称拔牙

扫码关注后
输入jc16
观看视频

治疗前评估
Pre-treatment evaluation

患者信息

姓名	× ×
性别	女
初诊年龄/出生日期	29岁/1990年3月11日
主诉	牙列不齐，上前牙前突
病史（全身和局部，外伤、不良习惯等）	右侧上颌磨牙曾在外院接受干髓治疗，现无不适症状
其他相关病史	否认全身系统性疾病，否认药物过敏史

口外情况

矢状向	上唇前突
垂直向	高角型
横向（颧骨、下颌角、颏部对称性）	颧骨对称，左侧下颌角偏大，颏部左偏
软组织特征（唇厚度、唇突度等）	唇部厚度略厚，唇部前突
微笑（上前牙暴露量、低位、中位、高位、笑弧等）	微笑时上前牙暴露量接近100%，属于中位，上颌中切牙位置较低
放松状态及微笑时口角高低情况	左侧口角略高

口内情况

上颌拥挤度/间隙（mm）	上颌中度拥挤
下颌拥挤度/间隙（mm）	下颌中度拥挤
切牙关系	切牙为II类关系
前牙覆盖（mm）	2
前牙覆𬌗（mm）	II度深覆𬌗
后牙覆盖（mm）	2
后牙覆𬌗（mm）	1
中线（和面中线关系）	上中线相对面中线左偏3mm
左侧咬合关系（磨牙）	I类

左侧咬合关系（尖牙）	Ⅰ类
右侧咬合关系（磨牙）	Ⅰ类
右侧咬合关系（尖牙）	Ⅱ类
锁𬌗（异位、扭转等）	15、45锁𬌗，12、11、21、22、43扭转
其他口内情况（畸形舌尖舌窝、过小牙等）	无
Bolton分析（3-3）	84.62%
Bolton分析（6-6）	95.37%
牙齿情况（氟斑牙、釉质发育不全等）	无
𬌗平面（是否有倾斜）	无

一般影像学检查

骨性检查（关节形态初步评估，升支、体部是否对称等，生长发育评估）	关节形态正常，升支对称，体部右侧比左侧略长，生长发育结束
牙齿异常（缺失牙、多生牙、牙根长短异常等）	无
预后较差的牙齿（根管治疗后，龋坏面积大、釉质发育不全等）	16干髓治疗后，牙冠2/3为充填体
TMJ	张口度未见异常，无压痛，未及弹响
其他影像学发现（气道、腺样体、扁桃体等）	未见异常

治疗前照片：口外（图1）

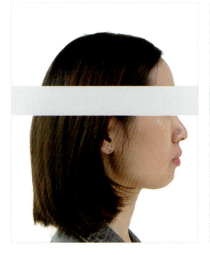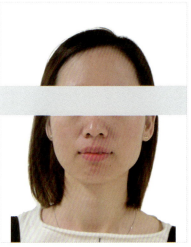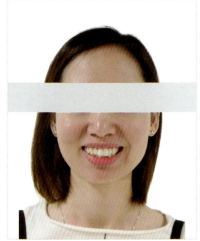

图1 治疗前口外照

治疗前照片：口内（图2）

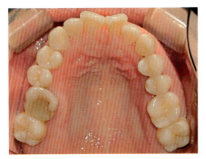
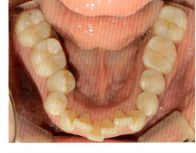
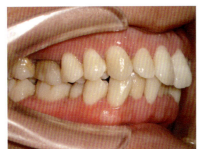
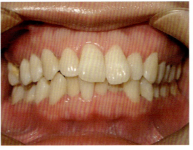
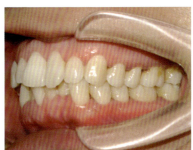

图2　治疗前口内照

治疗前模型（图3）

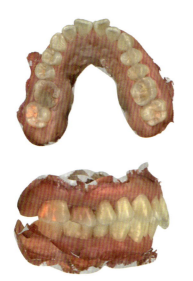
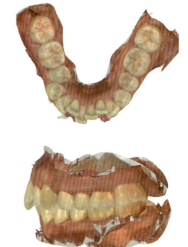
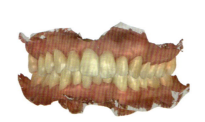

图3　治疗前牙列口扫模型

治疗前X线片（图4和图5）

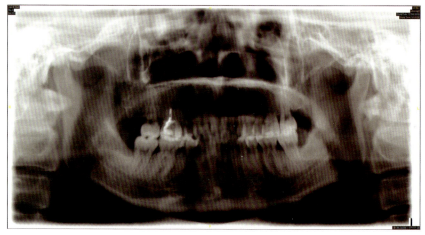

图4　治疗前全景片：16牙髓治疗，牙冠大部分充填材料

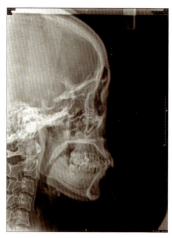

图5　治疗前头颅侧位片

治疗前头影测量描记图（图6）

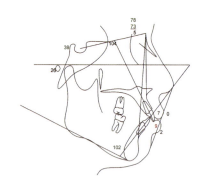

图6　治疗前头影测量描记图

治疗前头影测量分析

测量项目	治疗前	标准值
SNA (°)	77.73	82.0
SNB (°)	72.96	77.7
SN-MP (°)	39.06	32.9
FMA (MP-FH) (°)	26.18	27.87
ANB (°)	4.77	4.0
U1-NA (mm)	6.66	4.3
U1-SN (°)	103.88	103.8
L1-NB (mm)	9.41	4.0
L1-MP (°)	102.36	95.0
LL-EP (mm)	2.46	2.0
UL-EP (mm)	-0.13	1.0

治疗前头影测量数据解读

1. SNA角偏小：上颌基骨略发育不足。

2. SNB角偏小：下颌骨略发育不足。

3. SN-MP角偏大：相对于颅底平面下颌平面角偏大，尽管MP-FH并不大，结合患者侧貌面型，该患者为高角。

4. L1-NB距偏大：下切牙唇倾。

诊断

1. 安氏Ⅰ类。

2. 骨性Ⅱ类。

3. 中度拥挤。

问题列表

1. 患者牙列不齐，中度拥挤，Ⅱ度深覆𬌗，Ⅱ度深覆盖，上中线相对于面中线左偏3mm，15、45为锁𬌗。

2. 下颌存在深Spee曲线。

3. 软组织颏部左偏，右侧下颌体略长。

4. 16接受过干髓治疗，远中邻𬌗面可见大面积充填体。

治疗计划

矫治器	隐适美（Invisalign Full，G6e）
拔牙牙位	14、41
支抗选择	上颌为右侧中等强度支抗，其余象限为强支抗
治疗设计：横向考虑	上颌牙列中线向面中线右侧移动3mm，解除15、45锁殆状态，解除下颌前磨牙区狭窄
治疗设计：矢状向考虑	上颌中切牙内收4mm，下颌中切牙内收2mm，下颌后牙远中直立
治疗设计：垂直向考虑	下颌前牙压入2mm，下颌后牙压入1mm
其他设计要点	上颌后牙区增加远中轴倾，远中尖压入，防止右侧磨牙近移过程中近中倾斜
如有几个方案请都列出，列出利弊，解释选择最终方案的理由	
保持	

治疗进程

治疗时长	25个月
矫治器更换频率/复诊频率	每10天更换1副矫治器，每隔8周复诊
重启/精调次数	1次
保持时长	12个月

ClinCheck方案设计（图7）

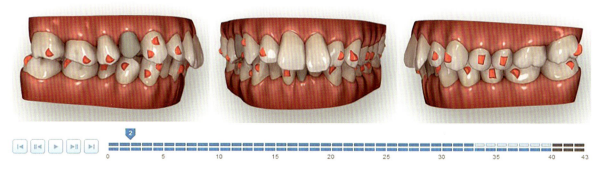

图7　ClinCheck方案设计

牙齿移动量（图8～图11）

上颌　下颌	1.8	1.7	1.6	1.5	1.4	1.3	1.2	1.1	2.1	2.2	2.3	2.4	2.5	2.6	2.7	2.8	最后一步
伸长(E)/压低(I), mm		1.7 I	0.4 I	0.1 E		0.6 I	0.5 I	2.0 I	2.4 I	0.6 I	0.6 I	0.4 I	0	0	0.4 I		爱齐公司
整体移动(B)/舌侧(L), mm		2.2 L	0.3 L	2.6 L		1.6 L	1.2 L	0.9 L	0.7 L	0	0.2 B	0.3 B	0.5 B	0.2 L	1.4 L		医生
整体移动 近中(M)/远中(D), mm		1.4 M	2.2 M	2.6 M		3.8 D	3.5 D	2.2 D	1.8 M	0.3 M	0.3 M	0.1 D	0.1 D	0	0.6 D		差异
扭转(M)/远中(D)		0.1°D	0.2°M	5.7°M		11.5°M	26.0°D	27.7°D	20.7°D	7.6°D	12.5°M	11.6°M	6.0°M	4.6°D	7.7°D		牙齿基底部
轴倾度(M)/远中(D)		6.1°D	3.6°D	7.7°D		3.4°D	9.9°D	5.5°D	5.7°M	2.9°D	6.7°M	1.2°M	3.9°D	1.0°D	2.0°D		冠
倾斜度 唇侧(B)/舌侧(L)		9.0°L	5.9°B	8.4°L		2.5°L	2.6°L	2.2°B	1.1°B	4.4°B	1.7°B	6.1°B	6.2°B	1.6°L	7.2°L		牙根

图8　上颌牙冠移动量

上颌　下颌	1.8	1.7	1.6	1.5	1.4	1.3	1.2	1.1	2.1	2.2	2.3	2.4	2.5	2.6	2.7	2.8	最后一步
伸长(E)/压低(I), mm		1.7 I	0.4 I	0.1 E		0.6 I	0.5 I	2.0 I	2.4 I	0.6 I	0.6 I	0.4 I	0	0	0.4 I		爱齐公司
整体移动(B)/舌侧(L), mm		0.3 B	2.1 L	0.1 L		0.8 L	0.4 L	1.6 L	1.0 L	1.4 L	0.5 L	1.5 L	1.5 L	0.3 B	0.6 B		医生
整体移动 近中(M)/远中(D), mm		3.0 M	3.2 M	4.9 M		2.5 D	0.4 D	0.6 D	0	1.2 M	2.4 D	0.5 D	1.1 M	0.3 M	0		差异
扭转(M)/远中(D)		0.1°D	0.2°M	5.7°M		11.5°M	26.0°D	27.7°D	20.7°D	7.6°D	12.5°M	11.6°M	6.0°M	4.6°D	7.7°D		牙齿基底部
轴倾度(M)/远中(D)		6.1°M	3.6°M	7.7°M		3.4°M	9.9°M	5.5°M	5.7°D	2.9°M	6.7°D	1.2°D	3.9°M	1.0°M	2.0°M		冠
倾斜度 唇侧(B)/舌侧(L)		9.0°B	5.9°L	8.4°B		2.5°B	2.6°B	2.2°L	1.1°L	4.4°L	1.7°L	6.1°L	6.2°L	1.6°B	7.2°B		牙根

图9　上颌牙根移动量

上颌　下颌	4.8	4.7	4.6	4.5	4.4	4.3	4.2	4.1	3.1	3.2	3.3	3.4	3.5	3.6	3.7	3.8	最后一步
伸长(E)/压低(I), mm		0.4 E	0.4 I	1.4 I	0.2 I	1.2 I	2.5 I	1.6 I		2.5 I	0.9 I	0.1 E	0.4 I	0.3 I	0.1 E		爱齐公司
整体移动(B)/舌侧(L), mm		1.7 L	0.5 B	3.1 B	1.2 L	2.3 B	3.4 B	1.3 B		4.6 B	1.9 B	1.0 B	0.8 B	0.2 B	1.6 L		医生
整体移动 近中(M)/远中(D), mm		0.1 D	0.4 M	0.5 M	2.0 M	2.4 M	2.9 M	4.2 M		0	0.6 D	0	0.2 M	0.1 M	0.1 D		牙齿基底部
扭转(M)/远中(D)		7.7°D	6.0°D	9.6°M	26.1°M	21.6°M	13.7°M	11.7°M		9.6°D	8.6°M	3.4°M	8.5°D	6.5°D	10.9°D		冠
轴倾度(M)/远中(D)		0.7°M	2.5°D	11.7°D	6.8°D	6.6°D	3.6°M	5.0°M		4.6°M	5.9°D	9.4°D	6.0°D	0.5°M	1.9°M		牙根
倾斜度 唇侧(B)/舌侧(L)		8.0°L	1.5°L	21.0°B	2.4°L	4.8°L	2.2°L	13.2°L		6.2°B	4.6°L	0.6°L	2.5°B	6.1°L	5.9°L		牙根

图10　下颌牙冠移动量

上颌　下颌	4.8	4.7	4.6	4.5	4.4	4.3	4.2	4.1	3.1	3.2	3.3	3.4	3.5	3.6	3.7	3.8	最后一步
伸长(E)/压低(I), mm		0.4 E	0.4 I	1.4 I	0.2 I	1.2 I	2.5 I	1.6 I		2.5 I	0.9 I	0.1 E	0.4 I	0.3 I	0.1 E		医生
整体移动(B)/舌侧(L), mm		0.6 B	0.9 B	3.5 L	0.4 L	2.3 B	2.7 B	8.1 B		2.8 B	3.6 B	1.2 B	0	2.0 B	0		差异
整体移动 近中(M)/远中(D), mm		0.3 D	1.1 M	3.9 M	4.1 M	4.9 M	1.8 M	2.8 M		1.4 D	1.5 M	2.9 M	2.1 M	0	0.6 D		牙齿基底部
扭转(M)/远中(D)		7.7°D	6.0°D	9.8°M	26.1°M	21.6°M	13.7°M	11.7°M		9.6°D	8.6°M	3.4°M	8.5°D	6.5°D	10.9°D		冠
轴倾度(M)/远中(D)		0.7°D	2.5°M	11.7°M	6.8°M	6.6°M	3.6°D	5.0°D		4.6°D	5.9°M	9.4°M	6.0°M	0.5°D	1.9°D		牙根
倾斜度 唇侧(B)/舌侧(L)		8.0°B	1.5°B	21.0°L	2.4°B	4.9°B	2.2°L	13.2°L		6.2°L	4.6°B	0.6°B	2.5°L	6.1°B	5.9°B		牙根

图11　下颌牙根移动量

牙齿移动分步（图12）

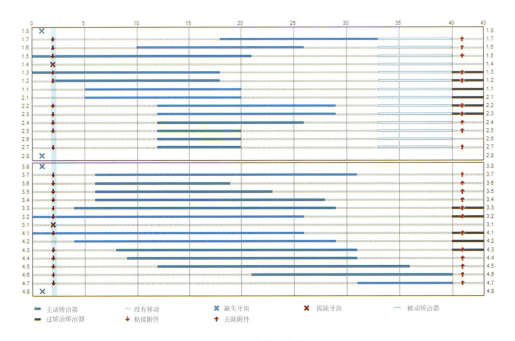

图12　牙齿移动分步

治疗过程
Treatment

第一阶段矫治结束（图13~图16）

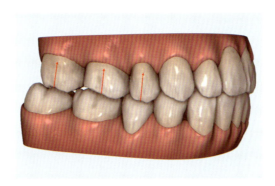

图13　上颌后牙受力方向示意图

上颌	下颌		1.8	1.7	1.6	1.5	1.4	1.3	1.2	1.1	2.1	2.2	2.3	2.4	2.5	2.6	2.7	2.8	最后一步
伸长(**E**)/压低(**I**), mm			1.7 I	0.4 I	0.1 E			0.6 I	0.5 I	2.0 I	2.4 I	0.6 I	0.6 I	0.4 I	0	0	0.4 I		爱齐公司
整体移动(**B**)/舌侧(**L**), mm			2.2 L	0.3 L	2.6 L			1.8 L	1.2 L	0.9 L	0.7 L	0	0.2 B	0.3 B	0.5 B	0.2 L	1.4 L		医生
整体移动 近中(**M**)/远中(**D**), mm			1.4 M	2.2 M	2.6 M			3.8 D	3.5 D	2.2 D	1.8 M	0.3 M	0.3 M	0.1 D	0.1 D	0	0.6 D		差异
扭转(**M**)/远中(**D**)			0.1°D	0.2°M	5.7°M			11.5°M	26.0°D	27.7°D	20.7°D	7.6°D	12.5°M	11.6°M	6.0°M	4.6°D	7.7°D		牙齿基底部
轴倾度(**M**)/远中(**D**)			6.1°D	3.6°D	7.7°D			3.4°D	9.9°D	5.5°D	5.7°M	2.9°D	6.7°M	1.2°M	3.9°D	1.0°D	2.0°D		冠
倾斜度 唇侧(**B**)/舌侧(**L**)			9.0°L	5.9°B	8.4°L			2.5°L	2.6°L	2.2°B	1.1°B	4.4°B	1.7°B	6.1°B	6.2°B	1.6°L	7.2°L		牙根

图14　上颌牙冠牙移动量

由于右侧上颌后牙需要近中移动关闭间隙，并且建立完全远中的尖窝咬合关系。右侧后牙近移使用了隐适美G6e套件，并且增加了第二前磨牙、第一磨牙及第二磨牙的远中向倾斜及压入，对抗其近中倾斜及逆时针旋转趋势。

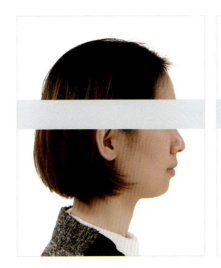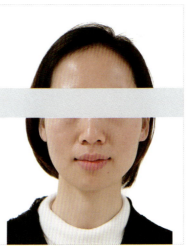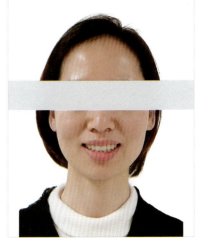

图15　第一阶段口外照

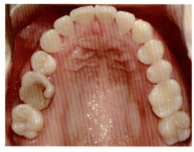
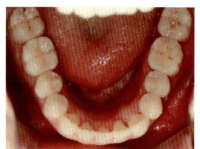
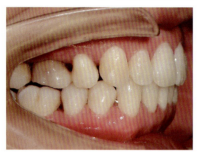
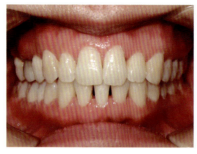
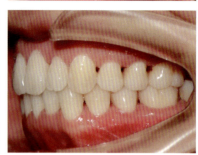

图16　第一阶段口内照

1. 在矫治开始的早期，右侧上颌后牙增加远中轴倾作为备抗，在调整中线的过程中，后牙向近中移动时不会出现明显的支抗丧失。

2. 上颌前牙内收过程中，注意保持原有转矩平移内收，谨防出现"过山车"效应。

3. 多颗牙齿同时移动，可以有效缩短矫治时间，提高矫治效率。

4. 由于16需要后期进行冠修复，增加了第一磨牙的压入量。创造足够的颌间空间便于后期的冠修复。

第一阶段结束ClinCheck方案设计（图17）

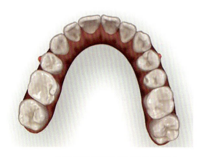
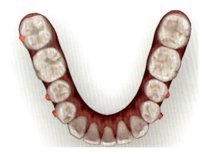
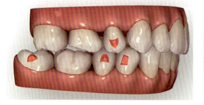
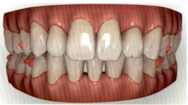
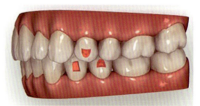

图17　第一阶段结束ClinCheck方案设计

治疗后X线片（图18和图19）

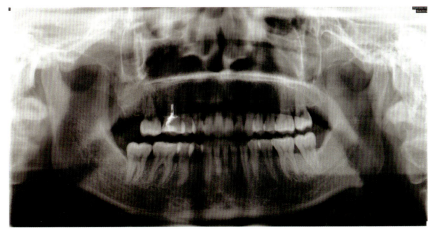

图18　治疗后全景片

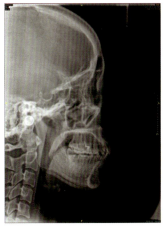

图19　治疗后头颅侧位片

治疗后头影测量描记图（图20）

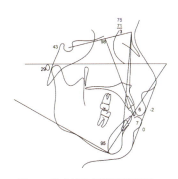

图20　治疗后头影测量描记图

治疗后头影测量分析

测量项目	治疗前	治疗后	标准值
SNA（°）	77.73	74.56	82.0
SNB（°）	72.96	71.30	77.7
SN-MP（°）	39.06	42.56	32.9
FMA (MP-FH)（°）	26.18	29.11	27.87
ANB（°）	4.77	3.26	4.0
U1-NA (mm)	6.66	5.62	4.3
U1-SN（°）	103.88	97.63	103.8
L1-NB (mm)	9.41	7.46	4.0
L1-MP（°）	102.36	95.35	95.0
LL-EP (mm)	2.46	-0.01	2.0
UL-EP (mm)	-0.13	-1.98	1.0

头影重叠（图21～图23）

治疗前（T0）：黑色

治疗后（T1）：红色

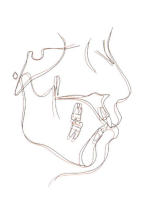

图21　治疗后整体头影重叠

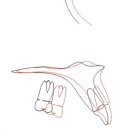

图22　治疗后上颌重叠

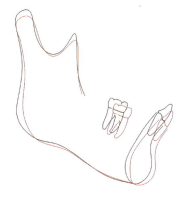

图23　治疗后下颌重叠

治疗后评估
Post-treatment evaluation

治疗后照片：口外（图24）

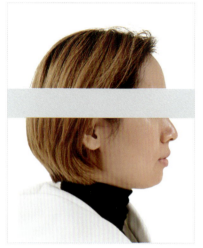
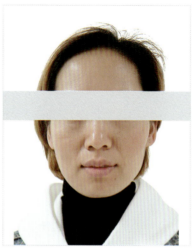
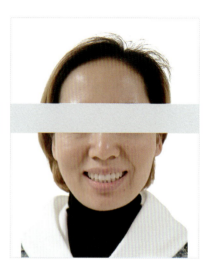

图24 治疗后口外照

治疗后照片：口内（图25）

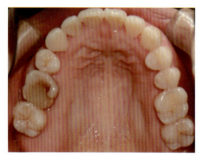
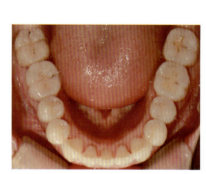
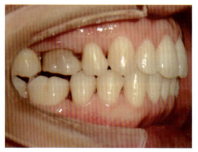
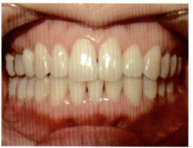
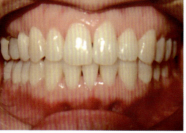

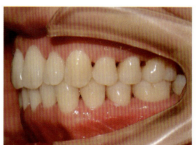

图25 治疗后口内照

治疗后模型（图26）

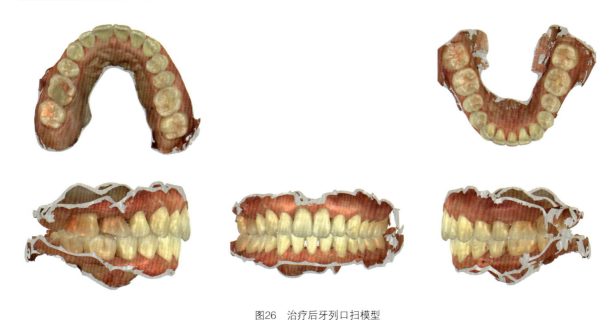

图26 治疗后牙列口扫模型

病例总结及病例自我评价
Summary of case and self–evaluation

治疗计划的制订：由于该患者上颌存在中线偏斜和切牙的前突，应首选拔牙矫治，单侧拔牙有利于中线的纠正和内收前牙。尽管右侧拔除前磨牙会有较多的磨牙前移量，如果选择单侧推磨牙远移，早期可能会加重中线偏斜和前突，增加疗程。单侧拔除前磨牙可以较快排齐前牙纠正中线，治疗早期就可以取得明显的效果。下颌拥挤主要集中在下前牙，下颌前磨牙区牙弓狭窄，同时存在Bolton比不调。因此，选择拔除下颌切牙。下颌切牙的拔除可以有效解除前牙区拥挤，快速排齐下前牙。由于保留了前磨牙，有利于前磨牙区扩弓，改善牙弓形态。

目标位的设计：由于右侧上颌后牙有较多的前移，在方案设计中触发G6e套件，同时需要在前移的磨牙及前磨牙设计代偿，设计第二前磨牙、第一磨牙及第二磨牙远中向倾斜及第二磨牙和第一磨牙的远中尖压入。右侧第一磨牙龋损较大，为后期修复创造颌间距离，需要增加该牙的压入量。由于拔除下切牙属于高度可预测的矫治器方案，下颌目标位不需要做较大的代偿。

分步设计：由于上颌单侧拔牙获得间隙，顺次移动尖牙和切牙，顺次移动第二前磨牙。

下颌在拥挤集中区域拔牙获得间隙，顺次移动拔牙间隙两侧的切牙缩小拔牙间隙，同步扩弓。由于分步设计中，相向移动和同步移动较多，因此矫治过程效率较高，矫治器数量得到有效控制。

间隙的获得：由于该患者上前牙中线偏斜和个别切牙前突，单侧拔牙可以有效及高效纠正偏斜和前突。邻面减径可能会造成前牙牙冠宽度不对称，也影响牙冠形态。推磨牙远中获得间隙的方法是一种矫治器往复扩张和收缩，

对纠正中线和前突效率低，而且依赖患者配合。如果患者依从性不佳，会使原有的畸形加重，导致患者体验不良，增加治疗风险。

治疗小结：治疗过程中只需患者配合戴矫治器，没有辅助牵引，该患者配合良好。第一次矫治结束基本达到矫治目标，尖牙远中存在少量间隙，以及出现下前牙"黑三角"。使用附加矫治器关闭间隙，下前牙增加邻面减径减小"黑三角"。通过G6e套件的使用及目标位适当代偿可以获得需要的牙移动效果。

简要综述
Brief review

隐形矫治上颌中线的纠正，对于超过2mm并且伴有拥挤和前突的中线问题，建议通过单侧不对称拔牙解决。单侧拔牙可以使偏斜区对侧迅速获得牙移动间隙，可以较快地使中线得到纠正，同时可以内收前牙，治疗效果明显。如果使用不拔牙推磨牙远中的方式获得间隙，偏斜对侧通过矫治器扩张获得间隙，可能加重原有的偏斜，治疗效果不佳，疗程较长，矫治器效果不确定，不建议通过推磨牙远中方式获得间隙。

隐形矫治对横向的控制需要区分牙性和骨性牙弓狭窄。对存在牙冠舌倾的情况，可以

通过牙齿的直立获得扩弓的效果。对已经存在牙冠颊向倾斜代偿，隐形矫治器的扩弓效果不佳，需要通过扩弓器等辅助手段增加牙齿整体移动及骨性扩弓的效果。

隐形矫治拔牙病例的矢状向控制主要是前牙转矩和后牙支抗。当后牙位中度或者弱支抗时，后牙的近中移动需要防止其近中倾斜、整个牙齿的旋转。在矫治器设计中，需要加入抵抗后牙近中倾斜和旋转的力矩。为补偿前牙内收过程中转矩的丢失，以及后牙的良好咬合关系，需要在矫治器设计时，使整个牙列形成凹向上的牙合曲线。如果需要后牙强支抗，在治疗

的始终保持后牙应有的补偿曲线，同时控制后牙伸长。

拔牙病例的垂直向控制是保持或改善患者面部比例的关键。隐形矫治器由于是包裹式全牙列覆盖的矫治器，有利于控制后牙的伸长。拔牙病例在内收前牙的过程中，容易形成弓形效应导致前牙舌倾、后牙近中倾斜，下颌Spee曲线加深。为避免弓形效应产生的副作用，需要在矫治器设计中设计后牙的压入，上颌后牙远中向倾斜及下颌后牙的直立。

拔牙病例的分步设计，强支抗的情况：

尽可能不要散开后牙，保持后牙整体性，前牙内收过程中磨牙或有少量近移。弱支抗或中等支抗才设计后牙分步近移。纠正中线设计前后牙相对移动的"M"形分步，下颌切牙拔除也设计拔牙间隙两侧切牙相对移动的"M"形分步，可以获得高效的牙齿移动。

拔牙病例附件的使用：尽可能保留系统给出的套件，G6e套件对于中等支抗和弱支抗可以减少磨牙的近中倾斜。对于2mm以上的较大的磨牙近移，尤其需要增加后牙远中向倾斜和适当的压入，获得良好的磨牙咬合关系。

参考文献

[1]王诗哲, 潘晓岗, 周可拓. 拔牙病例隐形矫治器设计的有限元分析[J].上海口腔医学, 2019, 28(03):264–267.
[2]潘晓岗. 透明矫治器的减数正畸治疗[J]. 口腔医学, 2019, 39(11):978–981.
[3]段银钟, 张菊菊, 李石. 拔除下切牙正畸矫治的临床研究[J]. 实用口腔医学杂志, 2007, (02):73–75.
[4]赖文莉. 浅谈无托槽隐形矫治技术减数矫治的临床体会[J]. 中华口腔医学杂志, 2017, 52(9):534–537.
[5]口腔正畸无托槽隐形矫治技术指南征求意见稿, 中国口腔医学会, 2020.

（潘晓岗，房兵）

安氏 I 类伴重度
牙列拥挤病例

Class I malocclusion
with severe crowding

17

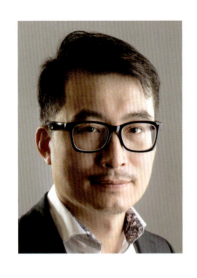

医生简介

张箭球

台北医学大学齿颚矫正学硕士

台湾无托槽隐形矫治协会[Taiwan Association of Aligner Orthodontics（TAAO）]创始人，前任会长

《Journal of Aligner Orthodontics》编委会成员，审稿专家

台湾齿颚矫正协会理事会成员及专科会员

病例简介

安氏I类咬合异常合并牙列拥挤的患者，通常会采取拔除第一前磨牙的方式快速获得间隙。此例患者由于下颌第二前磨牙有根管治疗及牙根发育不足，因此下颌采用对称拔除第二前磨牙的方式获得间隙。

隐形矫治拔牙病例中，很多医生都认为第一前磨牙拔除比第二前磨牙拔除在磨牙近中向控根更不容易把控，特别是下颌。本病例在拔除上颌第一前磨牙及下颌第二前磨牙之后使用无托槽隐形矫治技术，在数字化方案模拟中采取同步移动，同时间有效率地移动所有牙齿。在第一阶段29副矫治器治疗后就达到牙列整齐的效果。之后进行两轮的精调，让后牙咬合达到理想的尖窝交错关系，覆𬌗覆盖正常，中线协调关系。

本文针对拔牙病例探讨矫治力学设计及牙根转矩，以及优化附件与垂直矩形附件在拔牙间隙关闭过程的力学差异做深入的探讨。

关键词：牙列拥挤，弓外牙，中度支抗

扫码关注后
输入jc17
观看视频

治疗前评估
Pre–treatment evaluation

患者信息

姓名	× ×
性别	男
初诊年龄/出生日期	21岁/1996年6月
主诉	牙列拥挤，上颌尖牙外突
病史（全身和局部，外伤、不良习惯等）	无不良口腔习惯，无外伤史
其他相关病史	无家族遗传史，无慢性疾病、药物过敏、系统性疾病

口外情况

矢状向	直面型，鼻唇角正常
垂直向	下颌面高正常
横向（颧骨、下颌角、颏部对称性）	对称性在正常范围内
软组织特征（唇厚度、唇突度等）	正常，上下唇切齐E线
微笑（上前牙暴露量、低位、中位、高位、笑弧等）	上前牙中位微笑，无露龈微笑
放松状态及微笑时口角高低情况	左右略不对称，微笑时左侧口角略高

口内情况

上颌拥挤度/间隙（mm）	16
下颌拥挤度/间隙（mm）	14
切牙关系	I类
前牙覆盖（mm）	1.6
前牙覆𬌗（mm）	2.9
后牙覆盖（mm）	1
后牙覆𬌗（mm）	1
中线（和面中线关系）	上中线对齐面中线，下中线偏右约2.5mm
左侧咬合关系（磨牙）	II类

左侧咬合关系（尖牙）	Ⅰ类
右侧咬合关系（磨牙）	Ⅰ类
右侧咬合关系（尖牙）	Ⅱ类
锁𬌗（异位、扭转等）	无
其他口内情况（畸形舌尖舌窝、过小牙等）	35做过牙髓治疗，45早期牙髓坏死导致牙根发育偏短
Bolton分析（3–3）	84%
Bolton分析（6–6）	109%
牙齿情况（氟斑牙、釉质发育不全等）	牙齿正常
𬌗平面（是否有倾斜）	咬合平面无倾斜

一般影像学检查

骨性检查（关节形态初步评估，升支、体部是否对称等，生长发育评估）	双侧髁突形态正常，下颌升支，体部发育对称，无生长发育潜力
牙齿异常（缺失牙、多生牙、牙根长短异常等）	正常，38前倾阻生牙
预后较差的牙齿（根管治疗后，龋坏面积大、釉质发育不全等）	35牙已根管治疗，45牙髓坏死、牙根发育偏短
TMJ	双侧髁突形态大致接近，双侧耳屏前无压痛、无弹响，开口、闭口皆正常
其他影像学发现（气道、腺样体、扁桃体等）	两侧鼻中隔略弯曲，两侧鼻甲增厚

治疗前照片：口外（图1）

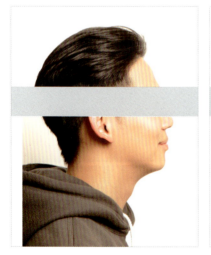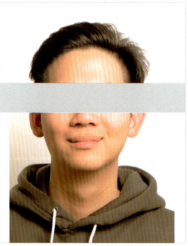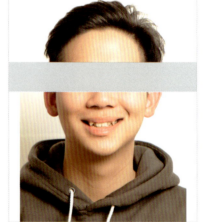

图1　治疗前口外照

治疗前照片：口内（图2）

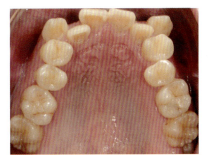 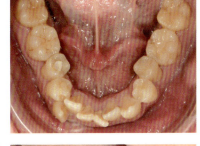

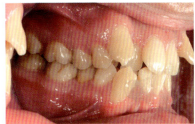 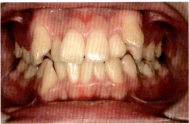 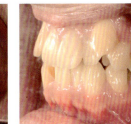

图2　治疗前口内照

治疗前模型（图3）

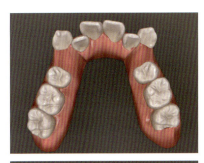 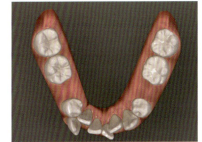

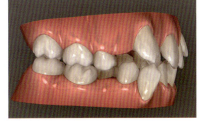 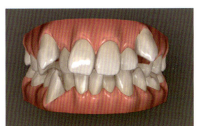 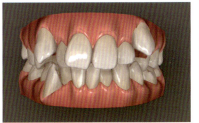 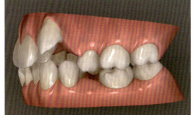

图3　治疗前正面及两侧咬合的口内扫描模型

治疗前X线片（图4和图5）

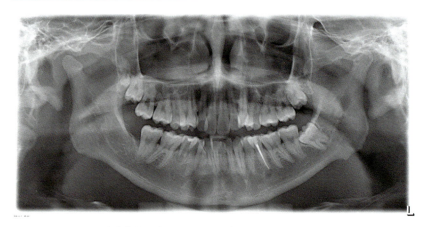

图4　治疗前全景片显示45牙根发育不良，35已完成根管治疗

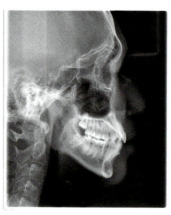

图5　治疗前头颅侧位片

治疗前头影测量描记图（图6）

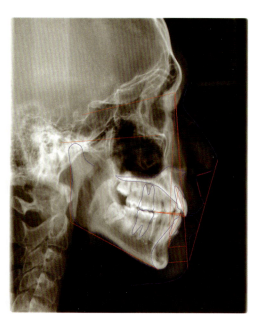

图6　治疗前头影测量描记图

治疗前头影测量数据解读

1. ANB=5.74°，APDI=75.01°，Wits值=3.46mm，显示骨性Ⅱ类。

2. FMA=31.8°表示患者脸型属于高角面型（Hyperdivergent Facial Pattern）。

3. U1–FH=107.62°，U1–SN=98.86°，

治疗前头影测量分析

测量项目	治疗前	标准值	标准差
SNA（°）	80.14	81.77	6.0
SNB（°）	74.40	80.42	5.3
ANB（°）	5.74	2.05	1.8
Bjork sun（°）	400.57	393.97	3.7
FMA（°）	31.80	26.78	3.0
Gonial angle（°）	119.31	122.38	4.9
APDI（°）	75.01	85.98	4.0
ODI（°）	72.17	73.35	5.9
Combination factor（°）	147.18	159.33	7.1
A-NP (FH) (mm)	-1.05	1.1	2.7
B-NP (FH) (mm)	-11.40	-3.5	2.0
Pog-NP (FH) (mm)	-11.44	-0.3	2.5
FH-AB（°）	75.52	81.0	3.0
A-B-mandibular plane（°）	72.68	69.3	2.5
Wits (mm)	3.46	-2.24	0.3
Overjet (mm)	3.15	2.0	2.0
Overbite (mm)	1.00	2.0	2.0
U1-FH（°）	107.62	116.52	6.0
U1-SN（°）	98.86	109.31	6.0
U1-UOP（°）	61.42	55.0	4.0
IMPA（°）	92.24	90.2	3.4
L1-LOP（°）	64.18	66.0	5.0
Interincisal angle（°）	128.34	128	5.3
Cant of occlusal plane（°）	9.69	9.3	3.8
U1-NA (mm)	3.24	4.0	3.0
U1-NA（°）	18.72	22.0	5.0
U1-NB (mm)	7.79	4.0	2.0
U1-NB（°）	27.21	25.0	5.0
Upper incisal display (mm)	1.44	3.0	1.5
UL-EP (mm)	-1.40	0	2.0
LL-EP (mm)	0.18	0	2.0
Nasolabial angle（°）	91.75	95.0	5.0

显示上颌切牙内倾。

4. IMPA=92.24°，显示下颌切牙角度略向外倾但是在正常范围内。

5. 上下唇位置跟E线切齐，侧面嘴型正常良好，患者不希望有太多改变。

诊断

1. 牙性：安氏I类。

2. 骨性：II类，略偏向垂直生长型。

问题列表

1. 前牙区重度牙列拥挤，上颌拥挤度16mm，下颌拥挤度14mm，空间严重不足。

2. 上颌切牙角度正常，正面观显示切牙轴向右倾斜5°。

3. 上下牙弓宽度略狭窄，属于方形牙弓形态。

4. 侧貌外观正常，下颌骨略后缩，垂直骨面型。

5. 正面观：左右脸型对称，微笑时两侧嘴角高低不对称。

6. 上颌切牙中线与颜面中线一致，下颌切牙中线偏右2mm。

7. 35根管治疗完成，45牙根发育不足、偏短。

治疗计划

矫治器	隐适美（Invisalign）
拔牙牙位	14、24、35、45
支抗选择	上颌强支抗，下颌中度支抗
治疗设计：横向考虑	扩弓2mm，同时从方形牙弓改变为卵圆形牙弓
治疗设计：矢状向考虑	维持侧貌脸型及上下唇位置
治疗设计：垂直向考虑	尽量维持现有垂直高度
其他设计要点	1. 上颌后牙设计强支抗希望用14、24拔牙间隙留给13、23消除拥挤 2. 13、23采用优化附件，希望产生足够的转矩减少出现Tipping失控 3. 上颌后牙区采用G6最大支抗优化附件，希望产生强支抗效果 4. 43、44初始冠向近中倾斜，所以并不担心冠往远中倾斜，但是33、34则需要优化控根附件，希望产生更多的根向远中倾斜
如有几个方案请都列出，列出利弊，解释选择最终方案的理由	无
保持	压膜保持器或是Vivera保持器

治疗进程

治疗时长	24个月
矫治器更换频率/复诊频率	每5~7天更换1副矫治器，每隔16周复诊
重启/精调次数	2次
保持时长	12个月

牙齿移动量（上颌牙冠，上颌牙根，下颌牙冠，下颌牙根）（图7）

上颌 / 下颌	1.8	1.7	1.6	1.5	P	1.3	1.2	1.1	2.1	2.2	2.3	P	2.5	2.6	2.7	2.8	最后一步
伸长(E)/压低(I), mm	0.3I	0.1I	0.3E			1.3I	0.8E	0.7I	1.0I	1.0E	0.1I		0.3I	0	0.3I		
整体移动(B)/舌侧(L), mm	0.7L	0.6B	2.0B			2.2L	2.2B	1.0L	0.4L	0.3B	4.5L		2.8B	0.5B	0.6B		
整体移动 近中(M)/远中(D), mm	0.4D	0.1M	0.1M			5.8D	1.9D	0.4D	0.1D	0.5D	5.4D		0.5D	0.6D	0.7D		
扭转(M)/远中(D)	5.6°D	0°	8.9°M			29.4°D	20.5°D	17.7°D	6.4°M	27.1°D	36.1°D		11.5°M	0.4°D	11.4°D		
轴倾度 近中(M)/远中(D)	3.1°D	0.1°D	5.5°D			17.8°D	4.4°D	5.6°M	2.6°D	0.8°D	12.7°D		5.1°D	1.5°D	1.7°D		
倾斜度 唇侧(B)/舌侧(L)	3.8°L	2.1°B	6.1°B			9.9°L	9.9°B	4.0°B	1.3°B	1.8°B	20.7°L		6.9°B	2.4°B	1.5°B		

上颌 / 下颌	1.8	1.7	1.6	1.5	P	1.3	1.2	1.1	2.1	2.2	2.3	P	2.5	2.6	2.7	2.8	最后一步
伸长(E)/压低(I), mm	0.3I	0.1I	0.3E			1.3I	0.8E	0.7I	1.0I	1.0E	0.1I		0.3I	0	0.3I		
整体移动(B)/舌侧(L), mm	0.4B	0.3M	2.0B			1.4B	1.0L	0.3L	3.0B			0.7B	0.2L	0.2B			
整体移动 近中(M)/远中(D), mm	0.4M	0.1M	1.8M			0.8M	0.5D	2.1D	0.7M	0.2D	1.1D		1.1M	0.2D	0.2D		
扭转(M)/远中(D)	5.6°D	0°	8.9°M			29.4°D	20.5°D	17.7°D	6.4°M	27.1°D	36.1°D		11.5°M	0.4°D	11.4°D		
轴倾度 近中(M)/远中(D)	3.1°M	0.1°M	5.5°M			17.8°M	4.4°M	5.6°D	2.6°M	0.8°M	12.7°M		5.1°M	1.5°M	1.7°M		
倾斜度 唇侧(B)/舌侧(L)	3.8°B	2.1°L	6.1°L			9.9°B	9.9°L	4.0°L	1.3°L	1.8°L	20.7°B		6.9°L	2.4°L	1.5°L		

上颌 / 下颌	4.8	4.7	4.6	P	4.4	4.3	4.2	4.1	3.1	3.2	3.3	3.4	P	3.6	3.7	3.8	最后一步
伸长(E)/压低(I), mm	0.2I	0			1.4I	0.7I	0.8I	0.5I	0.5I	0.7I	1.3I	1.1I		0.2E	0.6I		
整体移动(B)/舌侧(L), mm	1.2L	1.0B			1.1B	1.2L	2.8B	0.9B	0.3B	2.3B	1.9B	0.9B		1.5B	0.1L		
整体移动 近中(M)/远中(D), mm	3.1M	3.3M			3.4D	2.7D	1.5M	1.5M	2.2D	3.3D	2.9D	2.6D		3.7M	3.9M		
扭转(M)/远中(D)	8.1°D	3.6°D			12.6°M	16.4°M	7.8°D	4.7°D	36.6°D	8.3°M	12.1°D	7.2°M		1.5°D	5.8°D		
轴倾度 近中(M)/远中(D)	0.1°M	1.9°D			8.2°D	10.1°D	2.6°M	3.1°M	1.5°D	8.7°D	0.8°D	0.5°M		1.9°D	2.4°M		
倾斜度 唇侧(B)/舌侧(L)	3.4°L	0.8°L			5.2°B	0.2°L	7.1°B	3.2°B	3.5°B	11.6°B	3.2°B	1.3°L		1.5°L	2.7°B		

上颌 / 下颌	4.8	4.7	4.6	P	4.4	4.3	4.2	4.1	3.1	3.2	3.3	3.4	P	3.6	3.7	3.8	最后一步
伸长(E)/压低(I), mm	0.2I	0			1.4I	0.7I	0.8I	0.5I	0.5I	0.7I	1.3I	1.1I		0.2E	0.6I		
整体移动(B)/舌侧(L), mm	0.2L	1.2B			0.5L	1.1L	0.7B	0	0.7L	1.2L	0.8B	1.3B		2.0B	0.9L		
整体移动 近中(M)/远中(D), mm	3.0M	3.3M			0.9D	0.9M	0.7M	0.6M	1.7D	0.8D	1.8D	2.8D		4.3M	3.2M		
扭转(M)/远中(D)	8.1°D	3.6°D			12.6°M	16.4°M	7.8°D	4.7°D	36.6°D	8.3°M	12.1°D	7.2°M		1.5°D	5.8°D		
轴倾度 近中(M)/远中(D)	0.1°D	1.9°M			8.2°M	10.1°M	2.6°D	3.1°D	1.5°M	8.7°M	0.8°M	0.5°D		1.9°M	2.4°D		
倾斜度 唇侧(B)/舌侧(L)	3.4°B	0.8°B			5.2°L	0.2°B	7.1°L	3.2°L	3.5°L	11.6°L	3.2°L	1.3°B		1.5°B	2.7°L		

图7　牙齿移动量

ClinCheck方案设计（图8）

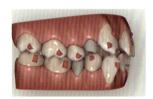 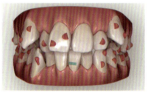 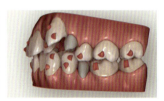

图8　ClinCheck方案设计：拔除14、24、35、45

牙齿移动分步（图9）

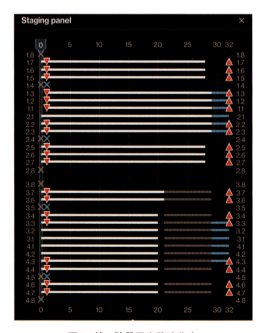

图9　第一阶段牙齿移动分步

治疗过程
Treatment

阶段关键照片、治疗中复诊的情况、临床分析和生物力学分析等

开始治疗后2个月，患者每5～7天换1副矫治器。缺牙空间快速关闭中，同时也出现后牙开𬌗（图10）。

13、23的矫治器与牙齿贴合度尚可。36、46已经开始出现近中处脱轨，这是很典型的缺少足够的反向力矩所产生的冠近中倾斜。为了让36、46产生足够的垂直向上的伸长力，分别在13、23及36、46粘舌侧扣合并II类牵引。另外，也可能是因为患者更换速度（5～7天）时间太短，根尖处与牙冠处的骨改建不一致。

本病例并没有采用所谓的"蛙跳分步"移动前牙，而是完全使用G6解决方案。所有牙齿同步移动。患者因为在国外工作无法定期回诊，但他是高度合作的患者，每5～7天换1副矫治器。患者会戴着矫治器用餐，餐后立即取下清洁。

咬合设计的部分，为了避免出现深覆𬌗，笔者也增加了前牙过矫治设计，终末位置前牙的覆𬌗0.4mm，覆盖1.6mm。同时前牙无咬合接触，希望可以减少后牙开𬌗的出现。2017年Thorsten Grunheid在《Angle Orthodontics》就指出在ClinCheck设计过矫治可以补偿矫治器治疗效率表达不足的临床状况。这个概念其实很像在方丝系统利用大角度的反Spee曲的弓丝弯制以补偿减少"过山车"效应的做法。

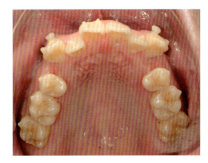
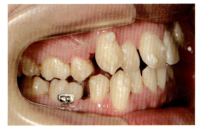
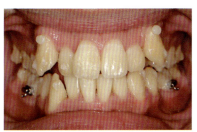
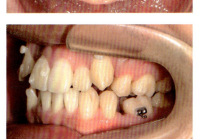

图10　开始治疗后2个月口内照

治疗第6个月（图11），之前出现的后牙开拾明显改善，13、23也进入尖牙Ⅰ类咬合关系。拔牙间隙也快速缩小，上颌缺牙间隙仅剩2mm，下颌缺牙间隙仅剩下不到0.5mm。中线位置偏移仍然有0.3mm。同时，注意到13的牙根角度比较竖直，甚至牙冠有大约5°的远中倾斜。从ClinCheck方案设计看，笔者在上颌尖牙及后牙区大量使用优化附件（图12）。只有下颌后牙使用3mm垂直矩形附件。从本病例中也看到优化附件的确是牙齿移动有效的设计。准备进入第一次精调。

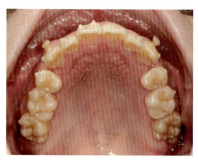
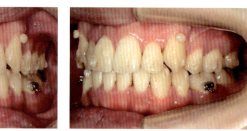
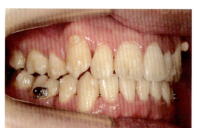
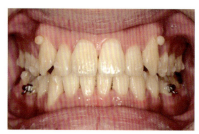
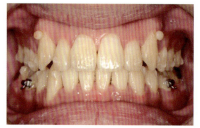

图11 开始治疗后6个月第一次精调前的口内照

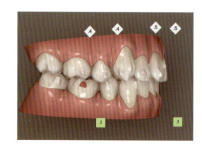
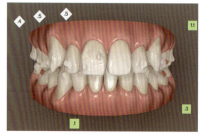
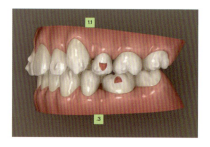

图12 开始治疗后6个月第一次精调的ClinCheck方案设计

第一次精调目标：

1. 减少前牙深覆拾。

2. 上下颌中线对齐。

3. 改善前牙的转矩及牙轴倾度。

治疗17个月后准备第二次精调（图13）。

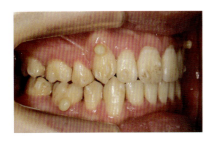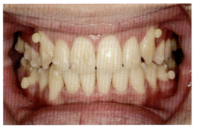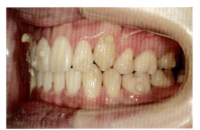

图13 开始治疗17个月后第二次精调前的侧面及正面咬合

第二次精调目标：

1. 增加后牙区的咬合尖窝接触关系。

2. 改善13、23及下颌后牙区牙根平行度（图14和图15）。

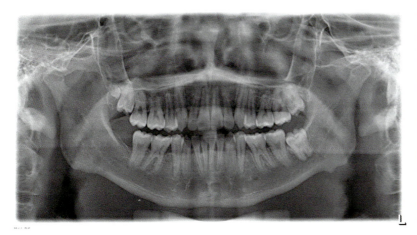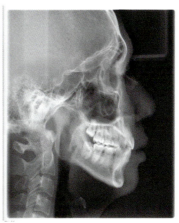

图14 第二次精调前的全景片和头颅侧位片：13、23、36、46牙根可以增加近中转矩，加强牙根平行度

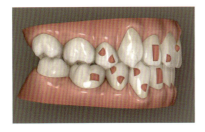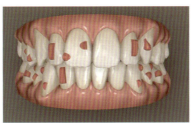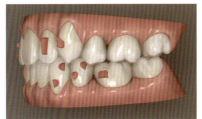

图15 第二次精调前的ClinCheck方案设计

治疗完成后侧面及正面咬合接触密合度很好，上下前牙中线也对齐完成（图16~图19）。

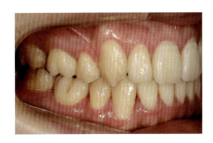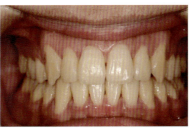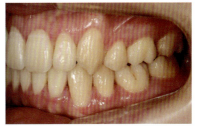

图16 治疗后口内照

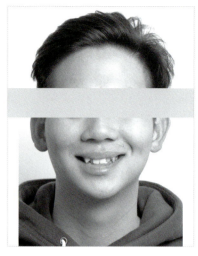

图17 治疗前正面微照

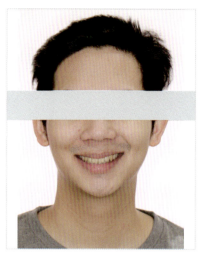

图18 治疗后正面微照

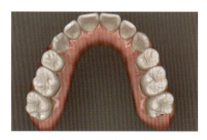
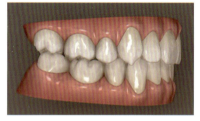
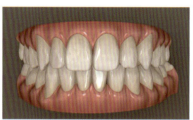
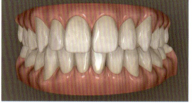
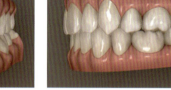

图19 治疗后口内扫描图

治疗后头颅侧位片（图20）

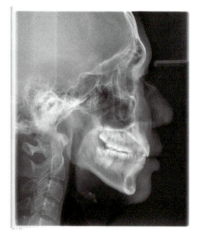

图20 治疗后头颅侧位片

治疗后头影测量分析

测量项目	治疗前	治疗后	标准值	标准差
SNA (°)	80.14	80.41	81.77	6.0
SNB (°)	74.40	74.40	80.42	5.3
ANB (°)	5.74	6.01	2.05	1.8
Bjork sun (°)	400.57	400.57	393.97	3.7
FMA (°)	31.80	31.80	26.78	3.0
Gonial angle (°)	119.31	119.31	122.38	4.9
APDI (°)	75.01	74.98	85.98	4.0
ODI (°)	72.17	72.20	73.35	5.9
Combination factor (°)	147.18	147.18	159.33	7.1
A-NP (FH) (mm)	-1.05	-0.78	1.1	2.7
B-NP (FH) (mm)	-11.40	-11.40	-3.5	2.0
Pog-NP (FH) (mm)	-11.44	-11.44	-0.3	2.5
FH-AB (°)	75.52	75.49	81.0	3.0
A-B-mandibular plane (°)	72.68	72.71	69.3	2.5
Wits (mm)	3.46	3.14	-2.24	0.3
Overjet (mm)	3.15	2.81	2.0	2.0
Overbite (mm)	1.00	1.41	2.0	2.0
U1-FH (°)	107.62	104.73	116.52	6.0
U1-SN (°)	98.86	95.97	109.31	6.0
U1-UOP (°)	61.42	63.02	55.0	4.0
IMPA (°)	92.24	90.03	90.2	3.4
L1-LOP (°)	64.18	66.15	66.0	5.0
Interincisal angle (°)	128.34	133.44	128	5.3
Cant of occlusal plane (°)	9.69	10.27	9.3	3.8
U1-NA (mm)	3.24	1.86	4.0	3.0
U1-NA (°)	18.72	15.55	22.0	5.0
U1-NB (mm)	7.79	7.18	4.0	2.0
U1-NB (°)	27.21	25.00	25.0	5.0
Upper incisal display (mm)	1.44	1.52	3.0	1.5
UL-EP (mm)	-1.40	-1.40	0	2.0
LL-EP (mm)	0.18	0.18	0	2.0
Nasolabial angle (°)	91.75	91.75	95.0	5.0

头影重叠（图21）

治疗前（T0）：黑色

治疗后（T1）：红色

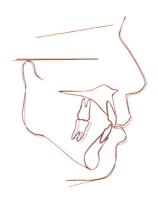

图21　头影重叠

治疗前后重叠测量显示前牙一直维持原有牙齿轴向，上颌后牙前移量约0.5mm，下颌后牙前移量约2mm，表示上颌拔牙空间几乎都用来给上尖牙排列整齐。上颌后牙几乎没有出现支抗丢失。下颌磨牙近中移动量也显示达到最大支抗。上下颌骨的垂直及前后关系保持与治疗前接近，没有变化。

治疗后评估
Post-treatment evaluation

治疗后模型

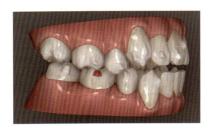 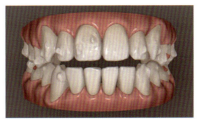 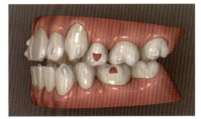

图22　第一次精调前设定的ClinCheck终末位

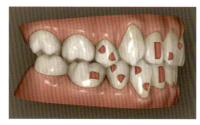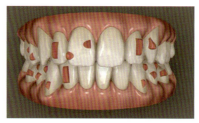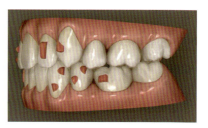

图23 第一次精调完成后的临床实际获得结果

根据前述文献研究，Thorsten Grunheid提出ClinCheck设计应该加入过矫治补偿前牙可能压低不足的状况。Barry Glaser也在他的著作《The Insider's Guide to Invisalign Treatment》中特别强调ClinCheck不是用来建构标准咬合模型，ClinCheck是一种力学设计系统软件，"它是为了日后生产出具有力学效果的隐形矫治器所发展出来的软件"。因此，

从图22和图23可以看到终末位设计的预测结果不一定需要等同于实际获得结果。

在第一次精调的数字模拟设计笔者加大了1mm反Spee曲线在上下颌排列。主要是避免及减少前牙深覆𬌗。同时，可以加重后牙咬合。在第一次精调完成之后，我们在临床上得到很稳定的治疗结果，也达成理想的治疗目标。

治疗后照片：口内（图24）

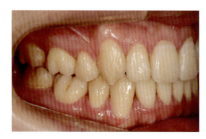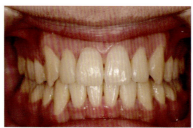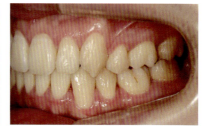

图24 治疗后口内照

病例总结及病例自我评价
Summary of case and self-evaluation

拔牙病例的矫治使用隐适美技术是属于难度比较高的挑战。但是对于重度牙列拥挤患者的拔牙矫治，使用隐适美反而是非常有效且快速的方式。

主要原因如下：

1. 隐适美矫治对于2~3颗牙齿移动的可预测性很高。在本病例中，上颌拔牙间隙关闭过程大部分都是13、23移动进入14、24的拔牙位点，其他牙齿移动不多，所以其他牙齿出现矫治器脱轨的机会变少。

2. 关于13、23牙齿移动时如何减少不必要的Tipping造成的冠远中倾斜，需增加牙根轴倾度。可参考意大利杜林大学Tommasso Castroflorio团队三维有限元分析模型的研究报告。使用II类牵引加上优化附件可以达到比较有效的Tipping控制。

3. 下颌磨牙位置采用的是垂直矩形附件，希望增加更好的固位，特别本病例是下颌拔除第二前磨牙，在失去近中倚靠后，第一磨牙出现近中倾斜的概率更大。因此，在治疗过程中合并II类牵引可以有效增加下磨牙的反力矩。

4. 优化附件在上颌后牙区发挥良好的效果，除了锚定作用外，也避免了磨牙冠近中倾斜的副作用。在头颅侧位片重叠图看到上磨牙只有些微移动。上颌尖牙因为使用了II类牵引

产生有效的冠根平行移动。在切牙区牙轴倾度也维持不变，侧切牙向颊侧移动时，牙根也同时产生平行移动，这在使用托槽系统容易出现只有冠倾斜是不同的效应，因为托槽系统只有颊侧点状施力只会产生无控制的倾斜，而隐形矫治器是覆盖全牙冠，在颊舌侧都有施力，对于侧切牙这样的短牙根产生非常好的牙根轴控制效果。

5. 在第一阶段设计时，上颌尖牙远移时并没有特别针对牙轴倾度做过矫治设计，因为笔者准备在第一次精调时预留1mm尖牙远中空间才开始进行牙根轴调整。这个时候因为拔牙间隙已几乎关闭，矫治器对于牙冠产生的远中施力也缩小了，"过山车"效应也会大大减低，所以可以有更多转矩作用在牙根轴倾的改善。

6. 图25A是第一次精调之前在ClinCheck设计的治疗目标，前牙覆盖0.5mm，在实际临床治疗后结果（图25B）前牙覆盖3mm，上下尖牙位置尚未达到I类关系，后牙仍维持良好的I类关系。

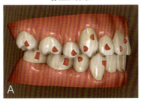

图25　第一次精调前侧面咬合观，对比预置结果与实际达成结果

7. 下颌前牙区的牙根轴角度在第一阶段治疗后有略微舌倾现象，这是因为笔者在磨牙区同时设计中度支抗，下颌关闭间隙过程中会对前牙区产生内缩力量，加重前牙舌倾的出现。这就是常见的"过山车"效应（图26）。

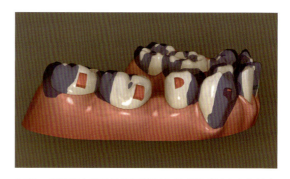

图26　磨牙近中移动关闭间隙时容易出现"过山车"效应

简要综述
Brief review

拔牙矫治在治疗极度拥挤病例是最常使用的方式，特别是东方人下巴跟鼻子普遍不够外挺，拔牙矫治的比率比西方人高。在使用托槽矫治技术的时候，因为是提供持续性的矫治力量，在处理牙根转矩及牙根轴倾度控制上会比较容易。隐适美矫治器提供的力量近似0.016英寸镍钛丝，关闭间隙时托槽加上镍钛丝在牙根转矩可以提供持续的反力矩。这可以减少磨牙的近中倾斜及尖牙冠的远中倾斜。但是在隐形矫治技术中所提供像这样的反力矩明显偏小。隐适美在2015年所推出的G6解决方案就是希望解决传统垂直矩形附件反力矩不足的缺点（图27）。

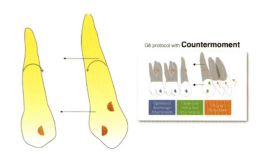

图27　G6提供更有效的反力矩有利于牙根轴倾度控制

1. 优化附件 vs 矩形附件

这个优化附件与一般矩形附件最大不同点在于在受力面的设计只有单一面是平面，其他面是设计成圆弧状减少了不必要的其他方向作用力，另外矫治器上的附件尺寸也略大于牙面上粘接的附件尺寸，这样可以保留一个类似托槽与弓丝之间的空间。因为是双附件设计，一上一下的反方向推力产生对尖牙牙根的远中转矩效果更好。但是要注意这些理想情况只有在矫治器完全密贴时才有机会出现。如果是传统的矩形附件则只有提供矫治器固位的效果，移动的力量主要还是在贴合牙齿的部分，一旦出现脱轨则矫治器不密合会愈加严重，这种情况就像是用全尺寸弓丝在矫治托槽内完全没有余留空间，只有卡的进去或是托槽无法被就位这两种选项，因此全尺寸弓丝只能在牙齿排列近乎完美的情况下才能使用（图28）。

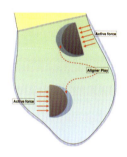

图28 优化附件的形状略小于矫治器上的附件形状，提供"把玩（Play）"的空间

2. 矫治器更换速度

矫治器更换时间是非常重要的关键步骤。前面提到隐形矫治器如果是每次移动2~4颗牙齿的时候，可以5~7天更换1副，但是如果每次移动牙齿超过这个数量则建议10~14天更换一次会比较理想。在很多拔牙病例的设计上ClinCheck常会设计全牙列移动关闭拔牙间隙，也有医生会设计分步内收移动模式，先让尖牙远移2mm然后停下，换切牙内缩2mm之后再停止，然后换尖牙再度远移，这种交替移动方式很像毛毛虫式移动模式，笔者把它称为"毛毛虫运动设计（Caterpillar Motion Design）"，也有医生称这样移动为"蛙跳移动（Frog Pattern）"。不论是全牙列同时移动模式或毛毛虫式移动模式都有不少成功病例，也都可能在治疗过程中出现"过山车"效应，导致前牙早接触、后牙开𬌗的尴尬情况。笔者经验认为毛毛虫式移动模式过程中有两个优点：

（1）每副矫治器的移动牙齿数可以限制在2~4颗之内，这样可以减少矫治器脱轨的机会

内收前牙时，我们希望减少出现牙冠舌倾的副作用，这表示我们的矫治力学上必须提供足够的力矩/力比值，力矩越大产生的牙根转矩越多，越容易减少"过山车"效应出现。实际上，隐形矫治器可提供的转矩是有限的，永远无法像托槽系统的弓丝可以自己控制转矩强度。Ravindra Nanda认为要产生有效的牙根移动，扭转的力矩/力比值应该要达到12∶1。Mareike Simon的研究指出，隐形矫治器提供的上颌切牙转矩大约7.3N·mm，远小于托槽系统使用弓丝的转矩，因此要产生牙根转矩所使用的力就必须更小，在关闭拔牙间隙的过程中，矫治器的总长度会不断减缩，如果牙齿移动量没有到位，但是矫治器的长度减缩时，意味着作用在牙冠的力将变得越来越大，这样的加成效应不利于有效牙根转矩的力矩/力比值。

（2）矫治器更换速度7~10天以上可以增加矫治器对牙齿的作用效果

2015年之前《隐适美使用须知》建议矫治器每14天更换1副。之后因为从EX30材质换成

SmartTrack材质，弹性增加、硬度减少，原厂建议可以改成7天换1副矫治器。在临床上非拔牙病例，牙齿远中移动病例都非常适合这个方式。但是，对于上下前磨牙拔牙病例，因为需要有足够的牙根转矩，7天换1副的方式必须在每1副矫治器都很密合的情况下才有机会达到期待的临床效果。G6方案中对于拔牙病例采取的是同步移动，因此10天换1副矫治器可以让牙周组织有更多改建时间。

（3）隐适美结合局部矫治可以增加更多的力矩

面对越来越多拔牙矫治病例，无托槽隐形矫治器在牙根转矩方面的需求就越发重要。一旦患者出现矫治器脱轨后牙近中倾斜的时候，单独继续使用矫治器状况只会愈加恶化，因此，医生要适时地知道合并使用局部固定矫治增加更多转矩。使用片段弓（Segmental Power Arm，SPA）技术可以有效地产生足够大的牙根近中转矩，但是不会造成前磨牙的牙根产生远中转矩（图29和图30）。

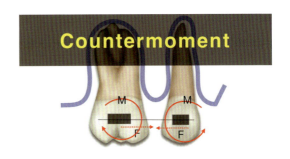

图29　矫治钢丝可以有效地产生反力矩

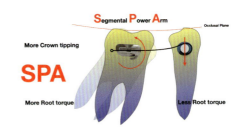

图30　片段弓（Segmental Power Arm，SPA）可增加磨牙牙根近中移动，也可减少前磨牙牙根不必要的远中倾斜

3. 结论

用隐适美成功治疗拔牙病例，必须先了解正畸力学原理，不能仅依靠ClinCheck设计。注意治疗中复诊时，关注对比患者牙齿移动现况与矫治器密合度，适时做出有效的更正或是提醒才能确保治疗效果。

（感谢罗惠文、谢晖的翻译）

参考文献

[1]Simon M, Keilig L, Schwarze J, et al. Forces and moments generated by removable thermoplastic aligners: incisor torque, premolar derotation, and molar distalization[J]. American Journal of Orthodontics & Dentofacial Orthopedics, 2014, 145(6):728-736.

[2]Grunheid T, Loh C, Larson B. How accurate is Invisalign in nonextraction cases? Are predicted tooth positions achieved?[J]. Angle Orthod, 2017, 87(6):809-815.

[3]Dai FF, Xu TM, Shu G. Comparison of achieved and predicted tooth movement of maxillary first molars and central incisors: First premolar extraction treatment with Invisalign[J]. Angle Orthod, 2019, 89(5):679-687.

[4]Comba B, Parrini S, Rossini G, et al. A three-Dimensional finite element analysis of upper-canine distalization with clear aligners, composite attachments, and Class II elastics[J]. J Clin Orthod, 2017, 51(1):24-28.

（张箭球）

凸面型伴下颌尖牙缺失的青少年患者的拔牙隐形矫治

Extraction orthodontic
treatment using
aligners in a young
patient with convex
profile and lower
canines missing

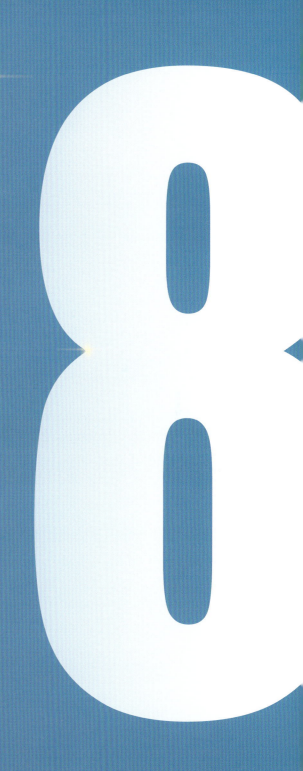

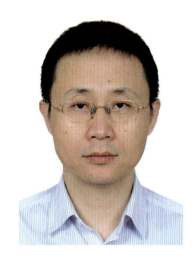

医生简介

舒广

主任医师

北京大学口腔医院第二门诊部正畸科

北京市正畸专业委员会常务委员

《中华口腔正畸学杂志》编委

《Angle Orthodontist》杂志审稿专家

病例简介

患者青少年女性，凸面型，下颌先天缺失2颗尖牙。要求改善面型，关闭下颌散隙。采用隐适美矫治器，拔除上颌2颗第一前磨牙矫治。该病例采用了特殊的支抗设计，治疗中没有配合特殊辅助措施，没有重启、没有精调，治疗时间24个月，治疗效果满意。

关键词：支抗需求，支抗潜力，支抗设计，支抗表现

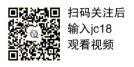

扫码关注后
输入jc18
观看视频

治疗前评估
Pre-treatment evaluation

患者信息

姓名	××
性别	女
初诊年龄/出生日期	14岁/2004年4月11日
主诉	嘴突
病史（全身和局部，外伤、不良习惯等）	身体健康，否认外伤、不良习惯
其他相关病史	否认

口外情况

矢状向	凸面型，鼻唇角锐角，颏唇沟略浅，颏部发育正常，高角型
垂直向	偏长面型，面下1/3高度稍长，轻微开唇露齿
横向（颧骨、下颌角、颏部对称性）	颧骨、下颌角、颏部基本对称
软组织特征（唇厚度、唇突度等）	上唇偏厚，在E线前
微笑（上前牙暴露量、低位、中位、高位、笑弧等）	笑线正常
放松状态及微笑时口角高低情况	左右侧口角高度一致

口内情况

上颌拥挤度/间隙（mm）	2
下颌拥挤度/间隙（mm）	−5
切牙关系	II类1分类
前牙覆盖（mm）	6
前牙覆𬌗（mm）	1.5
后牙覆盖（mm）	2.5
后牙覆𬌗（mm）	1
中线（和面中线关系）	上中线与下颌中切牙间间隙对齐，与面中线基本一致
左侧咬合关系（磨牙）	中性

左侧咬合关系（尖牙）	下颌尖牙缺失
右侧咬合关系（磨牙）	中性
右侧咬合关系（尖牙）	下颌尖牙缺失
锁𬌗（异位、扭转等）	无
其他口内情况（畸形舌尖舌窝、过小牙等）	无
Bolton分析（3-3）	49.07%
Bolton分析（6-6）	78.03%
牙齿情况（氟斑牙、釉质发育不全等）	无
𬌗平面（是否有倾斜）	无偏斜

一般影像学检查

骨性检查（关节形态初步评估，升支、体部是否对称等，生长发育评估）	关节形态正常，下颌升支及体部对称，已过生长发育高峰期
牙齿异常（缺失牙、多生牙、牙根长短异常等）	下颌尖牙缺失，牙根长度正常、无吸收，牙槽骨高度无降低
预后较差的牙齿（根管治疗后，龋坏面积大、釉质发育不全等）	无
TMJ	未见异常
其他影像学发现（气道、腺样体、扁桃体等）	气道正常，扁桃体稍大

治疗前照片：口外（图1）

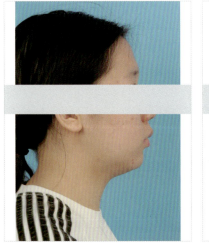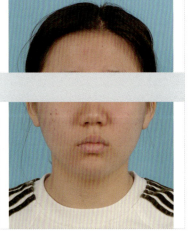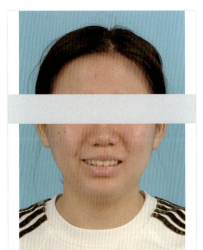

图1　治疗前口外照

治疗前照片：口内（图2）

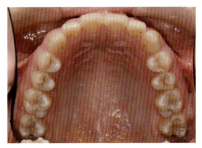
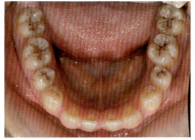

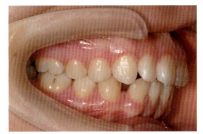
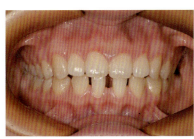
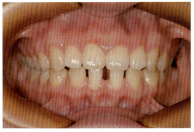
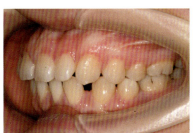

图2 治疗前口内照

治疗前模型（图3和图4）

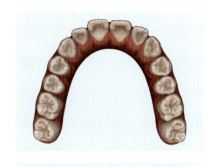
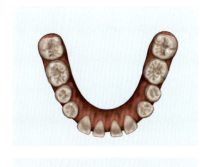

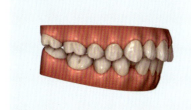
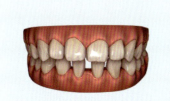
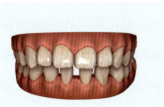
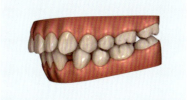

图3 治疗前模型

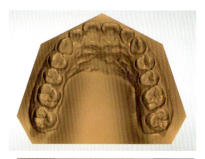
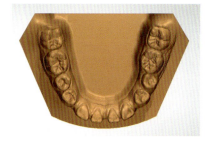
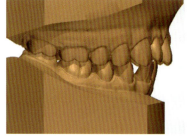
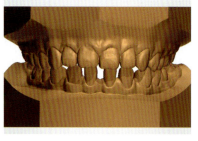
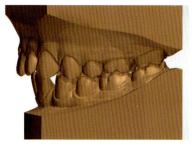

图4

治疗前X线片（图5）

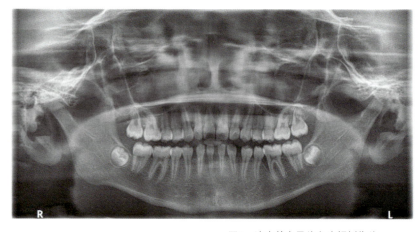
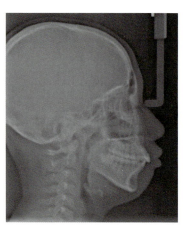

图5　治疗前全景片和头颅侧位片

治疗前头影测量描记图（图6）

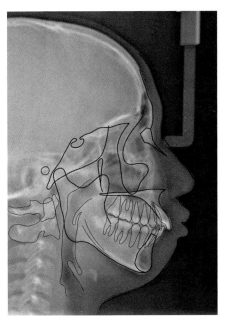

图6 治疗前头影测量描记图

治疗前头影测量数据解读

1. 上颌发育矢状向基本正常，下颌发育稍

不足，骨性II类。

2. 偏高角型。

3. 颏部发育正常。

4. 上下前牙稍偏唇倾。

治疗前头影测量分析

测量项目	治疗前	标准值	标准差
SNA（°）	84.72	82.80	4.00
SNB（°）	78.30	80.10	3.90
ANB（°）	6.42	2.70	2.00
FH-NP（°）	86.64	85.40	3.70
NA-PA（°）	14.67	6.00	4.40
U1-NA（mm）	8.92	3.50	6.50
U1-NA（°）	23.76	22.80	5.70
L1-NB（mm）	14.90	6.70	2.10
L1-NB（°）	36.42	30.50	5.80
U1-L1（°）	113.39	124.20	8.20
U1-SN（°）	108.49	105.70	6.30
MP-SN（°）	39.89	32.50	5.20
MP-FH（°）	31.50	31.10	5.60
L1-MP（°）	98.23	93.90	6.20
Y轴角（°）	64.44	66.30	7.10
Pg-NB（mm）	0.16	1.00	1.50

诊断

1. 安氏I类。

2. 骨性II类偏高角。

问题列表

1. 凸面型，鼻唇角偏小。

2. 33、43缺失。

3. 上牙列轻度拥挤、下牙列间隙。

4. 矢状向：骨性II类。上下切牙唇倾、前

牙深覆盖。

5. 垂直向偏高角。

治疗计划

矫治器	隐适美
拔牙牙位	14、24
支抗选择	上颌强支抗设计、下颌弱支抗设计
治疗设计：横向考虑	无特殊
治疗设计：矢状向考虑	内收上下前牙，上颌支抗强于下颌，减小覆盖，维持磨牙中性关系
治疗设计：垂直向考虑	维持正常覆𬌗
其他设计要点	上颌先完成前后牙备抗，下颌先关闭前牙间隙后再序列化移动后牙，拟34、44代替33、43
保持	压膜保持器

治疗进程

治疗时长	24个月
矫治器更换频率/复诊频率	14天更换1副矫治器，建议10周复诊
重启/精调次数	未中途重启，未精调
保持时长	12个月

牙齿移动量（上颌牙冠，下颌牙冠，上颌牙根，下颌牙根）（图7）

	1.7	1.6	1.5	1.4	1.3	1.2	1.1	2.1	2.2	2.3	2.4	2.5	2.6	2.7
伸长(E)/压低(I), mm	0.4E	0.5I	0.7I		3.7I	4.3I	5.3I	5.0I	4.7I	3.8I		0.5I	0.4I	0.1E
整体移动(B)/舌侧(L), mm	0.2L	0.8L	1.2L		3.7L	4.8L	5.5L	5.1L	4.4L	3.7L		0.7L	0.8L	0.2L
整体移动 近中(M)/远中(D), mm	1.0M	0.9M	0.8M		4.4D	3.6D	1.2D	1.2D	4.3D	4.8D		0.9M	0.8M	1.0M
扭转(M)/远中(D)	1.4°M	6.4°D	1.1°M		4.7°M	25.3°D	4.4°D	4.5°D	21.5°D	16.9°M		17.7°M	2.1°D	0.5°D
轴倾度(M)/远中(D)	0.5°D	0.9°D	4.4°D		6.6°M	0.2°D	2.8°D	3.7°D	3.2°D	8.8°M		2.9°D	3.9°D	0.3°D
倾斜度 唇侧(B)/舌侧(L)	3.6°L	2.6°L	2.4°L		0.8°B	1.8°B	3.0°B	3.4°B	1.5°L	2.3°B		1.6°L	0.2°L	2.5°L

	4.7	4.6	4.5	4.4	4.3	4.2	4.1	3.1	3.2	3.3	3.4	3.5	3.6	3.7
伸长(E)/压低(I), mm	0.4E	0.8E	1.3E	0.2E		0.3E	0.4E	0.5E	0		0.6E	0.8E	0.6E	1.7E
整体移动(B)/舌侧(L), mm	0.9B	1.9B	0.7B	0.1B		0.7B	0.7B	1.1B	0.6B		0.5L	1.3L	1.4B	0.9L
整体移动 近中(M)/远中(D), mm	5.6M	5.5M	5.5M	5.5M		2.4M	1.2D	1.4M	2.8M		5.9M	6.3M	5.9M	5.8M
扭转(M)/远中(D)	0.4°M	5.7°M	15.5°M	14.8°D		5.2°M	2.3°M	2.5°M	2.0°M		14.8°D	35.1°M	8.9°M	9.2°M
轴倾度(M)/远中(D)	9.0°D	4.1°D	1.4°D	5.3°D		0.6°M	0.1°M	0.4°M	2.4°D		0.7°M	2.5°M	0.3°M	6.1°D
倾斜度 唇侧(B)/舌侧(L)	11.2°B	1.1°L	5.2°L	3.9°L		4.8°L	4.9°L	8.9°L	14.3°L		6.4°L	13.0°L	0.4°L	8.6°B

	1.8	1.7	1.6	1.5	1.4	1.3	1.2	1.1	2.1	2.2	2.3	2.4	2.5	2.6	2.7	2.8
伸长(E)/压低(I), mm		0.4 E	0.5 I	0.7 I		3.7 I	4.3 I	5.3 I	5.0 I	4.7 I	3.8 I		0.5 I	0.4 I	0.1 E	
整体移动(B)/舌侧(L), mm		0.9 B	0	0.4 L		4.0 L	5.4 L	6.4 L	6.2 L	3.9 L	4.6 L		0.2 L	0.7 L	0.5 B	
整体移动 近中(M)/远中(D), mm			0.9 M	1.2 M	2.2 M		7.0 D	3.5 D	0.3 D	0.1 D	3.3 D	8.2 D		1.8 M	2.0 M	1.0 M	
扭转(M)/远中(D)		1.4° M	6.4° D	1.1° M		4.7° M	25.3° D	4.4° D	4.5° D	21.5° D	16.9° M		17.7° M	2.1° D	0.5° D	
轴倾度(M)/远中(D)		0.5° D	0.9° M	4.4° M		6.6° D	0.2° M	2.8° M	3.7° M	3.2° M	8.8° D		2.9° M	3.9° M	0.3° M	
倾斜度 唇侧(B)/舌侧(L)		3.6° B	2.6° B	2.4° B		0.8° L	1.8° L	3.0° L	3.4° L	1.5° B	2.3° B		1.6° B	0.2° B	2.5° B	

	4.8	4.7	4.6	4.5	4.4	4.3	4.2	4.1	3.1	3.2	3.3	3.4	3.5	3.6	3.7	3.8
伸长(E)/压低(I), mm		0.4 E	0.8 E	1.3 E	0.2 E		0.3 E	0.4 E	0.5 E	0		0.6 E	0.8 E	0.6 E	1.7 E	
整体移动(B)/舌侧(L), mm		2.5 L	2.2 B	2.4 B	1.4 B		2.2 B	2.1 B	3.7 B	5.9 B		1.4 B	3.1 B	1.5 B	3.4 L	
整体移动 近中(M)/远中(D), mm		8.3 M	6.7 M	6.0 M	7.1 M		2.2 M	1.2 D	1.3 M	3.7 M		5.7 M	5.5 M	5.8 M	7.6 M	
扭转(M)/远中(D)		0.4° M	5.7° M	15.5° D	14.8° D		5.2° M	2.3° M	2.5° D	2.0° M		14.8° D	35.1° D	8.9° D	9.2° D	
轴倾度(M)/远中(D)		9.0° M	4.1° M	1.4° M	5.3° M		0.6° D	0.1° D	0.4° D	2.4° M		0.7° D	2.5° D	0.3° D	6.1° M	
倾斜度 唇侧(B)/舌侧(L)		11.2° L	1.1° B	5.2° B	3.9° B		4.8° B	4.9° B	8.9° B	14.3° B		6.4° B	13.0° B	0.4° B	8.6° B	

图7　上颌设计近中移动约1mm，下颌后牙设计近中移动超过5mm

牙齿移动分步（图8）

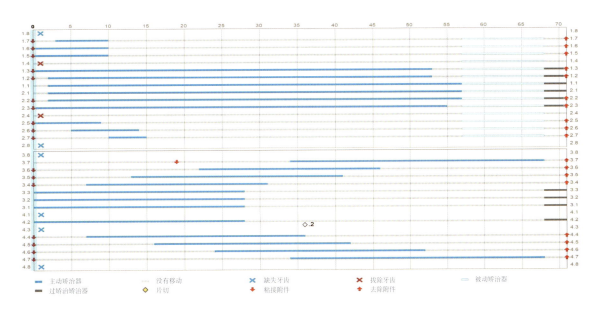

	主动矫治器		没有移动		缺失牙齿		拔除牙齿		被动矫治器
	过矫治矫治器		片切		粘接附件		去除附件		

图8　下颌设计后牙序列化近中移动以获得最终支抗效果

治疗过程
Treatment

ClinCheck方案设计（图9）

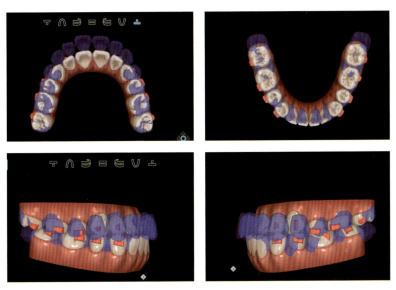

图9　上颌设计绝对强支抗，下颌设计绝对弱支抗

2018年2月28日（第11步）（图10）

上颌前牙回收中；下颌前牙区散在间隙关闭中，配合前磨牙依次近中移动。

出现问题：后牙区部分咬合略虚。

解决办法：嘱患者多咬咬胶。

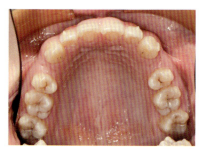
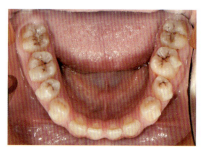
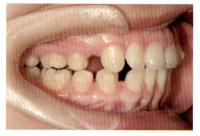
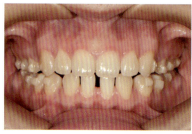
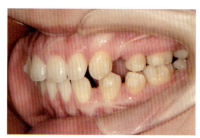

图10

2019年4月26日（第23步）（图11）

13、23对应的矫治器上加精密切割，36、46颊侧粘接舌侧扣，及时佩戴II类牵引，保护上颌支抗的同时，辅助下颌磨牙升高，后牙区局部小开殆改善。

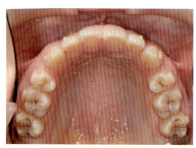
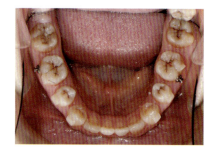
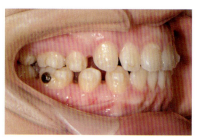
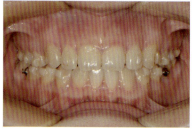
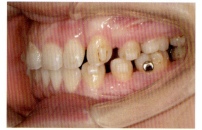

图11

2019年8月16日（第34步）（图12）

上下颌间隙逐渐关闭。

磨牙关系基本维持。

覆𬌗覆盖正常。

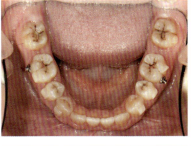
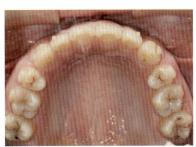
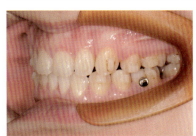
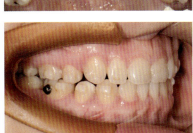
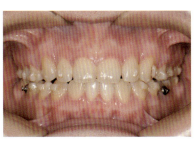

图12

2020年5月18日（第71步）（图13和图14）

第一阶段治疗后，由于新冠疫情影响，患者8个多月后再次复诊。

第一阶段矫治器戴完，患者面型明显改善。牙齿排列良好，前牙覆𬌗覆盖正常，后牙区咬合紧密，未出现设计的前牙反𬌗。

患者及家长对治疗结果非常满意，要求结束治疗。

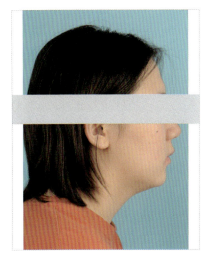
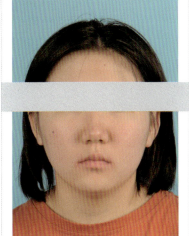
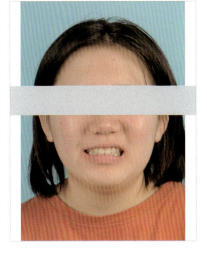

图13

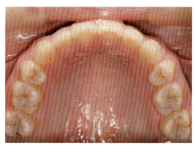
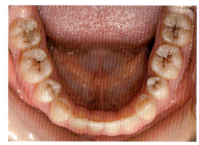
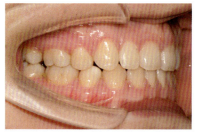
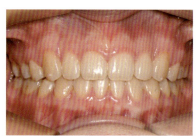
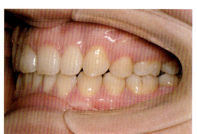

图14

治疗后X线片（图15）

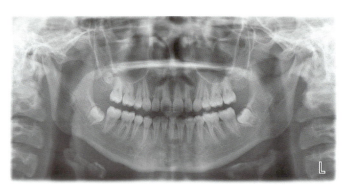
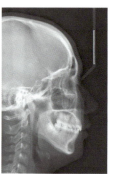

图15　治疗后全景片和头颅侧位片：牙根平行度良好，未见明显牙根吸收。上下切牙角度改善

治疗前后头影测量描记图对比（图16）

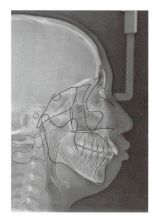
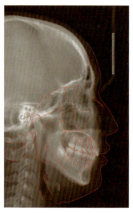

图16　治疗前后头影测量描记图对比可见牙颌的明显改善

治疗后头影测量分析

　　治疗后头影测量显示垂直向控制良好，矢状向明显改善。

测量项目	治疗前	治疗后	标准值	标准差
SNA（°）	84.72	84.34	82.80	4.00
SNB（°）	78.30	79.19	80.10	3.90
ANB（°）	6.42	5.15	2.70	2.00
FH-NP（°）	86.64	89.16	85.40	3.70
NA-PA（°）	14.67	12.41	6.00	4.40
U1-NA（mm）	8.92	0.30	3.50	6.50
U1-NA（°）	23.76	12.13	22.80	5.70
L1-NB（mm）	14.90	5.46	6.70	2.10
L1-NB（°）	36.42	22.93	30.50	5.80
U1-L1（°）	113.39	139.79	124.20	8.20
U1-SN（°）	108.49	96.47	105.70	6.30
MP-SN（°）	39.89	39.91	32.50	5.20
MP-FH（°）	31.50	29.39	31.10	5.60
L1-MP（°）	98.23	83.83	93.90	6.20
Y轴角（°）	64.44	62.31	66.30	7.10
Pg-NB（mm）	0.16	1.16	1.00	1.50

头影重叠（图17）

上下前牙均有明显内收。

上下后牙都明显近中移动表现为中度支抗。

治疗前（T0）：黑色

治疗后（T1）：红色

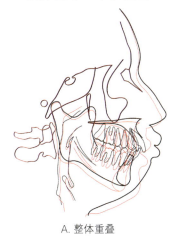
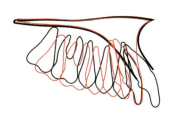
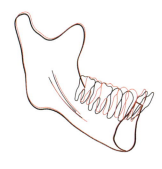

A. 整体重叠   B. 上颌重叠   C. 下颌重叠

图17　头影重叠

治疗后评估
Post-treatment evaluation

治疗后照片：口外（图18）

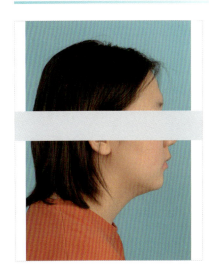
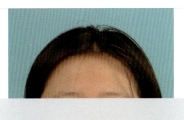
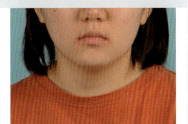
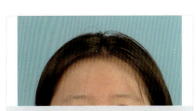
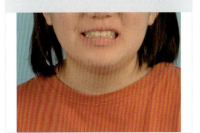

图18　治疗后口外照

治疗后照片：口内（图19）

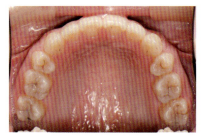
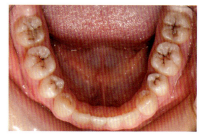
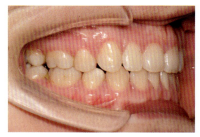
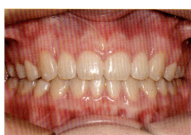
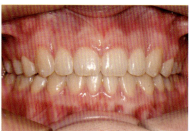
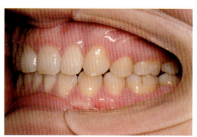

图19　治疗后口内照

治疗后模型（图20和图21）

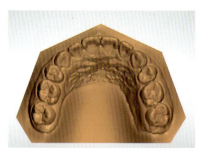
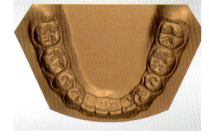
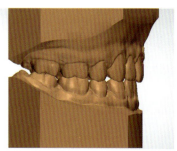
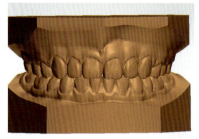
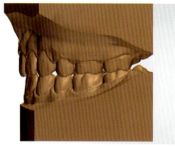

图20

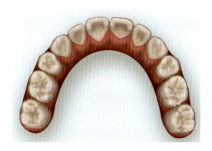
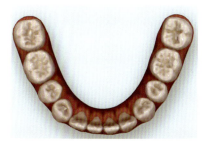
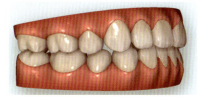
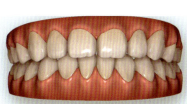
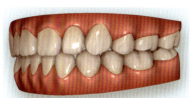

图21

病例总结及病例自我评价
Summary of case and self-evaluation

71副矫治器,除了阶段Ⅱ类牵引没有配合其他辅助手段。

没有精调,疗程24个月。

由于患者及家长不接受IPR,Bolton比不调难以解决,磨牙关系中性稍偏远中。

治疗结束时上切牙稍直立,下前牙轻微舌倾,根骨关系较治疗前明显改善。

总体而言,该病例矫治后牙齿排列整齐,前牙内收明显,面型改善显著,治疗前后的X线片分析显示理想的支抗控制。患者及家长对目前效果满意。

简要综述
Brief review

隐形矫治器用于拔牙矫治的难点在于磨牙角度及其近中移动距离、前牙倾斜度和垂直向的控制。患者的主诉为嘴突，主要问题为骨性II类，上颌切牙唇倾、下颌尖牙缺失，深覆盖。为解决凸面型，选择拔牙矫治，要获得理想覆盖关系该患者上颌前牙回收量应多于下颌。

青少年有较大的生长发育潜力以及磨牙近中移动的建𬌗趋势。既往固定矫治的临床研究表明，上颌需要进行强支抗控制并且进行了强支抗控制的青少年患者治疗后效果理想，但模型分析及X线测量分析表明，上颌磨牙有4mm左右近中移动，表现为中度支抗效果。因此，该病例上颌拔牙后如果能获得中度支抗表现的治疗效果应该是可行且能满足治疗要求的。

但下颌及牙齿能否相应移动？下颌拔牙矫治牙齿移动效果研究不多。通常认为内收上颌前牙所需要的支抗大于内收下颌前牙所需支抗，既往的固定矫治研究中发现，下颌磨牙支抗作用常强于上颌磨牙支抗。考虑到本病例治疗前为中性磨牙关系，如何设计上下颌支抗以获得预期的支抗表现是ClinCheck设计的关键和难点。

在本病例中，上颌设计强支抗预计获得中度支抗效果能满足临床要求。下颌也应获得中度支抗效果，才能与上颌匹配。由于患者下颌缺失2颗尖牙，4颗下颌切牙回收所需支抗远小于下颌切牙、尖牙共同回收的支抗需求，同时双侧支抗牙多了第一前磨牙，其支抗潜力较拔除第一前磨牙病例更强，所以下颌后牙支抗潜力应特殊弱化，才能实现最终目标位的正常覆盖。参照磨牙不动、前牙完全回收的"绝对（强）支抗"概念，本例中设计了前牙完全不动、后牙完全前移的"绝对弱支抗"（图22和图23）。

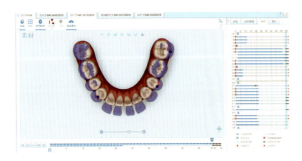
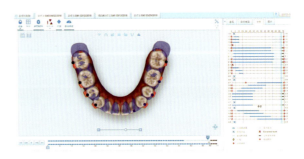

图22 初始方案中的"绝对强支抗"设计　　　　　　图23 最终方案中的"绝对弱支抗"设计

同时为了达到下颌支抗控制效果还设计了后牙的序列化近中移动，既往研究表明，隐形矫治牙齿移动表达率为50%左右，该病例下颌磨牙完全近中移动预计会实现50%左右，临床将获得中度支抗效果。戴帆帆等对隐形拔牙矫治的研究表明，水平矩形附件具有较好的控制效果，因此本病例上下颌后牙均设计水平矩形附件（图24）。

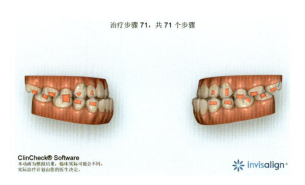

图24 终末位置的反𬌗设计，后牙水平矩形附件设计

无托槽隐形矫治与传统固定矫治最大的区别在于前瞻性矫治设计，即医生在矫治前完成对患者最终治疗目标的确定及临床路径设计。无托槽隐形矫治对医生的临床经验要求更高。由于隐形材料学特性，隐形矫治器的力值表达随戴用时间衰减，三维设计方案中模拟的牙齿移动不可能完全实现，因此包含过矫治理念的牙齿设计位置的确定是病例成功的基础。

根据牙齿的设计位置，结合患者的生理特点和隐形矫治器材料学、力学特性进行准确的支抗分析，运用步骤和附件进行合理的支抗设计以获得临床所需支抗效果，这是病例成功的关键。

及时复诊监控、进行有效的支抗管理以保证矫治效果尽可能接近临床目标位也是非常重要的。

虽然对于隐形矫治应用于拔牙矫治的效果仍有争议，但切实做好以上几点有助于医生把控拔牙矫治。

参考文献

[1]Xu TM. Randomized clinical trial comparing control of maxillary anchorage with 2 retraction techniques[J]. Am J Orthod Dentofacial Orthop, 2010, 138:544.e1–544.e9.

[2]McLaughlin RP, Bennett JC, Trevisi HJ. Anchorage control during tooth levelling and aligning. In: Systemized orthodontic treatment mechanics[M]. USA: Mosby, 2001.

[3]Charalampakis O, Iliadi A, Ueno H, et al. Accuracy of clear aligners: A retrospective study of patients who needed refinement[J]. Am J Orthod Dentofacial Orthop, 2018, 154:47–54.

[4]Dai FF, Xu TM, Shu G. Comparison of achieved and predicted tooth movement of maxillary first molars and central incisors: First premolar extraction treatment with Invisalign[J]. Angle Orthod, 2019, 89: 679–687.

[5]刘妍. 无托槽隐形矫治临床应用的优势与不足[J]. 中华口腔医学杂志, 2017, 52(9):538–542.

（舒广）

附
无托槽隐形矫治器矫治系统介绍（以隐适美为例）

Clear aligner technique introduction (Invisalign system)

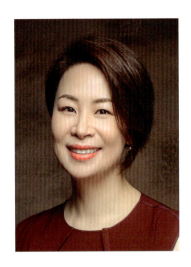

医生简介

谢晖

华中科技大学同济医学院口腔正畸硕士

上海交通大学高级工商管理硕士

爱齐科技中国区临床项目总监

中国非公立医疗机构协会口腔分会常务委员

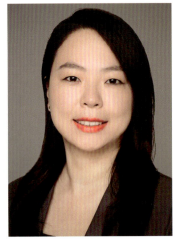

罗惠文（Wendy Lo）

爱齐科技中国区临床项目副总监

在正畸发展的历程中，无托槽隐形矫治器的概念在20世纪初开始出现，并于1997年首次被商品化研发和推广到市场，取名Invisalign（隐适美）。该系统于2011年引入中国后逐渐广为应用在正畸临床治疗中。20多年来，隐形矫治器的全球通用语言——隐适美，中国仅通过10年的积累，已在世界上开始崭露头角，有了自己宝贵的临床经验总结，特别是在各类高难度病例、复杂病例的探索和完成。以拔牙病例为例，中国于2020年推出了全球首本《无托槽隐形矫治技术拔牙病例解析》，由金作林教授主编，30位专家联名评审，汇聚21个拔牙病例的作者的无私分享，自上市以来便广受好评。在第二本《无托槽隐形矫治技术拔牙病例精粹》推出之际，为了读者们更好地理解书中所提名词及查阅资料，现以隐适美为例，介绍无托槽隐形矫治系统的组成。

3个"Smart"：SmartTrack、SmartForce、SmartStage

隐适美矫治器诞生于1997年，经过20多年的发展和不断更新迭代，现已成为全世界最为广泛应用的隐形矫治器。在它的创新历程中，不得不提最核心的三大技术，即SmartTrack、SmartForce和SmartStage（图1）。

SmartTrack

SmartTrack是爱齐科技公司独有的、隐适美矫治器采用的专利材料。实际上，爱齐科技公司早期材料并非SmartTrack。它的前一代叫EX30（单层聚氨酯材料），这类材料硬度较高，因此伴随弹性不足，患者戴入时存在较大的不适感和摘戴困难、矫治器与牙齿贴合

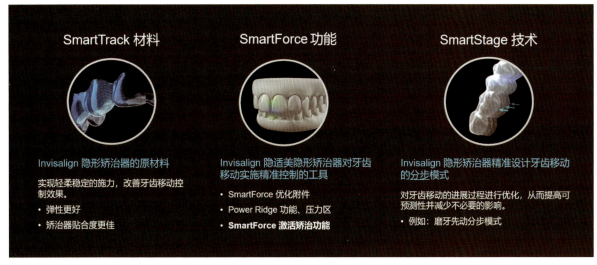

图1　SmartTrack、SmartForce、SmartStage

度不够紧密、材料放入口内后衰减过快、牙齿无法更精细地调整、临床表达不足导致疗程增加等问题。为此，爱齐科技公司投入数百万美金，成立了跨国的专业团队耗时8年呕心沥血研发，SmartTrack（多层的高分子材料）终于从260多种材料中脱颖而出，于2013年发布。SmartTrack能提供口内持续的、轻柔的矫治力，且拥有良好的贴合度和抗形变能力。由于口腔为潮湿且温暖的环境，绝大多数隐形矫治器的材料往往衰减过快而不能持续起矫治的作用。SmartTrack经体内严格测试，在口腔长达2周以上仍然能将矫治的力量良好传递且持续表达。

相比于爱齐科技公司前代材料（EX30），SmartTrack在移动牙齿可预测性整体提升75％。德国学者对比SmartTrack材料和EX30，发现使用SmartTrack时，患者戴入后其反馈的疼痛度下降、疼痛时间缩短、戴入时的压力减轻。整体临床指标而言舒适度提升。意大利学者也发现SmartTrack材料因为具有良好弹性及抗形变能力，这意味着临床上患者摘戴容易，且由于舒适度的增加让患者临床依从性提升。物理性能上，由于SmartTrack良好的弹性，对比EX30材料过硬的情况，用SmartTrack能更好地贴合于复杂的牙齿解剖外形，并提供持续且安全的轻力。

国内外学者把隐形矫治技术与固定矫治技术的根吸收发生率进行系统性回顾及Meta分析后发现，隐形矫治存在更低的牙根吸收发生

率。针对非拔牙病例的根吸收发生率进行回顾性研究，认为这可能与隐形矫治技术在患者进食和清洁口腔时将矫治器摘除，让牙齿整体而言变成是间断受力，以及隐形矫治的移动速率上可以放慢，让牙周组织有足够的改建时间，又可以避免固定矫治会出现的往返运动。但是，不论是隐形矫治技术还是固定矫治技术，正畸疗程与根吸收都呈正相关。研究也发现，隐适美整体疗程反而较固定矫治的疗程更短。这些都提示为何SmartTrack材料受医生的喜爱以及临床上牙根吸收发生率更低的原因。SmartTrack兼顾的弹性、包裹性、长时间口内环境考验下不产生过多形变、能继续对牙齿施力，这些性能汇总后，都对正畸疗程的缩短和减少牙根吸收扮演不小的角色。

SmartForce

SmartForce，顾名思义，是在矫治力设计时根据大量数据的计算，依照每颗牙齿移动的方向、距离、阻力等综合设计出的矫治力，它通过不同式样的优化附件、功能件等组合体现在矫治器中，以实现高效移动牙齿的目标（图2）。

优化附件的种类很多，根据不同的移动效果可分为：优化伸长附件、优化旋转附件、优化控根附件、优化多平面附件、优化支撑附件、优化内收附件、优化支抗附件、优化扩弓支持附件、优化固位附件等。

功能件常见的有：Power Ridge、压力区

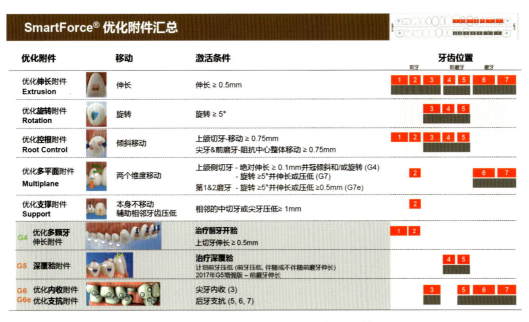

图2　SmartForce家族（图片引自隐适美官方资料）

等。

优化附件的牙位及激活条件：

优化伸长附件用于牙齿的伸长，其激活条件为牙齿伸长0.5mm以上。

优化旋转附件用于尖牙和前磨牙，其激活条件为牙齿旋转5°以上。

优化控根附件用于上颌切牙和上下颌尖牙、前磨牙的倾斜移动，其激活条件为上颌切牙移动0.75mm以上，尖牙和前磨牙的整体移动0.75mm以上。

优化多平面附件用于上颌侧切牙和上下颌第一磨牙、第二磨牙在两个维度的移动，在上颌切牙绝对伸长0.1mm以上并冠倾斜和/或旋转（G4）5°以上并伸长或压低（G7），上下颌

第一磨牙、第二磨牙的旋转5°以上并伸长或压低0.5mm以上（G7e）。

优化支撑附件放置于上颌侧切牙。牙齿本身不移动，而是作为支抗辅助邻牙压低。其激活条件为相邻的中切牙或尖牙压低1mm以上。

优化多颗牙伸长附件放置于上颌切牙，在上切牙伸长0.5mm以上时被激活，主要用于治疗前牙开𬌗。

深覆𬌗附件放置于前磨牙，用于治疗深覆𬌗时，当设计前牙压低时前磨牙的伸长或不动。

优化内收附件和优化支抗附件是G6与G6e的成组附件。是成组被放置或移除。它们用于第一前磨牙拔除时的解决方案。优化内收附件

放置于尖牙，优化支抗附件放置于第二前磨牙、第一磨牙及第二磨牙。

功能件（图3）：

唇侧Power Ridge用于上下颌切牙的根舌向转矩。激活条件：转矩3°以上。

唇侧+舌侧Power Ridge用于上颌切牙的根舌向转矩加内收。激活条件：转矩3°以上加内收。

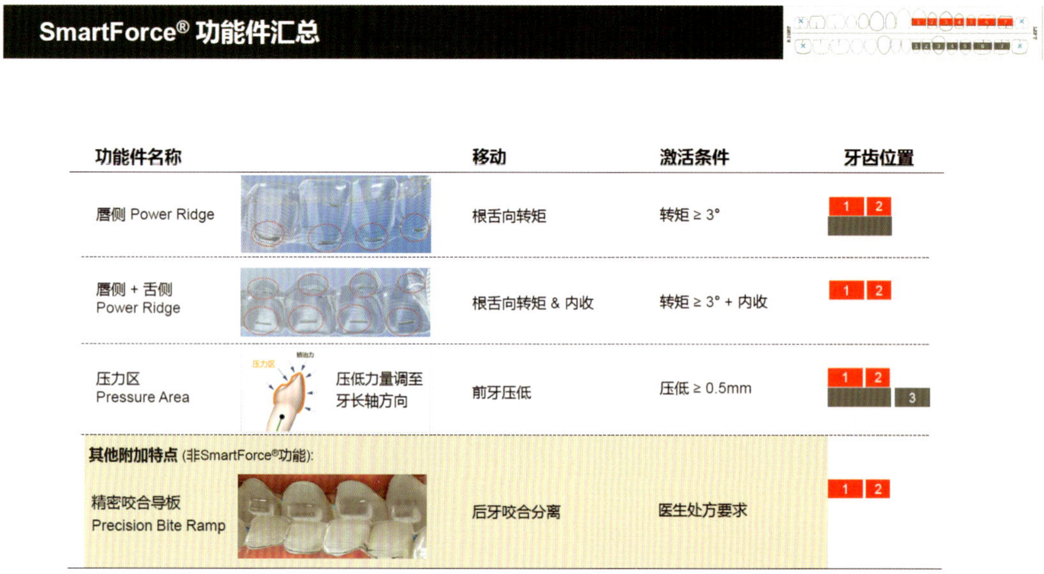

SmartForce® 功能件汇总

功能件名称		移动	激活条件	牙齿位置
唇侧 Power Ridge		根舌向转矩	转矩 ≥ 3°	1 2
唇侧 + 舌侧 Power Ridge		根舌向转矩 & 内收	转矩 ≥ 3° + 内收	1 2
压力区 Pressure Area		压低力量调至牙长轴方向 前牙压低	压低 ≥ 0.5mm	1 2 3
其他附加特点（非SmartForce®功能）：				
精密咬合导板 Precision Bite Ramp		后牙咬合分离	医生处方要求	1 2

图3　SmartForce功能件（图片引自隐适美官方资料）

压力区放置于前牙（除上颌尖牙以外）的压低。激活条件：压低0.5mm以上。

优化附件是根据医生的临床偏好、患者的初始临床情况以及医生制订的终末位置等因素综合下由软件自动激发。医生无法直接通过ClinCheck软件添加，但是优化附件可以被移除。对于符合特定优化附件激活条件的情况，医生可以要求技师协助添加该优化附件，来增强牙齿移动的效果。

在优化附件的使用中，如果将优化附件移除，则会连带地移除SmartStage中的矫治器微形变，但是G8除外。

在临床上，由于优化附件没激活，或者是出于固位和卡抱力等需求的原因，方案设计时会用到传统附件。隐适美传统附件有3种形状：矩形附件、楔形附件及椭圆形附件。

矩形附件、楔形附件有3mm、4mm及5mm的大小，椭圆形附件只有一个型号。其使用的基本原则如图4所示。

附件图片	附件名称	应用场景
	垂直矩形附件	增加固位；近远中向控根
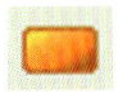	水平矩形附件	增加固位，固位力比水平楔形附件弱。也可起到近远中向控根作用
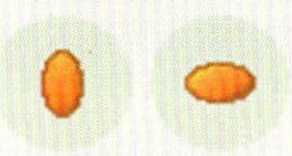	椭圆形附件	增加固位，固位力较矩形及楔形附件弱
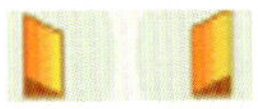	垂直楔形附件	增加固位，去扭转
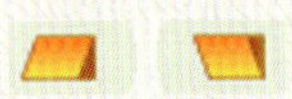	水平楔形附件	前牙压低时，在前磨牙设计以增加固位，辅助压低

图4　传统附件的使用原则

SmartStage

SmartStage是根据每一步的移动进行精密测算，让每一步的移动在最适宜的顺序和角度中进行，使牙齿按照既定的方向有序地快速移动。包括使用大数据计算出最适宜步数后，添加矫治器预支抗，设计每步矫治器的形状等。SmartStage的大数据算法搭配SmartForce让矫治力能精准传递到牙齿上，按设计高效地移动牙齿。在2021年新上市的G8中，对SmartStage的两个部分，即Staging分步和每步矫治器局部形变加力方式进行拆分，SmartStage将单独专注于Staging分布的研发，而每步矫治器的局部形变加力方式，则归入SmartForce家族中，命名为SmartForce Aligner Activation（SmartForce激活矫治器）。

SmartTrack、SmartForce和SmartStage三者密不可分，相辅相成，3个"Smart"技术更是一种1+1+1>3的组合。作为爱齐科技公司876项专利中最宝贵的部分，也是隐适美矫治器显著区别于其他矫治器的地方。

隐适美无托槽隐形矫治器系统G3～G8

爱齐科技公司作为全球领先并具有创新精神的隐形矫治器品牌，隐适美产品每年都有更新和迭代来更贴近医生的临床需求。这些丰富的功能融入当下每一套隐适美矫治器中。

我们将介绍不同G系列的特点，一同回顾发展之路。

G3

2010年推出了G3复杂牙齿移动解决方案。在切牙和尖牙上设置伸长附件，从而实现牙齿垂直向的精准排齐。在尖牙和前磨牙设置去扭转附件，提高扭转牙齿的效率。对于AP矢状向需要调整的病例，提供尖牙和磨牙处的牵引钩或开窗选项，方便医生灵活进行牵引治疗。

SmartForce：Power Ridge、优化旋转附件。

其他部件：精密切割、萌出帽、被动矫治器。

G4、G4e

2011年推出G4控根和开𬌗解决方案。医生根据病例情况，在切牙可设置一组伸长附件帮助牙齿伸长解除开𬌗。切牙到第二前磨牙的范围内，软件自动匹配优化控根附件，使牙齿在近远中向移动时能保持根平行。针对上颌侧切牙体积小、难把控的特点，推出了多平面控制附件，使侧切牙能同时实现伸长、旋转的复合移动。

G4e在2013年上市，推出优化控根附件（单附件和压力点），用于上颌侧切牙及上下前磨牙。

SmartForce：优化多颗牙伸长附件、优化控根附件、优化多平面移动功能。

G5

2014年推出G5深覆𬌗解决方案主要包括3个特点：（1）通过设计上颌切牙舌侧的精密咬合导板，实现前牙压低和后牙伸长；（2）在前磨牙区自动设置G5固位附件帮助矫治器的贴合，加强支抗和整平Spee曲线的效果；（3）切牙舌侧增加了压力区的设计，使矫治器力量沿着牙长轴传导，实现真正的切牙绝对压低而非相对压低。

同年，爱齐科技公司还开始了iTero口内扫描仪和隐适美结合的业务。iTero能够替代传统的PVS取模，提供高清晰度的牙齿数字化建模数据，供ClinCheck设计隐适美矫治器，从而大大提高了患者体验的舒适性，节省了医生的椅旁时间，提升了疗效的精确性。

SmartForce：优化深覆𬌗附件、压力区。

其他部件：精密咬合导板。

G6、G6e、G6r——为拔牙而生

根据亚洲国家复杂病例偏多、拔牙比例较高的情况，2015年爱齐科技公司还推出了G6

第一前磨牙拔除的强支抗解决方案。爱齐科技公司独有的SmartStage和SmartForce技术加以应用，使隐适美矫治器的每一副都基于移动步骤和力量精确计算，力求实现高效的控制和移动。在G6中，组合运用了第二前磨牙、磨牙优化支抗附件和尖牙的优化控根附件，进一步减少了后牙支抗的消耗，将磨牙前移控制在2mm以内，同时使尖牙向远中平移，再内收前牙而关闭间隙。此外，针对拔牙间隙两侧的尖牙和第二前磨牙，还可选择Power Arm，通过粘接长颈牵引钩挂短牵引，防止牙冠向缺牙侧的倾斜，真正实现控根移动关闭间隙。G6在双颌前突或重度拥挤拔牙矫治的上颌应用非常有效，建议首选（图5）。

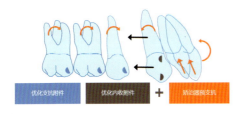

图5　G6的优化附件，矫治器预支抗及作用原理

在G6的成功经验之上，2018年推出G6e第一前磨牙拔除的中度支抗解决方案。与原有G6的不同之处是加大了后牙优化附件的体积和控制力，使后牙往近中平移2~5mm得以实现，再结合前牙平移内收关闭剩余间隙。值得一提的是，前牙内收移动过程中均辅以矫治器预支抗，避免了前牙伸长的"过山车"效应。此时SmartForce和SmartStage也更加强大。在使用G6e中度支抗时，一定要避免设计前牙和后牙一起移动。在分布方面，可在前牙内收到位后，再开始磨牙的近中移动。

2019年7月推出的G6r（G6加强套装），是在G6的基础之上，根据病例类型细分过矫治的应用场景。对使用G6的病例，如果前牙覆𬌗>2mm，切牙唇倾<15°，会进行过矫治设计。在前牙加0.5mm的压低，9°的根舌向转矩和后牙根向近中4°的备抗（图6）。

需特别补充的是，如果拔牙病例中有G6，则该方案不再获得G8的SmartForce激活

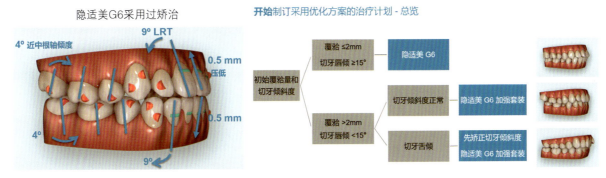

图6　G6r（G6加强套装）的病例细分场景

矫治器。

SmartForce：G6：优化最大支抗附件、优化内收附件。G6e：优化中度支抗附件。

其他部件：SmartStage前牙预支抗、Power Arm、假牙空泡新设计。

G7、G7e

2016年推出的G7包含了多种提高牙齿移动精确性的新功能。

（1）针对上颌侧切牙体积小、控制难的情况，给优化多平面附件增强了去扭转同时还有伸长或压低的效果。

（2）在上颌中切牙需要压低的情况下，上颌侧切牙自动匹配优化支抗附件，避免侧切牙被连带压低。

（3）通过加强对前牙倾斜度的控制和后牙轴倾度的控制，防止不必要的后牙压低和后牙开𬌗出现。

2018年推出的G7e（G7 enhancement）优化磨牙附件，能根据磨牙的体积自动计算并提供更大体积的附件，它更好地控制磨牙的旋转、伸长，并能和开窗牵引很好地匹配在同一牙位（图7）。

SmartForce：优化多平面附件、优化支持附件、优化控根附件、优化伸长附件。

G8

2021年4月，隐适美G系列新成员G8正式上市。其最核心是明确介绍隐适美的生物力学方式——"力学驱动"，以及基于此的SmartForce激活矫治功能（SmartForce Aligner Activation）。此外，G8在深覆𬌗矫治和后牙扩弓的临床可预测性提高方面进行优化。

G8中首先要明确的几个概念：

"力学驱动"矫治器：它是隐适美根据牙齿移动过程中所需要的"力学"（大小、方向

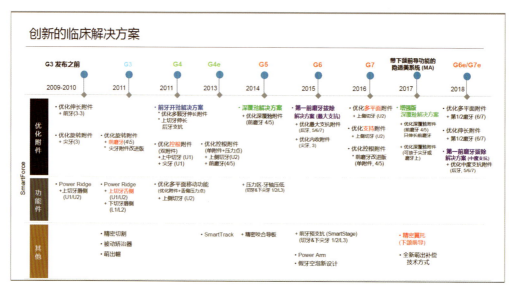

图7 G系列的发展历程（图片引自隐适美官方资料）

和作用部位）来制作矫治器。用于转矩控制的Power Ridge就是矫治器运用力学驱动的例子之一。

"位移驱动"矫治器：根据牙齿移动到下一个"位置"来制作每副模型和矫治器。

隐适美的矫治器目前都是"力学驱动"矫治器，这有别于目前市面上所有的以"位移驱动"来制作矫治器的隐形矫治系统。通过"力学驱动"计算牙齿移动过程中需要的力，按照产生的力去设计的矫治器使得临床疗效更高效、更精准，对比"位移驱动"矫治器系统，将大大缩短整个临床疗程，避免因表达率过低导致的不必要重启。

SmartForce激活矫治功能：在牙齿移动过程中，若矫治器根据力学驱动的大数据运算被加载了局部微形变，则该矫治器具有SmartForce激活矫治功能（SmartForce Aligner Activation）。在G8中表现为前牙压低的不同力值以及后牙扩弓过程中防止磨牙颊倾的SmartForce激活矫治功能将助力临床疗效和提高临床可预测性，避免因前牙压低不足导致

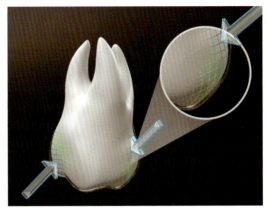

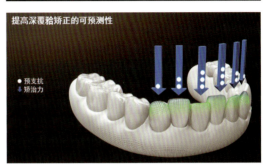

图8　G8激活矫治器示意图

的前牙早接触，以及后牙扩弓中因转矩丢失造成腭尖下垂的早接触导致的后牙开𬌗（图8）。

SmartForce激活矫治功能可在ClinCheck Pro 6.0中的牙齿移动量牙位部分以蓝色斜纹处显示（图9）。

G8优化附件：优化扩弓支持附件、优化扩弓支持和旋转附件及下颌侧切牙的优化支持

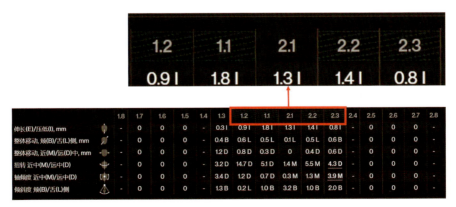

图9　在ClinCheck Pro 6.0的牙齿移动量中，11、12、22、23牙位处可见蓝色斜纹，表示该牙在压低过程中已加了SmartForce激活矫治功能，带有不同压低力的矫治器将提高临床效率

附件。

G8功能件：精密Bite Ramps的优先级更改。对于需要至少1.5mm下颌切牙压低量，覆𬌗>4mm病例*（*衡量标准为中切牙至少4mm覆𬌗），将自动放置精密Bite Ramps。需在处方表勾选对应选项。

关于G8的概要总结，请详见图10。

	提高深覆𬌗矫正的可预测性	提高后牙扩弓的可预测性
临床运用	深覆𬌗病例。可搭配G5解决方案	中度/重度牙列拥挤、反𬌗、弓形调整等
产品内容	• SmartForce 激活矫治器的前牙压低 • 优化附件：下颌侧切牙优化支持附件 • 上颌切牙自动放置精密 Bite Ramps • 改善 Spee曲线平整度	• SmartForce激活矫治器的后牙扩弓 • 优化附件：SmartForce 优化扩弓支持（旋转）附件
解决问题	前牙压低 避免前牙早接触导致的后牙开𬌗	后牙颊侧平移 避免扩弓时后牙腭尖下垂导致的开𬌗

图10 G8的临床应用范围

写在最后

In China. For China.

感谢一路走来支持和鞭策隐适美的医生们。为此，我们将不断追求和探索，以最谦卑的心去深耕，用汗水坚持创新和突破，持续为临床医生提供全球最好的隐形矫治器。

感恩有您！

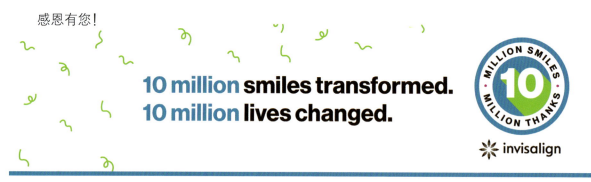

参考文献

[1]Brascher AK, Zuran D, Feldmann RE, et al. Patient survey on Invisalign treatment comparing the SmartTrack material to the previously used aligner material[J]. J Orofac Orthop, 2016, 77(6):432-438.

[2]Condo R, Pazzini L, Cerroni L, et al. Mechanical properties of "two generations" of teeth aligners: Change analysis during oral permanence[J]. Dent Mater J, 2018, 37(5):835-842.

[3]Elhaddaoui R, Qoraich HS, Bahije L, et al. Orthodontic aligners and root resorption: A systematic review[J]. Int Orthod, 2017, 15(1):1-12.

[4]Fang X, Qi R, Liu C. Root resorption in orthodontic treatment with clear aligners: A systematic review and meta-analysis[J]. Orthod Craniofac Res, 2019, 22(4):259-269.

[5]Yi J, Xiao J, Yu L, et al. External apical root resorption in non-extraction cases after clear aligner therapy or fixed orthodontic treatment[J]. J Dent Sci, 2018, 13(1):48-53.

[6]Gu JF, Tang SY, Skulski B, et al. Evaluation of Invisalign treatment effectiveness and efficiency compared with conventional fixed appliances using the Peer Assessment Rating index[J]. Am J Orthod Dentofacial Orthop, 2017, 151(2):259-266.

[7]赖文莉. 安氏II类拔牙病例的隐形矫治策略[J]. 口腔医学, 2019, 39(11):967-973.

（谢晖，罗惠文）

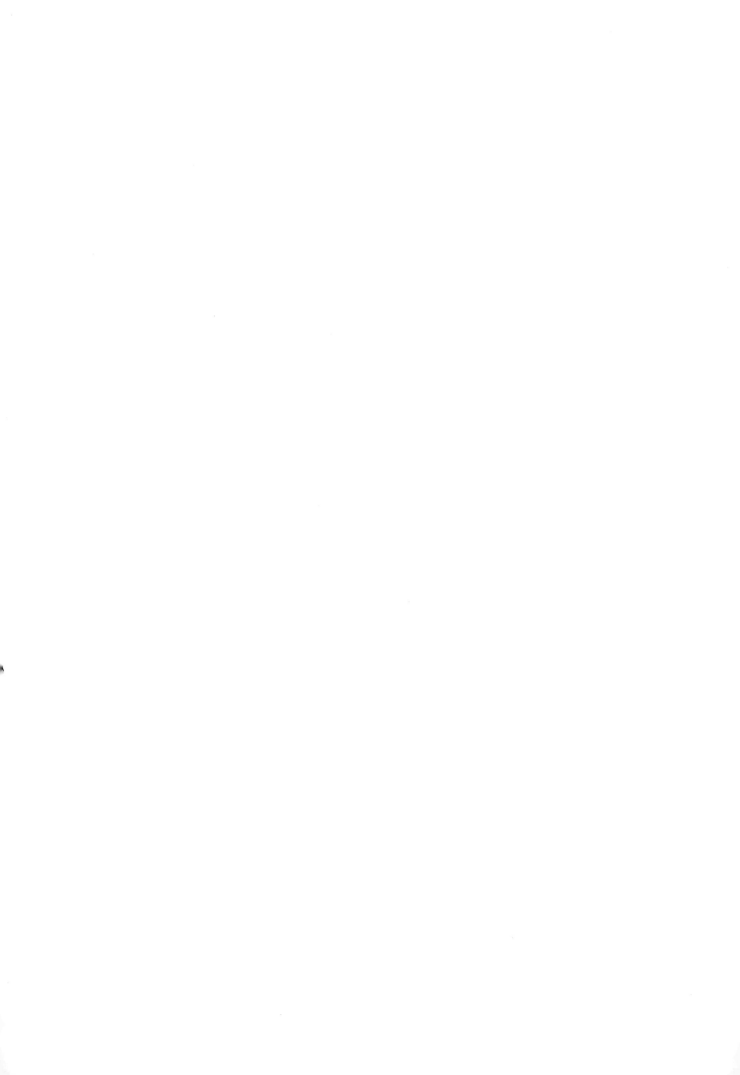